·中文翻译版·

儿科神经影像临床精要

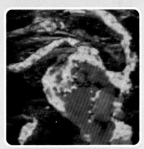
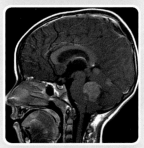

Pediatric Neuroradiology : clinical practice essentials

原 著 者　Asim F. Choudhri
主　　译　赵元立
副 主 译　刘献增　赵殿江　陈晓霖
译者名单　（以姓氏笔画为序）
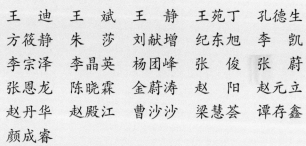

王　迪　王　斌　王　静　王苑丁　孔德生
方筱静　朱　莎　刘献增　纪东旭　李　凯
李宗泽　李晶英　杨团峰　张　俊　张　蔚
张恩龙　陈晓霖　金蔚涛　赵　阳　赵元立
赵丹华　赵殿江　曹沙沙　梁慧荟　谭存鑫
颜成睿

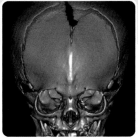
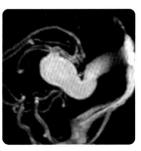

科学出版社　　Thieme

图字：01-2017-7077

内 容 简 介

本书全面系统阐述了儿科神经系统相关疾病的影像学表现，共分五个部分，第一部分介绍儿童神经影像学技术；第二部分重点阐述脑部影像，按照常见疾病分别加以阐述；第三部分介绍头颈部影像；第四部分为脊柱影像；最后一部分为附录。每一部分都有典型病例分享，从一般特征开始，逐步进行复杂病例介绍。全书既有基础理论内容，又有最新研究进展，临床实用。适合临床各级影像科、神经科以及相关的眼科、耳鼻咽喉科、儿科等医师阅读参考。

图书在版编目 (CIP) 数据

儿科神经影像临床精要 / （美）乔杜里（Asim F. Choudhri）著；赵元立主译 . —北京：科学出版社，2019.1
书名原文：Pediatric Neuroradiology Clinical Practice Essentials
ISBN 978-7-03-058790-9

Ⅰ . ①儿… Ⅱ . ①乔… ②赵… Ⅲ . ①小儿疾病—神经系统疾病—影象诊断 Ⅳ . ① R748.04

中国版本图书馆 CIP 数据核字（2018）第 209300 号

责任编辑：王灵芳 / 责任校对：杨聪敏
责任印制：赵 博 / 封面设计：龙 岩

Copyright © 2017 of the original English language edition by Thieme Medical Publishers,Inc, New York,USA.
本书原英文版由美国纽约 Thieme 医学出版公司出版并拥有版权，版权 © 2017
Original title: Pediatric Neuroadiology by Asim F. Choudhri
原书名：儿科神经影像临床精要，作者：Asim F. Choudhri

科 学 出 版 社 出版
北京东黄城根北街 16 号
邮政编码：100717
http://www.sciencep.com

三河市春园印刷有限公司 印刷
科学出版社发行 各地新华书店经销

*

2019 年 1 月第 一 版 开本：787×1092 1/16
2019 年 1 月第一次印刷 印张：15 3/4
字数：393 000
定价：138.00 元
（如有印装质量问题，我社负责调换）

中译本前言

历经两年多的努力，在几十位专家、教授和同道们的共同努力下，儿科经典神经影像学《儿科神经影像临床精要》的全部译文终于完成了，真是有种如释重负的感觉。Asim F. Choudhri教授是田纳西州孟菲斯市波恩黑尔儿童医院神经科学研究所神经影像学主任，田纳西大学放射科学、眼科、神经外科副教授，健康科学中心放射科研究与教育副主席，参与了多部专业著作的编写，在儿科放射学方面有极高的造诣。

《儿科神经影像临床精要》是传统理论和最新知识相结合的经典著作。它全面系统阐述了儿科神经系统相关疾病的影像学表现，理论结合实际，由浅入深，深入浅出。本书作者都是世界医学及神经科学界的权威专家，已经在相关领域积累了丰富经验，因此其中很多内容都是他们自身工作经验的总结，由于密切结合实际需要，所以能够帮助我们解决很多临床遇到的实际问题。

本书分五个部分，第一部分主要介绍儿童神经影像学技术；第二部分重点阐述脑部影像；第三部分主要介绍头颈部影像；第四部分为脊柱影像；最后一部分为附录。每一部分都有典型病例分享，从一般特征开始，逐步进行复杂病例介绍。既有基础理论内容，又有最新研究进展，相信不管是刚刚入门的神经科医师，还是已经学有所成的专家、教授，或者是相关的眼科、耳鼻咽喉科、儿科、骨科、疼痛科、肿瘤科、放疗科等医师，都会从中获益。

在临床工作中，当我们需要了解一些儿科疾病时，常需要查阅文献来了解这些疾病的历史及诊断、治疗和发展的过程。但从目前情况看，由于引用的文献各家描述不一，给我们了解和丰富疾病知识带来困惑。本书是按照疾病发展史、流行病学、病因学、病理学等顺序来编写的，省去了我们需要查阅大量文献才能找到重要资料和数据的麻烦，让我们使用起来更加得心应手。

在本书的翻译过程中得到许多人的帮助，回首往事需要感谢的人真是太多了。首先要感谢参与本书的所有译者朋友们，感谢他们在百忙之中抽出时间，才使得这部著作顺利完成，其次是感谢后期校对的老师们，由于翻译水平参差不齐，很多校对、审稿等细节工作都是他们加班加点完成的。还要感谢出版社各位老师，是他们的努力将这部专著引进中国，使我们能够有机会翻译。

由于本书内容涉及广泛，译者较多，加之我们的水平有限，不足之处在所难免，希望广大同道及朋友予以指正。

赵元立
北京天坛医院神经外科
北京大学国际医院神经外科
2018年4月

俗话说，"每个人都要有一本书"。写书的关键是要满足实际需要并讲述一段好故事。Asim F.Choudhri编著的《儿科神经影像临床精要》是相关学者长期需要的一本书，并且书中讲述了一段好故事。Jim Barkovich的《儿科神经影像》是神经影像学的圣经之一，但不是每个人都能通读全书。这本书更多的是一本可以查阅的参考书，它能满足实际需要，是一本优秀的书。Choudhri博士做的事情是编著一本能覆盖你在临床实践中实际碰到的95%的情况，并将其提炼到适当的深度，然后继续叙述另一种疾病的书。写作风格引人入胜，Asim知识渊博。他是个善于讲故事的人。

这本书的目录是精心构思的，分为脑、头颈和脊柱等部分，共28章。高质量的图像辅以描述性图例说明，可使读者获取最大信息。除了获取信息，临床应用这部分内容很重要，其往往从教科书很难获取。另外三个附录可以作为手册查询。第一个附录完整详细地阐述了检查方案，以便读者了解如何最好（以及何时）的获取最有用的图像。第二个附录重点是关于如何进行检查报告，提供报告的模板并引导如何进行对临床有用的影像信息解释。第三个附录是快速查询部分，用于常见的儿科神经放射适应证/表现，包括具体疾病有关的阳性

和阴性检查的解读。一切都在那里!

我推荐这本书给所有的实习生和临床医生，他们可以见到大量儿科神经放射病例和（或）患者。如果你想拥有一本优秀的、实用的、高效的阅读材料，而又不想深陷细枝末节，那么建议你就买这本书。

我从Choudhri博士担任约翰霍普金斯大学神经影像学专科医师以来就认识他。自从我们的培训结束后，我一直与他保持通信、与他合作，并邀请他担任美国放射学院教育中心的神经影像学课程教师。Asim作为临床医生、研究人员和教育工作者，工作非常出色。我认为你将会喜欢Asim Choudhri编著的这本书，他是一位神经影像学的医教研多面手。我向他致敬。

David M. Yousem
医学博士，工商管理硕士
神经影像学主任
专科培训项目副主席
放射科专科培训副院长
约翰·霍普金斯医学院
巴尔的摩，马里兰州

这本书的构思起源于我在儿童医院作为神经放射医师的最初几年。当时经常与住院医生和进修医生沟通交流，同时作为神经影像学专科教学干事，我经常被问到是否可以推荐一些好资源以便学习和回顾儿科神经放射的基础知识。确实有些类似的涉及面较深，但是相当昂贵的资源作为神经影像学医生的临床用书和图书馆的参考用书，然而，确实没有这么一本实用性强的书可以详细阐述基础知识，可以被初学者轻松得到，同时价格低廉，放射、神经病学和神经外科的住院医师都认为值得拥有。

经过几年的思考、增补、修改，这本书的大纲据此产生。我也非常清楚，为什么该领域的大师能写出如此伟大的作品，同时我也意识到一个50页包罗万象的文本是不可能的。我仍然坚信你手中的书，对于渴望了解儿科神经放射基础知识的你，非常有价值。

这本书的内容来自我最初工作5年所碰到的临床病例。确实有很多我所看到的罕见疾病不包括在这本书中（如婴儿黑色素神经外胚层肿瘤、甲基丙二酸血症等）。我做了超过750例儿童颅脑肿瘤的影像学检查和术前规划，但这并不意味着这是一本儿科神经肿瘤学教科书，因为我所遇到的许多少见病例并没有在此书中进行讨论。我也运用了大量先进的成像技术，其中包括超过250例儿童功能磁共振成像以及几十名儿童烟雾血管病的ASL灌注检查；然而，这并不是要作为神经影像学现代影像学技术的教科书。

这本书不是要包罗万象，实际上是要注重实际，注重基本面。我并不关注读者是否能判别出一些罕见病例，我更注重的是读者能自信和安全地解读一些常见的小儿疾病。儿童有些情况不同于成人，本书试图减少儿科过度诊断（如把颅缝误诊为骨折）和漏诊（如把骨折误诊为颅缝）。另一个重要的关注点是我希望能澄清Dandy-walker畸形谱系与没有临床意义正常变异的混淆。因此，一些我临床工作中所没有碰到的罕见疾病被排除在外。有几种疾病虽然我在Le Bonheur儿童医院期间没有遇到过，但也被包括在本书中，有些是因为这些疾病在特定地区常见，如莱姆病（我在东海岸实习时见过很多次）；有些是因为它们具有非常特征性的影像表现，尽管它们在临床罕见；还有些病例是因为具有一定的历史意义，尽管由于临床评估的进展现已不需要影像科医生来判别，如Coats病等，眼科医生可以自信地与视网膜母细胞瘤区别开来，现已不需要CT或MRI检查。此外，有些与成人神经影像学有过多重复的主题，虽然在综合性教程常规涉及的领域，而小儿神经科少见病如胶质母细胞瘤和急性卒中等，在本书也没有详细阐述。如果对这部分有需求，建议阅读更多有特定主题的文章，很多综述文章通常会发表在Radiographics、Neurographics和AJNR杂志。

这本书不能取代全面的参考文献，尤其是在儿科神经放射领域，也不打算这样做。这本书将成为更广泛读者的基础，了解儿童神经系统疾病的影像学表现。有了这个基础，读者有能力可以进一步深入学习参考教科书的一些技术细节以及发表的文章。我希望并相信这本书的结构设计能达到这个目的，我期待着读者对本书在临床学习和实践的影响做出反馈。

致　谢

没有我父母Drs. Fiaz 和Saleem Choudhri的指导，这本书是不可能完成的，他们对于我起到了专业的表率作用，他们是其家庭里的第一个医生，他们所表现出来对患者的奉献精神，激励了我和我的兄弟姐妹，激励着我们去追求医学事业。我的兄弟，Drs. Haroon和Tanvir Choudhri，跟着父亲的脚步成为神经外科医生，并让我了解了他们的临床思维。他们充当具有挑战性的临床咨询和临床反馈的来源。我的妻子劳伦，一个小儿神经眼科医生，是我的合作者，我的支持者，是我永恒的基石。我美丽的儿子希洛，当这本书即将出版时，他诞生了。我妻子的亲戚朋友，就是我的家庭成员，一如既往地支持我的工作。

在家庭之外，我必须感谢Adeel Siddiqui博士和Zachary Abramson博士对该稿件的细致校对，同时也是成为改进想法的来源。

感谢我在医学领域的导师，包括Mehmet教授，他教导我思考，在我进入医学院之前对于我执业选择给予的帮助。感谢Theodore Keats教授，一位杰出的放射科医生、教育家，以及Michael Dake、Bruce Hillman、Doug Phillip、Kiran Nandalur等导师和我的楷模。感谢David Yousem、Thierry Huisman、Aylin Tekes、Ari Blitz、Dheeraj Gandhi、NafiAygun、Sachin Gujar、Jay Pillai、Bruce Wasserman、Mike Kraut、Izlem Isbudak、Dorris Lin、Marty Radvany、Philippe Gailloud等在霍普金斯训练过程的带教老师们。

谢谢Harris Cohen对我的信任，并招聘我作为神经影像学医生在儿童医院工作，在过去的四年半中，他是我的一个支持者、导师、同事和朋友。James Wheless、Frederick Boop、Paul Klimo和我在Le Bonheur神经科学研究所的合作者，包括Amy McGreggor、Stephen Fulton、Sarah Weatherspoon、ParasBhattarai、Elena Caron、Ehab Dayyat、Masanori Igarashi、Swatikarmarker、Kathryn McVicar、Robin Morgan、Basan Mudigoudar、Namrata Shah、Stephanie Einhaus、Michael Muhlbauer、Lucas Elijovich，以及Andy Papanicolaou、RoozbehRezaie、Shalini Narayana、Abbas Babajani Feremi。感谢Bruce MacDonald对颅底和颞骨病例给我直接的临床反馈，Jerome Thompson和Jennifer McLevy提供的复杂耳鼻咽喉科病例。感谢眼科的Chris Fleming医生提供的临床合作项目。感谢Barrett Haik博士，世界一流的眼科医生以及在学术界的楷模作用，也是我一个重要研究与学术合作者。感谢Zoltan Patay和他的团队，我们一起进行了小儿神经肿瘤的临床合作，更不用说Patay在代谢性疾病方面的杰出贡献。

最后感谢过去四年半在田纳西大学健康科学中心和Le Bonheur医院一起工作的放射学同事；特别是Matt Whitehead医生，我的朋友，著名的神经影像学家，很幸运能在我职业生涯中跟他一起工作。还有Adeel Siddiqui，最近加入我们临床工作团队的成员。感谢儿科放射学的团队同事、合作者和导师，包括Chandrea Smothers、Lynn Magill、Louis Parvey、Jeff Scrugham、ClintTeague、Nana Sintim Damoa、Steve Miller、Webster Riggs、Thomas Boulden。对许多Le Bonheur的其他合作者和队友，包括John Bissler，对结节性硬化症的合作者以及在临床和基础研究中的领导者，Eniko Pivnick、Karen Lakin、Jason Johnson、Nadeem Shafi、Regan Williams和Royce Joyner。感谢跟我一起工作的，Barry Gilmore医生领导下的急诊儿科专家，以及帮助照顾患者的麻醉科医生，还有麻醉科主任Barry Gilmore医生。

感谢Joel Salzman博士在我读医学院时给予我的支持和建议，他是我的心灵导师，是他引导我如何成长为小儿神经放射科医生。同样，感谢Jeff Stone给予我的指导。感谢Mauricio Castillo，他是我在美国神经影像学杂志学习期间的杰出导师。感谢Jiro Ono教授，教导我追求完美是永无止境的目标，奉献与耐心是建立一支优秀的团队所必要的。感谢Grant Achatz博士的帮助，教导我如何应用技术增强创造力和展现学科的艺术性。

感谢我的同学还有同时期的住院医师们，特别是Eric von Johnson和Aaron Morrison。感谢Alan Levy、Gustavo Lozada，以及医学院的同学们。感谢Trey Carr、Rourke Stay、Jimi Obembe、James Stone、Mike Meuse和Chris Ho，同时期的住院医师们。感谢一起的进修医生Muzammil Shafi、Sonia Ghei、Dan Hawley、Juan Gomez、Alper Acka、George Kuo和Anna Nidecker。感谢学生们还有我的住院医师们，我们一起互相学习互相促进，主要有Will Boon、Lisa McAfee、Ratana Laurie、Megan Carroll、Stacy Pennington、Becky Cooper、Anita Young、Lori Bledsoe、Shawn Holliday和Jeff Jenkins，以及其他辛苦工作的同事们，Lai Brooks、Emily Johnson、Blakely Weatherford、Betsy Axente和Geri Skelley。

感谢田纳西大学医学院院长Nelson Strother给我机会进入医学院学习。感谢David Stern院长监督医学院校的学习过程。感谢医院的CEO Meri Armour尊重神经放射医生，理解临床科研的重要价值。同时，她也负责建立一所世界级医院和小儿神经科学中心。我对于她一直以来的鼓励和支持难以用言语来表达。

感谢我的所有患者，我有幸能帮助他们和他们的家庭。其中有些患者对于我来说是如此的特殊，包括Lucy Krull（他美化了本书的封面）；还有一些患者，因为隐私问题而不能说出他们的姓名。希望我们的未来会越来越好。就是这些孩子还有他们的家庭，鼓励和激励着我让我完成本书的写作。

没有上帝的引导，所有的这一切都是不可能的，上帝传播福音给我的这些患者以及其他更多数不清的患者，帮助我获得相关技术从而可以帮助其他更多患者。通过这本书，我希望能让更多的人收益，而不是仅仅局限于Le Bonheur儿童医院和田纳西神经科学中心。

目　录

第四部分 脊柱影像

第五部分 附 录

第一部分
绪　　论

第1章 影像技术

一、引言

对儿科神经影像学检查进行恰当的临床判读，需要了解所应用的影像技术。只有通过这种了解，才能使检查合适以及接下来进行判读。现有大量的资源能提供这方面的信息，下面是一个简短的综述，包括一些儿科特有的注意事项。

二、X射线照片（平片）

平片评估是放射学的基础；然而，在目前的中枢神经系统（CNS）评价中并不常用。平片仍然可以用来检出脑脊液（CSF）引流管的中断或不典型移位，例如脑室-腹腔分流术（图1-1）。在儿童，X线平片仍然适用于外伤后脊柱的评估。有时会用于颅骨骨折、颅面部异常和颅缝发育的放射学评价，但是，它的诊断学性能低于CT。

三、超声

在新生儿时期，超声可以通过开放的囟门评估颅内容物，最常见的是前囟门（图1-2）。

也可以通过后囟门进行评估。超声也是胎儿影像最主要的筛查工具。这些技术和病理学评价将在第5章进一步讨论。

经颅多普勒超声是Willis环分支流速的检查技术，用于识别镰状细胞病患者的异常血流模式，来决定输血时机。超声在评价颈部软组织方面很有帮助，包括肌肉、淋巴结、囊性病变和感染性积液。

在脊柱后部结构骨化（一般在出生后3个月）之前，超声就可以评价脊髓以确定脊髓圆锥的位置、终丝的厚度和马尾的运动性。超声也可以评价骶骨凹陷，以识别皮窦或藏毛窦窦道的存在与否。

四、CT

CT是一个使用电离辐射的断层影像技术，其应用很广泛，可以提供良好的骨质细节信息（图1-3）。软组织结构细节的显示CT要比平片更直观，但是与磁共振成像（MRI）相比，有一定的限制。CT也是检测外伤后急性颅内出血的金标准；然而，现代MRI对血产物/含铁血黄素的慢性沉积更敏感。因为CT应用广泛、并

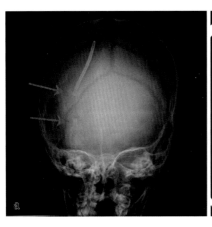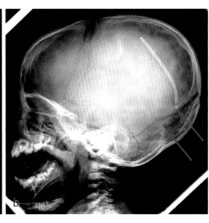

图1-1 平片的作用实例。一个9个月男婴的头颅前后位（a）和侧位片（b），显示脑室造瘘术通过右顶部插入的导管，颅外部分导管有中断（位于两个红色箭头之间）

且很快能完成检查、通常不需要镇静，所以在评估急性创伤和感染过程中是主要的影像学方法。现代CT扫描机可以提供矢状位、冠状位图像重建，在评估儿童颅脑畸形中提供重要的辅助作用，对于头部、颈部和脊柱的影像至关重要。三维重建可以有助于鉴别颅缝与骨折、鉴别颅面部畸形、描述复杂脊柱闭合不全。

CT图像中的密度与所评估的组织密度相关。一般通过视觉观察方式来评估，但是可以定量评估，即以Hounsfield单位（HU）报告密度值（表1-1）。对于CT，纯水定值为0HU，空气为-1000HU。

表1-1 物质的密度	
物质	密度（HU）
空气	-1000
脂肪	-200 ～ -30
水	0
含蛋白质的液体	10 ～ 30
急性出血	60 ～ 80
肌肉	80
骨质	600 ～ 1000
金属	＞1000

五、磁共振成像

磁共振成像提供中枢神经系统（CNS）和头、颈软组织最佳的非侵袭性图像特征（图1-4）。MRI检查必须根据患者的具体临床症状做相应的调整，选择特定的影像序列和平面来突出显示病变。因为MRI可能是评估儿童中枢神经系统最重要的方法，所以不同MRI序列的基础将在下文中讨论。虽然CT测量的是物质密度，但是MRI是对自由水、蛋白质和脂肪中的分子组成及质子所占百分比做更多的分析。描述一个特定序列中的"亮"信号，最准确的用语是"高信号"而不是"高密度"表现。相似的，一个"黑"信号是指"低

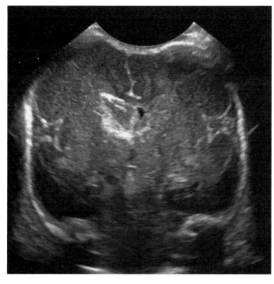

图1-2 超声图像的作用实例。一个出生6天的女婴，通过前囟门的冠状位超声图像；在右侧尾状核体可见不均匀回声区域，符合局灶性出血性静脉梗死（Ⅳ级生发基质出血）

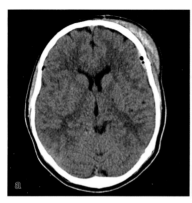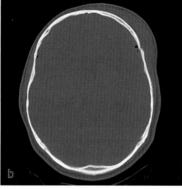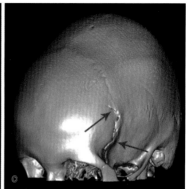

图1-3 CT的作用实例。a.头颅轴位CT图像的软组织窗，显示左侧额部颅外皮下血肿，合并颅内轴外（硬膜外）血肿。b.头颅轴位CT的骨窗图像显示，颅内局限性点状积气和局部颅骨骨折。c.颅骨的3D重建示，平行于冠状缝的左额骨骨折（红箭）

信号"。一个特定序列的其他相关术语：例如，T1WI高信号可以描述为短T1，T2WI高信号为长T2。T1WI低信号为长T1，T2WI低信号为短T2。即使读者选择不用"短"和"长"此类术语来描述报告，熟悉这些术语也有助于

理解他人的影像报告、期刊论文和教学资料（表1-2）。

MRI应用高场强控制氢质子来获得诊断信息。磁场场强越高，获得的信号越好。现代临床影像都是通过静磁场强度为1.5T或3.0T的

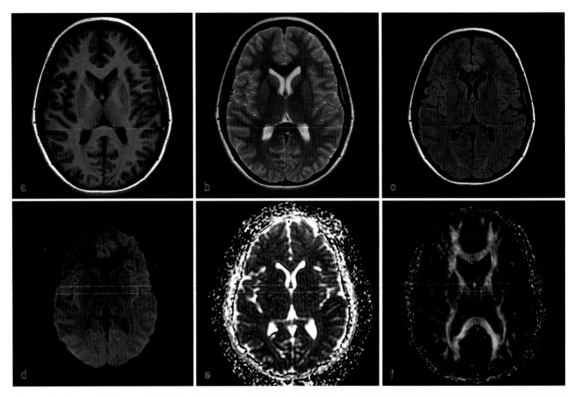

图1-4　正常MRI图像。**a.** 一个髓鞘化成熟患者的头颅轴位T1WI图像，显示等信号的皮质（灰质）和相对高信号的白质结构。**b.** 轴位T2WI像，显示相对低信号的髓鞘化的白质，中等高信号的灰质，以及高信号的脑脊液。**c.** 与T2WI像相比，轴位FLAIR像显示脑脊液的高信号被抑制。**d.** 轴位DWI和 **e.**ADC图。**f.** 轴位定向编码的各向异性分数图显示患者大脑的正常白质解剖，胼胝体内横向纤维（红色），视辐射前后方向纤维（绿色），内囊后肢头尾方向纤维，代表皮质脊髓束的纤维

表1-2　不同物质在MRI的信号特点			
物质	T1WI	T2WI	FLAIR
脂肪	高信号	高信号	高信号
水/脑脊液	低信号	高信号	低信号
含蛋白质的液体	等信号	等、高信号	等信号
高铁血红蛋白	高信号	低信号（细胞外）高信号（细胞内）	信号多变
脱氧血红蛋白	低信号	高信号	信号多变
含铁血黄素	低信号	低信号	低信号
灰质	等低信号	等高信号	等高信号
白质（有髓鞘）	等高信号	低信号	低信号
白质（无髓鞘）	等低信号	等高信号	等低信号
白质（不完全髓鞘化）	等高信号	等信号	信号多变/高信号

高场强扫描机获得的。比现有场强更高的机器，通常用于研究。低场强的机器仍然存在，但是仅用于可选择的高场强机器不能使用时。现有"开放式"MRI扫描机，应用的是低场强，不能向周围完全包括被扫描区域。虽然开放式扫描机的概念来源于市场营销的策略，但是在许多情况下这类扫描机提供诊断信息有限，应该尽量避免使用，除非是患者对标准MRI有绝对的禁忌证。

（一）T1WI

T1WI是MRI两个主要序列之一，与氢质子的纵向弛豫相关。组织里的脂肪、蛋白质、黑色素和钆都表现出短T1（或是"亮"信号）。

（二）T2WI

T2WI是MRI两个主要序列里的另一个，与氢质子的横向弛豫相关。在T2WI序列纯水是亮的。

（三）液体衰减反转恢复序列（FLAIR）

FLAIR是用于MRI的反转恢复技术，反转脉冲可以把水的信号恢复到零，一般应用于T2WI。结果得到水信号为零的类似T2WI的图像。这使T2信号异常（特别是邻近脑室的异常信号）的检出更容易，广泛应用的是识别脑白质的异常信号，例如多发性硬化。因为FLAIR使正常的脑脊液信号归零，因此脑脊液内有任何物质，例如血液、感染物等，都可以明显显示出来。在FLAIR上，脑脊液信号没有被抑制下去时，要注意脑膜炎或蛛网膜下腔出血的可能。然而值得注意的是，在儿科学，导致这种改变的最常见原因是两种伪影：一是

带有支架的患者的磁场不均匀，导致脑脊液信号不能被抑制，主要是额下回区域和颅中窝最为明显；二是在补充氧气（一般和患者处于镇静状态有关）情况下（图1-5）脑脊液中的高浓度氧分子的顺磁性效应会改变FLAIR的性能，减弱脑脊液信号的抑制效果，一般是在脑后部区域明显。

FLAIR反转脉冲也可以应用在T1WI序列，这个技术用于解决3T MRI中T1WI的一些困难。在本书和大部分其他书籍及杂志中，"FLAIR"是指T2 FLAIR，除非另有说明。

（四）短时间反转恢复

短时间反转恢复序列（STIR）是T2WI（即水是亮的），但是具有短T1弛豫时间的组织信号（例如脂肪）为零。在头部和颈部的成像中是很有帮助的，例如，颈部组织的感染，寻找脊柱的骨髓水肿。需要注意的是，STIR不是一个选择性的脂肪抑制技术，因为一些不是脂肪的具有短T1弛豫时间的其他物质也可能被抑制，而且有时脂肪不能被抑制。因此，虽然STIR对于识别脂肪邻近的结构是很有帮助的，但是不应该被作为最终确认物质内是否含有脂肪成分的检查手段。

（五）脂肪饱和

脂肪饱和，或者脂肪抑制，是能够应用于T1WI、T2WI和FLAIR图像中把脂肪高信号归零的一种改良技术。在T2WI上寻找脂肪内或其周围的水肿很有帮助，例如眼眶；在T1WI增强后的图像中检出物质内和周围具有短T1组织的强化。

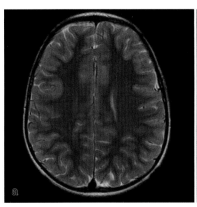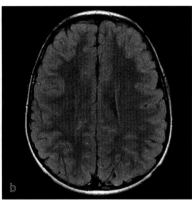

图1-5 镇静状态下的MRI。a.需要进行癫痫评估的一个6岁男童的头颅轴位T2WI，显示正常的脑实质和蛛网膜下腔。b.轴位FLAIR显示蛛网膜下腔内不能完全被抑制的信号（红箭）。患者没有脑膜炎征象或其他导致癫痫的可能原因，这个不完全抑制的信号是由于补充氧后的顺磁性效应

（六）扩散加权成像

扩散加权成像（DWI）是将水的布朗运动量化的一种MRI技术。任何降低水分子运动能力的因素都将导致扩散"受限"，在DWI将表现为"亮"信号，并且在相对应的表观扩散系数（ADC）图表现为"黑"信号，ADC图反映了不同组织内水分子的扩散程度。这是检出急性脑梗死的金标准，但是DWI可以检出任何原因引起的水扩散受限。例如，表皮样囊肿的包含物内有浓密的角蛋白限制水的运动，脓肿内的黏稠脓性物质表现为扩散受限，血凝块限制水的运动，高核浆比的肿瘤也能限制水的扩散，这是由于能让水自由运动的胞质量相对低。

（七）弥散张量成像

弥散张量成像（DTI）是一种DWI的更进一步的技术，可量化不同方向水分子不一致扩散的程度。这种不一致运动或称为各向异性的程度，可以从0代表的单纯各向同性运动到1代表的单纯单方向性的运动。沿一个轴扩散的水分子的各向同性运动与沿此轴的单方向性运动的最大值1之间的比值是部分各向异性（FA）。除了检出各向异性的程度，DTI还能够确定解剖结构或组织结构内水分子运动的主要方向，对FA图进行定向编码。FA图定向编码的标准颜色规定是将横向的运动标记为红色（例如胼胝体），前后方向的运动为绿色（例如视辐射），头尾方向的运动为蓝色（例如内囊后肢的皮质脊髓束）。DTI可以在扩散张量纤维束成像中描绘单个纤维，也被称为"纤维示踪成像"。

（八）磁敏感加权成像

磁敏感加权成像（SWI）是对反磁性和顺磁性物质非常敏感的技术，例如含铁血黄素或矿化的区域，被应用于所有外伤或怀疑出血的患者。T2*成像或"梯度"成像，是一种比较旧的成像，主要用于不方便应用SWI时。

（九）脑脊液流动研究

脑脊液流动研究是量化脑脊液运动的MRI相位对比序列。主要有三方面的应用。第一个是评估Chiari I型畸形时描述脑脊液通过枕骨大孔的流动动力学。第二个应用是对怀疑导水管狭窄的病例评估中脑导水管的通畅度。第三个应用是评估内镜第三脑室切开术的通畅度。然而，脑脊液流动研究也可以用于评估其他部位的脑脊液，包括蛛网膜囊肿。相位对比也能在磁共振血管造影（MRA）和磁共振静脉成像（MRV）中用于评估血流动力学。

（十）磁共振血管造影

磁共振血管造影（MRA）是评估颅内血管的一种无创性技术。脑部MRA一般不需要使用静脉对比剂，最常使用的技术是三维时间飞跃技术（3D-TOF）。颈部MRA应用2D-TOF技术或对比增强MRA。应用2D-TOF、相位对比和对比增强可以得到颅内血管的磁共振静脉成像。MRA的空间分辨率比CTA和脑血管造影术低，但是这种技术是无创的，而且一般不需要血管内造影剂。评估邻近颅底的血管时，MRA要比CTA更容易，因为致密的颅底骨质增加了CTA评估此区域血管的复杂性。

（十一）磁共振波谱

磁共振波谱（MRS）这种技术不是产生图像而是产生谱线（图1-6）。MRS的主要作用是寻找正常神经物质和那些参与产生能量的物质，包括胆碱（Cho）、肌酐（Cr）和N-乙酰天冬氨酸（NAA）。MRS也能检测其他代谢产物，包括肌醇（myol）、甘氨酸和谷氨

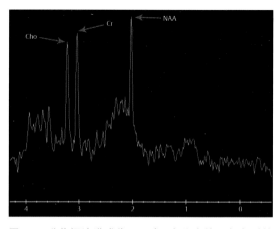

图1-6　磁共振波谱成像。一个1岁儿童的深部灰质核团单体素MRS成像，显示三个主要的Cho峰、Cr峰和NAA峰（在地震学的术语中，这个可能被描述为一个小的地震伴随两个小的余震）

酸（Glx），厌氧代谢时的乳酸也能被检测。线粒体病、脑卒中后、高级别肿瘤中可以出现乳酸。MRS的主要应用于怀疑代谢异常时，但是有时也作为描述肿瘤或肿瘤样病变特征的辅助技术。在肿瘤性病变内，Cho/NAA＞2∶1，则趋向于高级别肿瘤，同时也可检测到乳酸。胆碱的轻度升高和NAA的轻度降低见于低级别肿瘤、神经胶质增生、皮质发育不良和脱髓鞘病变，以及一些其他异常（表1-3）。

（十二）钆

钆是一个具有7个不成对价电子的短T1介质，不能通过完整的血脑屏障（BBB）。应用钆之后，血脑屏障破坏的区域（例如感染部位）将表现出短T1信号。许多肿瘤的毛细血管通透性增加或是血脑屏障破坏，应用钆后可以强化，但这并不一定意味着充血，这部分将在第8章讨论。在T1WI中观察应用钆后的增强情况，然而钆对T2WI没有明确影响（除非是非常高的浓度）。值得注意的是，钆螯合剂严禁用于急性的、严重的和依赖透析的肾衰竭患者，因为有发生肾源性系统性纤维化的危险。

六、其他

（一）核医学

在儿科神经影像中，核医学主要用于评估癫痫发作和评估脑死亡时的脑血流量。通过^{99m}锝六甲基丙二基胺肟的示踪剂标记的单光子发射计算机断层成像（HMPAO SPECT）（见第9章）图像描述癫痫患者的脑灌注情况。在发作间期注射HMPAO，与正常脑实质相比致痫灶皮质通常是低灌注状态。在癫痫发作后很短时间内注射HMPAO，表现为发作的充血状态，这样可以帮助确诊致痫灶皮质位置。如果在发作期和发作间期均可以做SPECT，则可以做两者的减影，另外与CT或MRI数据做图像融合，能够帮助制订治疗方案。正电子发射成像（PET）也能够应用于癫痫发作间期的评估和神经肿瘤的定位。

（二）血管造影术/介入

正如成人一样，儿童也需要影像导引技术进行诊断与治疗。可以进行血管内操作、影像导航活检、放置引流管和影像导航的腰椎穿刺。尽管非创伤性血管影像在发展，但是在评估夹层、闭塞、痉挛和血管病变时，数字减影血管造影术的时间和空间分辨率仍然无法被超越。CT引导下的活检和引流可以减少开放性手术操作的需求，包括椎间盘、脊柱旁病变和头、颈部感染性积液的手术操作。

（三）镇静

根据患者的年龄和临床状态、应用的显像方式、所要求检查的详细程度，在成像过程中

表1-3 MRS各种常见的物质波峰和这些物质的常用缩写

物质	峰值（ppm）	临床意义	注解
胆碱（Cho）	3.2	细胞增殖的标志，在高级别肿瘤中增高	
肌酐（Cr）	3.0	细胞应用能量的标志，相对的高峰（内部控制）	
N-乙酰天冬氨酸（NAA）	2.0	完整神经元的标志，肿瘤细胞内减少，出生时也比较低，海绵状脑白质营养不良症时增高	
谷氨酸/谷氨酰胺（Glx）和γ-氨基丁酸（GABA）	2.2～2.4		
肌醇（myoI）	3.5		短TE值时显示最好（例如，35ms）
甘氨酸（Gly）	3.5	低血糖脑病时升高	与肌醇重叠，长TE时并不消失
乳酸（Lac）	1.33	存在厌氧代谢中（例如卒中/缺血缺氧性脑病，线粒体脑病）	双峰，回波时间长时倒置
脂质	1.3	如果不小心感兴趣包含了邻近颅骨内的骨髓组织，则会出现脂质峰	

可能需要镇静。平片显像非常快而且几乎不用镇静。CT扫描可能需要镇静，特别是如果需要更详细的检查，例如CT血管造影。MRI扫描需要20～60分钟，甚至更长时间，所以做这种检查时年龄小的儿童需要镇静。介入操作，不管是活检、引流还是影像引导下的腰椎穿刺，通常也都需要镇静。儿童镇静不是一件容易的事情，需要适当的训练；没有经过适当训练、没有可利用的资源，不可能去给儿童镇静。

（四）牙矫正器

在儿童（青少年）因癫痫和（或）头痛做神经影像学检查时，常会遇到牙矫正器和其他的口腔托架；相比之下，这种托架在成人神经影像学检查中很少碰到。矫正器可能导致信号丢失（图1-7）、空间失真和带状伪影，而且可能改变局部磁场，导致反转恢复序列和脂肪抑制技术时信号不均匀。在脑肿瘤患者中，偶尔也需要去除矫正器以优化手术方案和疾病监测。

（五）功能磁共振成像

功能磁共振成像（fMRI）是一种在完成任务过程中检测皮质活动区域的技术，一般是运动或语言任务。对肿瘤或癫痫灶定位的患者手术方案的制订很有帮助。fMRI检查需要患者的配合，这在青少年比较困难，在婴儿和幼儿一般是不可能完成的。fMRI可以得到镇静幼儿通过被动运动而完成运动图。最近研究表明，镇静的儿童通过被动聆听任务，能够完成接受性语言映射图。

七、辐射安全和剂量优化

辐射暴露具有细胞损伤和诱发肿瘤的风险。辐射暴露诱发肿瘤的危险很难准确计算，但是这种风险在儿童中更高，因为他们体内的细胞分裂活动更活跃（细胞分裂时期的DNA对辐射损伤更敏感），在扫描后更长的人生中可能出现肿瘤。因此，在任何放射学应用之前一定要慎重考虑电离辐射，如果可能的话，可以考虑其他成像形式的影像检查，如超声和MRI。当电离辐射的使用被认为是正当的，或者是不可避免的，必须根据患者的情况对剂量进行优化设置。因为幼儿比成人更小，这类患者人群合适的图像可能需要更低的辐射设置。了解辐射潜在风险和儿童特有的辐射剂量曲线分布的好处，努力减少或避免电离辐射的检查方法，以及多使用低辐射或无辐射检查方式，是"温柔影像运动"（Image Gently campaign）的中心主题。

八、亲自观察患者

有时，对儿科患者最重要的成像技术是亲自观察患者。这样更能清楚使用哪种影像技术解决临床问题，特别是如果在评估一个浅表病变或摸得到的病变时。尽管先进的成像技术比较吸引人，但应该记住，患者和家属可能能提供有比最复杂的MRI扫描更多的信息，或者至少有助于从成像研究中获得最大的信息。

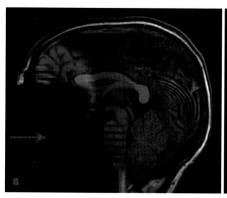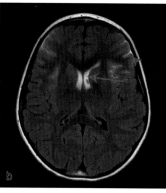

图1-7 戴有牙矫正器患者的MR图像。a.一个头痛的10岁女童的头颅矢状位T1WI像，显示矫正器相关的面部信号明显丢失（红箭）。远离矫正器位置可见带状伪影（红色箭头），是由于后部信号失真所致。b.侧脑室体部水平轴位FLAIR，显示双侧侧脑室前角、侧脑室体部前部（红箭）和蛛网膜下腔（红色箭头）的信号不完全被抑制

（纪东旭　赵殿江）

第二部分
脑部影像

第2章 解剖和发育

一、前言

神经影像学需要建立在对神经解剖及相关神经功能深入理解的基础上。神经影像学的结构与功能之间的联系，可能比肌骨影像学或心脏影像学更为复杂深奥。利用神经解剖、病理生理和影像成像技术等知识，绝大多数神经影像都可以通过逻辑推理做出正确的诊断。在儿童神经影像学里，神经解剖的胚胎学基础就像正常髓鞘形成过程一样都很重要。本章主要介绍脑发育及解剖基础，以作为本书其他章节的基础。神经细胞增殖、迁徙及构架的深入内容请见第3章，神经血管解剖请见第12章，颅骨解剖请见第15章，垂体解剖请见第13章。

二、胚胎学基础

脑在妊娠第4周从神经管头端先发育成三部分结构，然后到第6周时发育成五部分结构（表2-1）。脑从三部分结构向五部分结构转变过程中，头侧部分（前脑）分化为端脑和间脑，中脑仍然为中脑，尾侧的菱脑分化为后脑及末脑。

三、神经解剖学基础：大脑半球、脑叶及脑回

人脑最大的结构为双侧大脑半球，各自又分为4个脑叶：额叶、顶叶、颞叶和枕叶（图2-1）。脑干包括中脑、脑桥及延髓，将双侧大脑半球与小脑和脊髓联系起来。小脑与大脑之间通过硬膜（一层较厚的结缔组织）分隔开来，称为小脑幕。双侧大脑半球由大脑镰分隔开来，并通过一些连合纤维连接起来。连合纤维为连接两侧大脑半球的白质纤维束，其中最大的连合纤维为胼胝体（图2-2）。其他连合纤维包括前连合、后连合、缰连合及海马连合。

通常认为额叶与情绪有关，而额叶后部（中央前回）为初级运动皮质，中央前回构成中央沟前缘（图2-1），而顶叶的中央后回形成中央沟的后缘。中央后回为初级感觉皮质。中央前后回也合称中央区皮质，是最重要的脑功能区。

中央前回之前的额叶可分为额上回、额中回、额下回（图2-3）。位于额叶下面前后走行的脑回，最内侧为直回（毗邻嗅球），其外侧

三部分结构	五部分结构	成熟脑结构
前脑	端脑	大脑皮质及白质、尾状核、壳核、苍白球
	间脑	丘脑、下丘脑、底丘脑、上丘脑（松果体）
中脑	中脑	中脑顶盖（上下丘）、黑质、红核、Ⅲ及Ⅳ脑神经
菱脑	后脑	脑桥、小脑、Ⅴ～Ⅷ脑神经
	末脑	延髓、Ⅸ～Ⅻ脑神经（部分Ⅷ脑神经）

表2-1 脑结构的胚胎起源

数据来源于Gilroy A，MacPherson B，Ross L. Atlas of Anatomy.2nd ed.Neuroanatomy：Brain. Thieme New York，NY. 2012：625

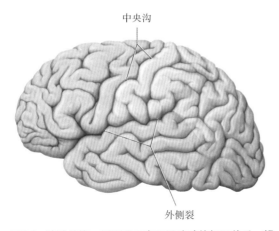

中央沟

外侧裂

图2-1　脑叶结构。侧面观示意不同脑叶的相互关系。额叶（绿色）与顶叶（黄色）由中央沟分开。外侧裂将额、顶叶与颞叶（浅蓝色）分开。后方为枕叶（红色）（Atlas of Anatomy，Thieme 出版社 2012年，Karl Wesker绘制）

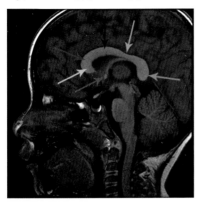

图2-2　脑内连合纤维解剖。矢状位T1加权像显示胼胝体，包括嘴部（黄箭）、膝部（紫箭）、体部（黑箭）、峡部（绿箭）及压部（蓝箭）。前连合（红箭）及后连合（红箭头）。海马连合难以从胼胝体压部单独分出，因此局部增厚。松果体位于在后连合与胼胝体压部之间

为眶内侧回及眶外侧回。由于眶回的位置原因，可能很难准确识别。冠状位影像为显示眶回的最适宜位置，但又由于眶回前后部表现不一样，因此可能难以识别。

颞叶的分部在冠状位图像上最好描述，颞上回、颞中回、颞下回构成颞叶的侧面。颞叶下面由颞枕回及海马旁回组成。海马旁回毗邻海马。在侧脑室颞角前部为杏仁核，颞叶向内侧凸起的部分为钩回（图2-3）。另外一个脑回是颞横回，又称Heschl回，走行于岛叶后部及颞上回之间，参与听觉过程，而语言传入功能（Wernicke区）通常定位于左侧颞上回后部。语言表达功能（Broca区）通常定位于左侧额下回，尤其是岛盖部及三角部脑回。听觉语言区及运动语言区由白质纤维束联系，称为弓状束。

顶叶在中央后回后方，可分为顶上小叶及顶下小叶。角回及缘上回位于顶下小叶内（图2-1）。在矢状位中线切面上，顶枕沟后下方为枕叶。距状沟位于枕叶内（图2-4），表面为初级视觉皮质。顶枕沟与距状沟之间的楔形区域为楔回。

深部灰质核团包括尾状核、壳核及苍白球。壳核及苍白球合称豆状核。豆状核和尾状核之间由内囊前肢（一系列白质纤维束，内部有灰质桥接）分隔开来。豆状核后方由内囊后肢包绕，再后方为丘脑（图2-5）。在苍白球下方为下丘脑（图2-6）。两侧下丘脑在漏斗柄水

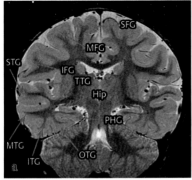

SFG
MFG
STG
IFG
TTG
Hip
MTG
ITG
PHG
OTG
a

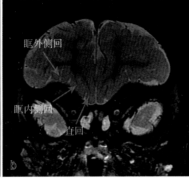

眶外侧回
眶内侧回
直回
b

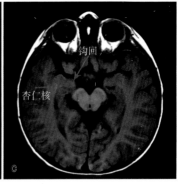

钩回
杏仁核
c

图2-3　额叶及颞叶解剖。a.冠状位STIR图像显示额叶及颞叶解剖。额叶包括额上回（SFG）、额中回（MFG）、额下回（IFG）。颞叶包括颞上回（STG）、颞中回（MTG）、颞下回（ITG）、颞横回（TTG）、颞枕回（OTG）和海马旁回（PHG），毗邻海马（Hip）。b.前额叶冠状位STIR图像显示直回、眶内侧回、眶外侧回。c.轴位T1加权像显示颞叶钩回及杏仁核

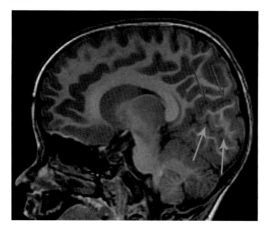

图2-4　枕叶解剖。旁矢状位T1加权像显示顶枕沟（红箭）将顶叶与枕叶分隔开来。距状沟位于枕叶内（绿箭）。在两者之间的楔形区域称为楔回

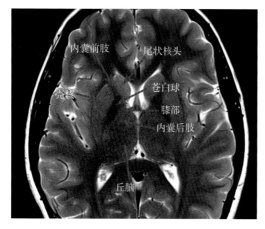

图2-5　脑深部灰质。轴位T2加权像显示深部灰质核团的结构，包括尾状核头、壳核及丘脑。内囊前肢（ALIC）、膝部（Genu IC）及后肢（PLIC）将上述结构分隔开来

平的中线处汇合，漏斗柄向下延续为垂体。松果体位于丘脑内侧后方、后连合上方，向后凸入大脑纵裂（图2-7）。

内囊后肢内走行皮质脊髓束，为主要的躯体运动纤维束。内囊后肢后部（豆状核后部）为视束。皮质脊髓束通过中脑的大脑脚向下进入脑桥及延髓等脑干结构。在延髓腹侧，皮质脊髓束的神经纤维在延髓锥体内交叉至对侧，继续下行进入脊髓。

小脑通过三对小脑脚与脑干连接，小脑上脚、小脑中脚、小脑下脚。小脑中脚为人体内最大的白质纤维束，较脊髓及胼胝体内的纤维束数量更多。双侧小脑半球由中间的小脑蚓部分开，小脑蚓部构成第四脑室的后缘（顶壁）。

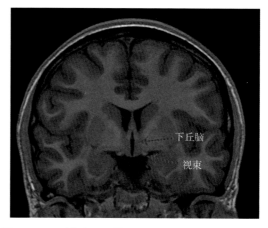

图2-6　下丘脑解剖。冠状位T1加权像显示沿三脑室外侧缘的丘脑。下丘脑下外侧为视束

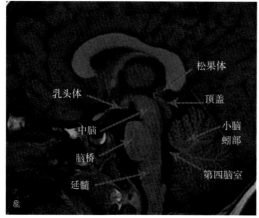

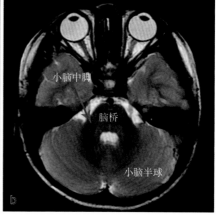

图2-7　脑干解剖。a.矢状位T1加权像显示脑干结构，包括中脑、脑桥、延髓。中脑前方为乳头体，后方为顶盖。脑桥后为四脑室，四脑室后为小脑蚓部。b.轴位T2加权像显示脑桥通过小脑中脚与小脑半球相连接

在矢状位图像上，正常的小脑蚓部近似于"吃豆人"游戏中的形象。

中脑背侧最后部由顶盖部构成，包括两个上丘（参与协调视觉功能）及两个下丘（参与听觉信号处理），因此顶盖部也称四叠体。

大脑半球外表面由灰质构成，也称大脑皮质。灰质由神经元细胞体构成，执行大脑功能。在皮质深部为白质，连接不同脑区及结构。白质纤维包括连合纤维，走行至对侧半球；联络纤维，在同侧半球内走行；投射纤维，连接至深部灰质核团、脑干/小脑或脊髓。

脑白质可进一步分为皮质下及深部白质，脑室旁白质是深部白质的亚型。有些研究根据白质在侧脑室不同层面的位置关系分为半卵圆中心及放射冠；然而这一分类并不正确。事实上，放射冠代表由内囊向上走行的白质纤维束，与侧脑室的水平层面无关。而半卵圆中心与大脑白质的含义相同，也与侧脑室的空间关系无关。

（一）脑室及脑脊液间隙

脑室系统是脑内脑脊液汇聚的腔隙，被覆室管膜。双侧侧脑室通过室间孔与第三脑室相通，继而通过中脑导水管与第四脑室相通。第四脑室内脑脊液可向下通过正中孔流出或向两侧通过外侧孔流出（图2-8）。详细讨论参见第11章。

脑表面的脑脊液间隙，即蛛网膜下腔，覆盖在软脑膜表面。有些蛛网膜下腔区域的蛛网膜及软脑膜并不总是彼此接近，因此蛛网膜下

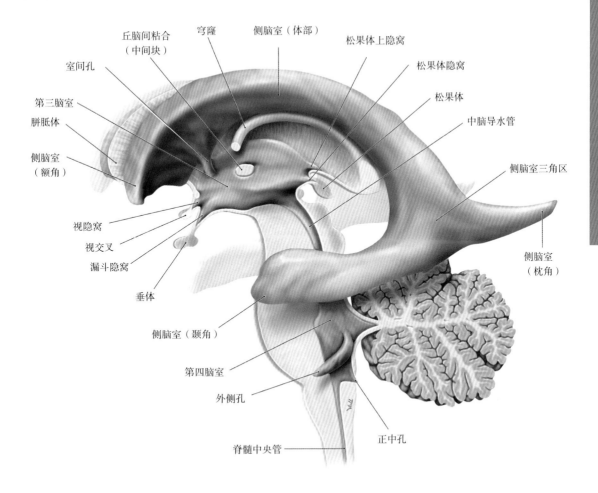

图 2-8　脑室（来自 Atlas of Anatomy，©Thieme 2012，作者：Karl Wesker.）

腔有时可进一步细分，以提供更精细的解剖描述，并常被称为脑池（液体积聚区）。蝶鞍上方为鞍上池，中脑周围为中脑周围池，包括前外侧的大脑脚池、外侧的环池及后方的四叠体池。桥小脑角池位于脑桥及内听道之间、小脑前方。桥前池位于脑桥腹侧。延髓外侧为延髓外侧池，小脑蚓部下方为枕大池。

（二）胼胝体的发育及解剖

胼胝体为人体主要的前脑连合纤维，其内走行的白质纤维连接双侧大脑半球。胼胝体的解剖及功能常存在误读，但其主要的特点并不非常复杂。胼胝体为一鱼钩形结构，可进一步分为嘴部、膝部、体部、峡部、压部（图2-2）。常误认为胼胝体嘴部在发育过程中形成最晚，但这是不正确的。胼胝体内的纤维为对称的连合纤维，即其连接一侧半球某点与对侧半球的对应点。嘴部包含额叶下部的纤维，膝部包含额极的纤维，体部主要由额叶的纤维构成，峡部包含中央区及顶叶纤维，而压部走行枕叶纤维。胼胝体内的白质纤维束还有其他名称，通过胼胝体膝部、连接双侧额极的纤维称为胼胝体额钳，通过胼胝体压部、连接双侧枕

极的纤维，称为胼胝体枕钳。海马连合纤维也走行于胼胝体压部内。

如有兴趣想更多了解胼胝体，可以阅读Raybaud教授精彩的综述文章。

四、髓鞘化

髓鞘化通常不是人们想象那么复杂。髓鞘化往往通过模式匹配或者表格的方法进行理解和评估。然而，要了解髓鞘化的影像学表现，首先是要知道髓鞘的结构和功能，然后再去了解不同的白质通路的解剖和功能。

非髓鞘化白质具有很高的水含量，其MRI信号特征以水的表现为主，表现为T2WI高信号，T1WI低信号（T1和T2延长）。髓鞘是一种蛋白脂质，由脂质（70%）和蛋白（30%）组成。蛋白质和脂类往往使T1缩短，所以髓鞘的蛋白脂质可表现为T1缩短。成熟髓鞘往往形成疏水层，紧紧包裹轴突（图2-9），降低细胞外周围水的相对百分比，因此（众多原因之一）成熟髓鞘表现为T2WI低信号（T1和T2缩短）。新生儿未髓鞘化白质的80%由水组成，而成人成熟髓鞘化白质只有70%。

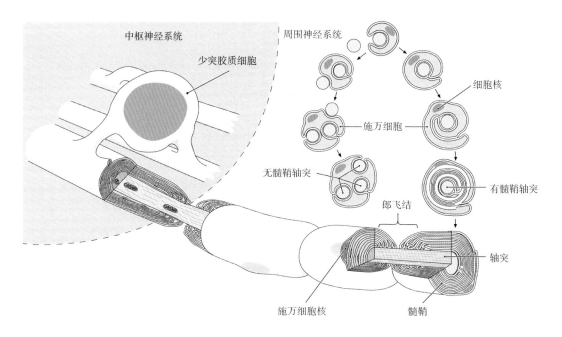

图2-9　髓鞘化（来自 Atlas of Anatomy，©Thieme 2012，作者 Karl Wesker.）

从无髓鞘的轴突（T1和T2延长）到成熟有髓鞘轴突（T1和T2缩短）的过程中，有一个过渡阶段，特点是出现不成熟的髓鞘和髓鞘蛋白脂质前体，导致T1缩短。由于不成熟的髓鞘蛋白脂质没有显著降低水分含量，其在T2WI上仍为高信号。因此，同一部位T1WI高信号（代表髓鞘蛋白脂质的存在）往往比T2WI低信号（代表成熟的髓鞘含水量减少）早出现约3个月。需要注意的是，T2WI低信号（表明成熟的髓鞘）与水运动减低所致的各向异性分数增高相符合，水运动减低发生在垂直于神经纤维长轴方向（径向扩散）而不是沿着神经纤维长轴方向上（轴向扩散）。

我们不仅要知道为什么影像信号发生变化，还要知道这些变化发生的部位。

足月婴儿在内囊后肢后部、豆状核后部，以及丘脑腹后外侧核（VPL）具有T2低信号（图2-10）。婴儿出生后的几个月期间，T2低信号向前延伸向内囊膝部，然后向内囊前肢。新生儿大约在3个月时胼胝体压部开始髓鞘化，主要是以由后到前的方式髓鞘化，一直到婴儿大约9个月的年龄（图2-11）。在婴儿最初的2年当中往往有年龄相关性顺序髓鞘化，髓鞘化最活跃的时间见图2-12～图2-18。

在PLIC内的纤维，大部分与皮质脊髓束有关，纤维向上起源于中央前回皮质。沿侧脑室枕角外侧缘，可见到视辐射的髓鞘化。

在婴儿的最初几个月，枕叶的深部白质开始髓鞘化，然后是顶叶深部白质的髓鞘化，最后是额叶，通常需要2～3年的时间。在一个特定的区域，深部白质髓鞘化先于皮质旁白质。

特定区域的髓鞘化与发育里程碑相符合。例如，内囊后肢髓鞘化的进展与控制运动的先后顺序密切相关，通常婴儿是先有面部表情，然后开始上肢运动（爬行），再后来是身体和下肢运动（步行）。枕叶的髓鞘化与视觉能力的发展密切相关。其次是颞叶的髓鞘形成与语言和记忆能力的发展相关。额叶白质的髓鞘化与人格和社会意识的发展密切相关。胼胝体髓鞘化主要是以由后到前的方式发展（图2-19），胼胝体髓鞘成熟与相连脑叶髓鞘化的顺序密切相关。例如，在胼胝体压部的纤维主要与枕叶的纤维相连接。胼胝体体部和峡部的纤维连接顶叶和后额叶，胼胝体膝部的纤维连接前额叶。

识别髓鞘化的正常模式有助于确定特定患者的髓鞘化是否与年龄相适应。评估髓鞘化时，了解胎龄是非常重要的，例如，胎龄28周出生的早产儿（即提前12周出生），在3个月月龄时做MRI表现的髓鞘化模式可能与一名足月新生儿非常相似。因此这个患者的髓鞘化模式，对于患者的生理年龄可能是落后的，但却适于矫正胎龄。

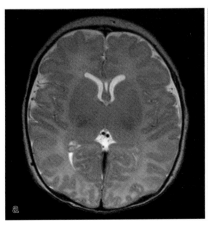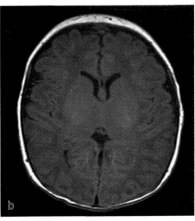

图2-10 新生儿的髓鞘化。a.在新生儿轴位T2WI中可见内囊后肢后部，以及在丘脑腹后外侧可见局灶性低信号，在豆状核后部可见轻度低信号。b.T1WI图像显示了类似的模式，比T2WI图像信号稍早出现

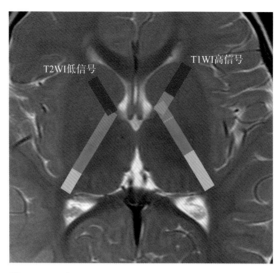

图2-11   髓鞘化进程。轴位T2WI像显示内囊出现T2低信号（右侧）和T1高信号（左侧）的大约时间。内囊覆盖不同颜色代表信号变化时间，足月新生儿（白色）、3个月婴儿（蓝色）、6个月婴儿（绿色）和9婴儿个月（红色）

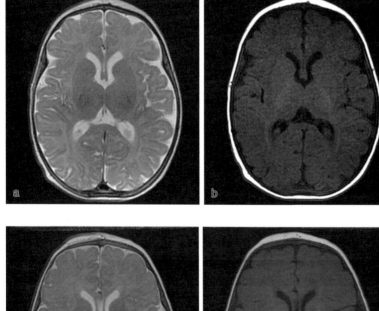

图2-12   在2个月时的髓鞘化范围。a.轴位T2图像显示内囊后肢后半部低信号，以及沿视辐射的一些低信号。b.T1图像显示内囊后肢大部分以及视辐射高信号

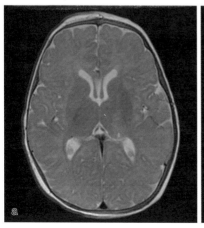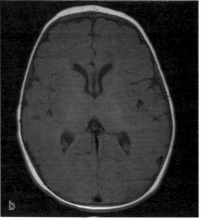

图2-13   在4个月时的髓鞘化范围。a.轴位T2图像显示整个内囊后肢以及部分内囊前肢的早期低信号。b.T1WI图像显示整个内囊的高信号

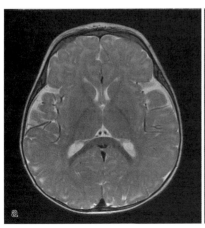 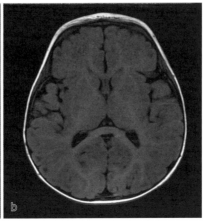

图2-14 在6个月时的髓鞘化范围。a.轴位T2图像显示整个内囊和胼胝体压部的低信号。b.T1WI在内囊后肢以及枕叶深部白质显示高信号及额叶白质的早期变化

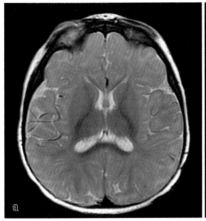 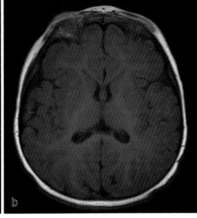

图2-15 在9个月时的髓鞘化范围。a.轴位T2图像显示在胼胝体膝部侧面和枕叶深部白质的早期低信号。枕叶皮质旁白质仍为高信号。b.轴位T1图像显示在额叶深部白质、枕叶深部及皮质旁白质的高信号

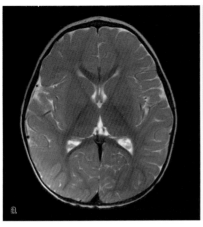 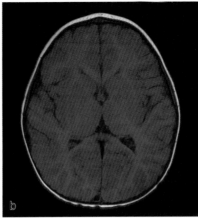

图2-16 在12个月时的髓鞘化范围。a.轴位T2图像显示枕叶皮质旁白质和额叶深部白质的低信号，胼胝体膝部有相应的髓鞘化低信号。b.T1WI图像显示额叶皮质旁白质早期髓鞘化

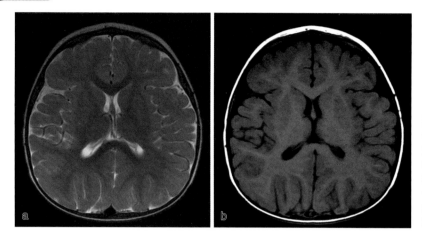

图2-17 在18个月时的髓鞘化范围。a.轴位T2图像显示大脑半球白质的低信号，但仔细观察可发现，灰白质分界在额叶没有枕叶明显，主要是由于额叶皮质旁髓鞘化不完全。b.T1WI的图像显示几乎完全髓鞘化表现

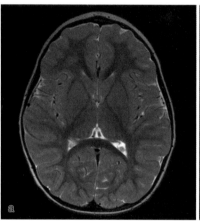
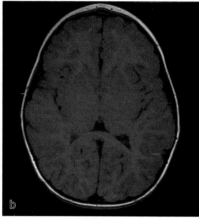

图2-18 在24个月时髓鞘化范围。a.轴位T2图像显示额叶白灰质分界更清楚，髓鞘化接近成熟。这些表现在b.T1图像上也可看到（b）。值得注意的是，高分辨率影像可显示额叶皮质旁白质持续髓鞘化直到8～10岁成熟，组织病理学研究显示其微细成熟一般持续到青春期经过内囊后肢的纤维，与皮质脊髓束密切相关，可以投射至中央区皮质。沿侧脑室枕角外侧缘的视辐射内可见看到髓鞘化

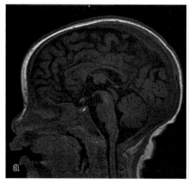
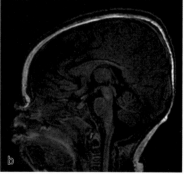
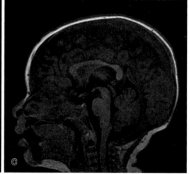

图2-19 胼胝体的髓鞘化。三个不同的患儿在2、4、6个月时胼胝体正中矢状位T1WI。a.年龄在2个月大小时，胼胝体和大多数脑干表现为低信号。b.年龄在4个月时，胼胝体的峡部及体后部呈高信号，部分压部也呈高信号。值得注意的是，在约4个月的年龄胼胝体中间有一个暂时不完全髓鞘化区。c.在6个月内胼胝体和脑干几乎完全髓鞘化

（李宗泽 王 静）

第3章 幕上畸形

一、引言

幕上脑发育畸形是小儿神经影像学中重要的组成部分，由于其种类繁多，影像诊断易于混淆，诊断面临挑战性。如果想熟练掌握其内容，需要同时具备胚胎学及遗传学的相关知识。

大脑皮质发育过程复杂，成熟皮质由六层神经元细胞层构成。这些细胞起源于侧脑室边缘排列的大脑皮质生发基质（神经元增殖），之后向大脑边缘移行（神经元移行），最终形成分化良好的皮质（神经元分化）。大脑皮质发育过程中的任何阶段出现异常均会导致相对有特异性的畸形。尽管对于某种神经元来说，皮质神经元的增殖、迁移、分化顺序是逐步进行的，但不同神经元的这三个过程在大多数时间、在一定程度上是同步进行的。

二、神经元增殖异常导致的畸形

神经元增殖发生于妊娠早期，胚胎4周时形成3个脑泡，至第6周时则分化为5个次级脑泡，随后脑组织发生。简单地说，增殖异常可导致细胞过多、细胞过少或细胞异常。

神经元增殖细胞过多导致的典型畸形表现为单侧巨脑畸形，表现为整个单侧大脑半球错构瘤样/发育不良的过度生长（图3-1）。异常半球的侧脑室常较对侧半球侧脑室增大，同时病侧大脑血流发生改变，同侧白质髓鞘化亦随之加速。单侧巨脑畸形可合并其他的畸形，如灰质异位、多微脑回畸形。单侧巨脑畸形临床可表现为难治性癫痫，为控制癫痫，有时需要进行功能性大脑半球切除术。尽管神经元过度增殖的典型表现为累及整个单侧大脑

半球，病变累及部分半球情况也可发生。此外，过度增殖的脑区有很多发育不良的神经元细胞，因此单侧巨脑畸形常合并有皮质发育不良。

局灶性细胞异常增殖可导致皮质发育不良。局灶性皮质发育不良（Focal cortical dysplasia，FCD）分为3个类型，每一型可进一步分成更多亚型。Ⅰ型FCD分为存在径向分层异常（ⅠA型）、切向分层异常（ⅠB型）、同时存在上述两种异常表现（ⅠC型）。Ⅱ型FCD指存在异形神经元。ⅡB型（也称为Taylor型）是指存在异形神经元细胞及气球样细胞，在T2液体衰减反转恢复序列（FLAIR）表现为特征性的横贯征（Transmantle sign），即由模糊的脑皮质向侧脑室上外侧边缘逐渐延伸的锥形的异常信号（图3-2）。这种异常

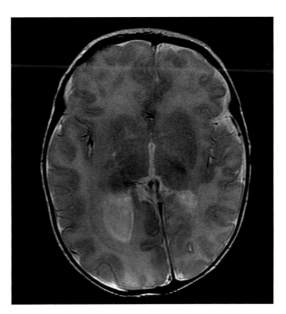

图3-1 单侧巨脑畸形。1个月儿童，轴位**T2WI**示右侧大脑半球增大，伴皮质增厚并发育不良

的病理与结节性硬化中的结节是完全一致的。ⅡA型FCD于T2/FLAIR序列可见边界模糊不清的异常信号。除去一些特殊情况，Ⅰ型FCD于T1WI更易观察，而Ⅱ型FCD于T2WI/FLAIR观察更清晰。Ⅲ型FCD与其他病变相关联，包括FCD合并海马硬化（ⅢA）、肿瘤（ⅢB）、血管损伤（ⅢC）、其他早年获得性脑实质损伤（ⅢD）。

三、神经元移行异常导致的畸形

如果发育中的神经元细胞在向大脑边缘移

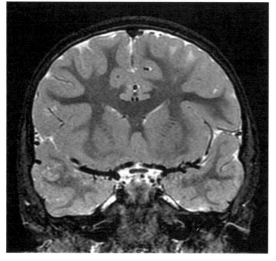

图3-2　局灶性皮质发育不良 ⅡB型。3岁儿童伴癫痫症状，冠状位STIR示左额中回近皮质的高信号，并可见向下内侧走行的锥形异常信号。表明其为ⅡB型FCD病变

行过程中未能到达合适的部位，则会导致灰质异位。灰质异位最常见的发病部位是一侧侧脑室侧面的边缘，表现为单发或多发结节状灰质病变（图3-3），这就是所谓的侧脑室周围结节状异位灰质（PVNH）。PVNH好发部位依次为侧脑室三角区边缘、侧脑室前角（额角）。PVNH可为多灶性的，且双侧发生。孤立的PVNH通常是偶然发现的，比如头痛或外伤的患者，但是PVNH中的异位灰质可能会导致癫痫。PVNH于T1WI最易观察，虽然其他显像序列也可观察到侧脑室边缘轮廓的异常。PVNH的孤立病灶于DWI序列可能更显而易见，因为病变为灰质弥散特征，与邻近白质及脑脊液形成对比。

如果PVNH中的异位灰质部分迁移至脑皮质下，则会看到皮质下的病灶（图3-4）。皮质下灰质异位通常发生在与PVNH病区连接处。同时，多灶性皮质下灰质异位可形成或近乎形成脑灰质由侧脑室边缘至脑边缘的移行路径，代表了穿通型灰质异位，有时与闭唇型脑裂畸形难以鉴别。

异位灰质有时形成一连续的带，与大脑皮质平行，代表了带状型灰质异位（图3-5）。带状灰质异位典型表现为双侧对称分布，并可累及整个大脑半球或者部分半球（当异位不完全时后者更常见）。带状灰质异位可能与平滑脑同时发生（图3-6）。

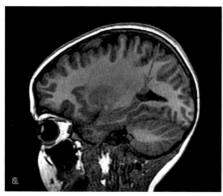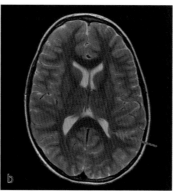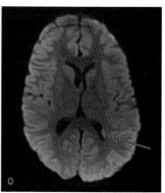

图3-3　PVNH。a.矢状位T1WI示左侧侧脑室后体部外上方灰质信号结节，代表脑室周围结节状异位（PVNH，红箭头）。b.轴位T2WI示PVNH细微征象。c.轴位DWI示因病变为灰质而表现为稍高信号，与皮质表现类似，与单独观察T2WI相比，更易发现病变

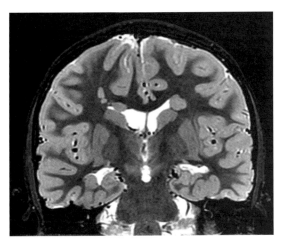

图3-4 皮质下灰质异位。5岁男孩伴癫痫症状，冠状位 STIR示双侧侧脑室体部边缘多发异位灰质结节灶，右侧皮质下两个异位灰质病灶

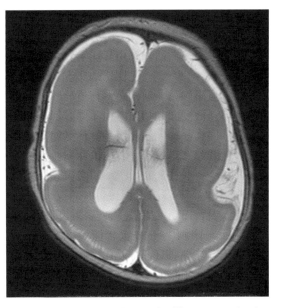

图3-6 无脑回畸形。2个月男孩。轴位T2WI示相对无特色脑，只有发育不完全的外侧裂，但没有明显的脑沟。此外，还可见带状灰质异位。其严重程度接近Dobyns 1级，或者为单纯性无脑回畸形（无脑回）

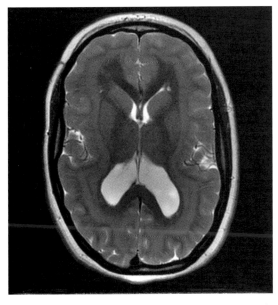

图3-5 带状型灰质异位。13岁女孩。轴位T2WI示深部白质内的带状灰质样信号。从脑室到脑外围，依次可以看到脑室旁白质带、带状异位灰质、皮质下白质带及脑皮质。此外，可见巨脑回，额叶尤为明显，属于无脑回畸形谱疾病—Dobyns 5级

四、神经元分化异常导致的畸形

如果发育中的神经元成功移行至大脑外围，这些神经元细胞会正常分化为六层皮质细胞，并产生特征性的脑沟结构。脑实质的任何损伤，如宫内感染、缺血或者遗传异常，都会导致引导这些分化过程的信号通路受损。若是在神经元细胞迁移及分化完成前，边缘脑实质受到损伤，发育中的大脑无法形成合适的脑沟与脑回结构。其结果为多发微小脑回的产生（图3-7），我们称之为多微脑回。对称出现的多微脑回有遗传因素的倾向（图3-8），但是一些感染（包括宫内感染，如巨细胞病毒感染）也可导致双侧多微脑回畸形。多微脑回的感染病因学可能与营养障碍性矿化作用相关，这在弓形虫、其他病原微生物、风疹病毒、巨细胞病毒、疱疹病毒（TORCH）感染患者中已得到证实。

在神经元细胞移行和分化完成之前，如果脑实质受到横贯（由侧脑室至脑外围）损伤，这种损伤边缘可能会内衬灰质结构。一条连接蛛网膜下腔和脑室系统的裂隙出现，即为脑裂畸形（图3-9）。畸形脑裂边缘常内衬多微脑回组织。当导致裂隙的横贯性损伤累及脑组织较少时，裂隙的边缘常较为接近，这种畸形称之为闭唇型脑裂畸形。闭唇型脑裂畸形有时难以察觉，并与横贯的灰质异位区分困难，但是经常可以看到病侧侧脑室边缘走行的不规则，我

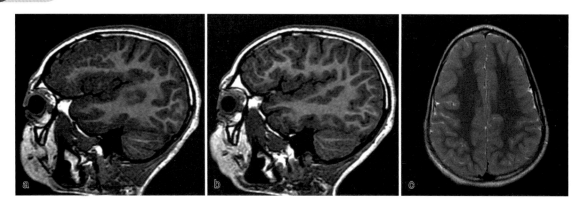

图3-7　多微脑回畸形。a.b.矢状位T1WI。与右侧大脑半球有更多的正常脑沟（b）相比，左侧额下回及额中回（a）可见多发微小脑回。轴位T2WI（c）也显示多微脑回更细微征象，包括病区内缺少皮质下U形纤维。但如果单独观察轴位图像，多微脑回畸形有可能被误认为巨脑回畸形

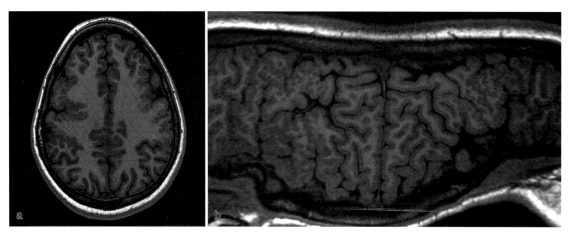

图3-8　双侧多微脑回。15岁女孩，癫痫症状。a.轴位T1WI显示双侧多微脑回。b.大脑半球表面的曲面重建更容易观察到多微脑回的多发病灶

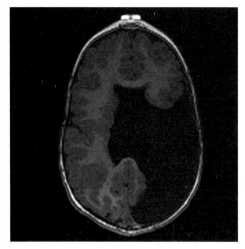

图3-9　脑裂畸形。15个月女孩，轴位T1WI显示左侧较大裂隙的开唇型脑裂畸形。右侧另可见一闭唇型脑裂畸形，右侧侧脑室局部边缘不规则及向脑外围延伸的衬有灰质的裂隙可明确诊断

们可以视其为诊断闭唇型脑裂畸形的一条线索。当脑实质受损范围较大时，内衬灰质的畸形脑裂的边缘彼此不相接触，这种畸形称之为开唇型脑裂畸形。对于畸形脑裂较窄时，有时放射科医生在区分开唇型与闭唇型脑裂畸形会感到困惑，这种区分具有主观性，分辨两者可能没有多少临床意义。一个脑组织损伤较小的开唇型脑裂畸形，其畸形脑裂较窄，与闭唇型脑裂畸形是相似的；相对于脑裂较窄和较宽的两个开唇型脑裂畸形患者，畸形脑裂较窄的开唇型脑裂畸形与闭唇型脑裂畸形在预后及神经后遗症程度方面更相似。脑裂畸形可以是双侧的，不对称的，因此当发现一条畸形脑裂时，必须要密切关注是否还有其他不易发现的闭唇型脑裂畸形。脑裂畸形常孤立发生，但也常见

于视隔发育不良患者。

五、其他幕上畸形

（一）胼胝体缺如

胼胝体是最大的前脑联合，连接了双侧大脑半球。胼胝体缺如是一种有特征性表现的幕上畸形（图3-10）。正中矢状位图像表现为胼胝体、扣带回缺如，旁矢状面的脑回由第三脑室向外放射性分布，同时大脑前动脉的远端分支位置较低。双侧侧脑室体部平行，侧脑室三角区及枕角扩大，即所谓的空洞脑（colpocephaly）。冠状位观察，第三脑室位置抬高，与大脑纵裂直接相连。半球间蛛网膜囊肿/囊性脑膜发育不良并不罕见。在宫内，空洞脑有时被误诊为脑积水。本应横向走行的胼胝体纤维，可能会被沿侧脑室体部内侧由前向后走行的纤维代替，即Probst束。胼胝体缺如的女性患者，尤其同时合并蛛网膜囊肿时，应仔细观察其眼眶情况，因为女性患有胼胝体缺如伴发脉络膜缺损是Aicardi综合征的特征性表现。

（二）胼胝体发育不良

在正常胼胝体与胼胝体完全缺如之间，还有一系列胼胝体发育不良病变。可以表现为胼胝体部分缺如、形态异常、前后径缩短、整体变薄（图3-11）。胼胝体整体变薄通常与脑白质损伤、容积减少及相应的华勒变性有关。脑膜基质（神经嵴间充质）的先天性残余可导致中线区脂肪瘤，与胼胝体背侧面关系密切（图3-12）。胼胝体后部发育不良相比前部发育不良更常见，并且是一些疾病（如Chiari Ⅱ型畸形）的常见表现。

（三）前脑无裂畸形谱系疾病

前脑无裂畸形中的前脑指胚胎学中分裂为双侧大脑半球的前脑。前脑未能完全分裂则会导致一系列前脑无裂畸形疾病。其中最严重的为无脑叶型前脑无裂畸形（图3-13），特点是伴有单脑室畸形、大脑纵裂缺如、单只大脑前动脉（不成对的大脑前动脉）及丘脑融合（表3-1）。若患者有比较正常的侧脑室、丘脑分裂及大脑纵裂部分出现，可称之为脑叶型前脑无裂畸形。这两种畸形之间还有一种半脑叶型前

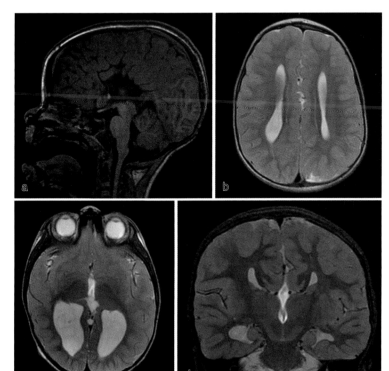

图3-10 胼胝体缺如。a.矢状位T1WI示胼胝体及扣带回缺失。可见由三脑室向上至脑外周辐射分布的脑回。前联合存在。b.轴位T2WI示双侧侧脑室体部平行。c.更低平面轴位T2WI示侧脑室三角区及枕角扩大，即空洞脑。d.冠状位STIR示垂直方向的第三脑室直接与大脑纵裂相连。第三脑室与侧脑室的关系有时称为"长角牛"征（longhorn sign）

脑无裂畸形（图3-14）。患有前脑无裂畸形的患者，也是垂体/内分泌疾病、腭裂及其他中线区畸形的高危人群。

值得注意的是，无脑叶型、半脑叶型和脑叶型前脑无裂畸形不是3种独立的疾病，而是严重程度不同的前脑无裂畸形谱系疾病（图3-15）。因此，临床上遇到的多数前脑无裂畸形病例不符合该病的任何一种规范描述。当我们遇到这种病例，描述并总结其特征表现更为恰当，比如可描述为中等严重程度的前脑无

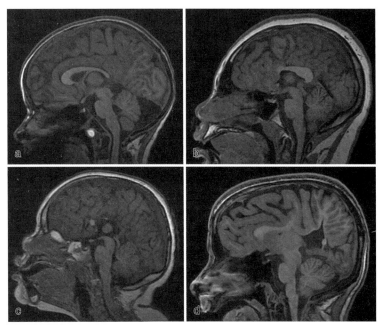

图3-11 多种类型胼胝体异常。a.矢状位T1WI示轻微胼胝体发育不良，后部变薄。b.矢状位T1WI示前部短小的胼胝体发育不良。c.矢状位T1WI示胼胝体几乎完全缺失，胼胝体膝部的预期部位可见小部分胼胝体，其下方可见分开的前联合。d.矢状位T1WI示胼胝体后部明显发育不良

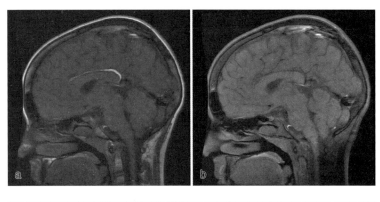

图3-12 胼胝体脂肪瘤。a.矢状位T1WI示沿胼胝体体部上缘环形高信号，包绕体部。b.T1WI矢状压脂像病变呈低信号，明确其为胼胝体脂肪瘤

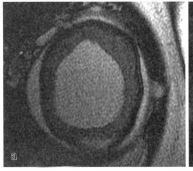
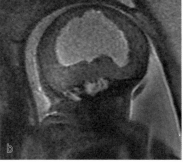

图3-13 无脑叶型前脑无裂畸形。a.胎儿MRI，FIESTA序列采集胎儿头颅轴位像示单脑室，周围脑实质呈连续环形结构，未见大脑纵裂。b.胎儿MRI，单次激发T2WI序列冠状位示丘脑及中线结构的融合。可诊断为无脑叶型前脑无裂畸形

类型	大脑纵裂	丘脑	胼胝体	脑室	透明隔	其他
			表3-1 前脑无裂畸形谱系疾病			
无脑叶型	无/极少	融合	发育不良/缺如	单脑室畸形	缺如	不成对大脑前动脉，常伴单中切牙
半脑叶型	极少	不同程度融合 vs 畸形	发育不良	单脑室畸形	缺如	
脑叶型	部分存在	分离，典型表现为正常	轻度发育不良	脑室畸形	缺如	
端脑融合畸形	大多存在	正常	大多正常，可能有轻度胼胝体发育不良	轻度畸形	缺如	外侧裂垂直延伸（中线半球间变异）
视隔发育不良	存在	正常	正常/大多正常	相对正常	缺如	视神经发育不良，异位神经垂体，脑裂畸形

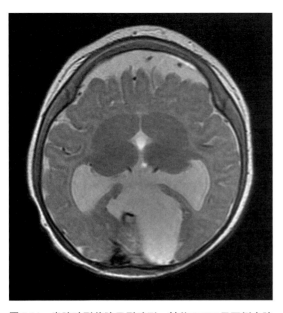

图3-14 半脑叶型前脑无裂畸形。轴位T2WI示双侧大脑半球前部中线区联合，而后部分开，伴后部中线区蛛网膜囊肿。脑室系统前部缺如，尾状核及豆状核间分界不清。丘脑是分开的。以上表现提示这是一例严重程度为轻-中度的前脑无裂畸形，接近于半脑叶型前脑无裂畸形的典型表现

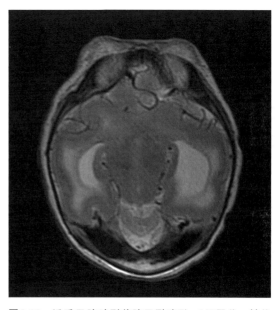

图3-15 近乎无脑叶型前脑无裂畸形。1天婴儿，轴位T2WI示大脑纵裂前部缺如，但后部存在。还可观察到丘脑融合，说明其为中-重度的前脑无裂畸形，严重程度居于半脑叶型与无脑叶型前脑无裂畸形之间。但是因大脑纵裂后部存在及双侧侧脑室颞角部分形成，不能将其归为无脑叶型前脑无裂畸形

裂畸形疾病，其表现更接近半叶型前脑无裂畸形。

前脑无裂畸形谱系中有一种改变更为轻微，病变仅累及端脑，间脑（丘脑）发育正常。我们称为端脑融合畸形，或前脑无裂畸形半球中央变异型。端脑融合畸形患者胼胝体完全形成，但可能合并胼胝体中部发育不良，并且有连接双侧大脑半球的半球间桥（端脑桥）（图3-16）。端脑融合畸形的另一特征为外侧裂

池垂直向上延伸可达顶部中线区。

（四）视隔发育不良

视 隔 发 育 不 良（septo-optic dysplasia，SOD）也称为de Morsier综合征，可被认为是前脑无裂畸形谱系疾病中最轻微的一种发育异常（图3-17）。SOD的主要表现是透明隔缺如，如果只观察对称性，可能难以识别透明隔缺如（或者没有透明隔缺如）。视隔发育不良的患者可合并视神经发育不良，视神经发育不良可能

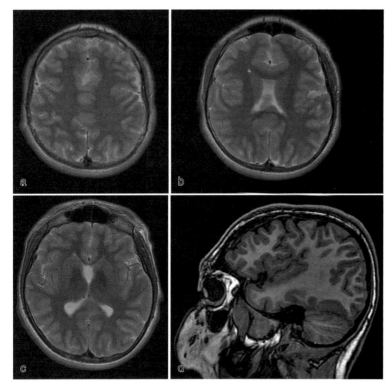

图 3-16　端脑融合畸形。a. 侧脑室水平以上轴位 T2WI 示双侧大脑半球中线区灰质连接（端脑融合桥），但其前方及后方均可见大脑纵裂。b. 较 a 图更低层面轴位 T2WI，可见接近正常形态的侧脑室，但透明隔缺如，外周可见不典型位置的外侧裂。c. 较 b 图更低层面轴位 T2WI，深部灰质核团分离，排列方向稍不典型。d. 矢状位 T1WI 示外侧裂垂直的延伸。这些图像共同展示了轻型前脑无裂畸形，即端脑融合畸形

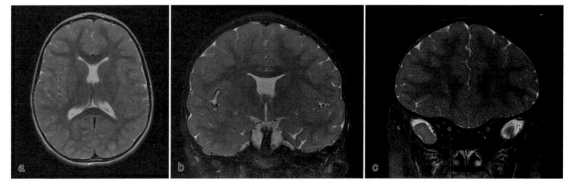

图 3-17　视隔发育不良（SOD）。a. 轴位 T2WI 及 b. 冠状位 T2WI 压脂像示透明隔缺损，其他脑组织未见异常。c. 后部眼眶水平的冠状位 T2WI 压脂像示双侧视神经较小。以上征象为 SOD 的典型表现

是这种疾病做检查的临床指征（尤其是眼科医师要求进行检查）。一些 SOD 患者也可患有脑裂畸形（图 3-18）。对于 SOD 的评估，应仔细观察垂体，因为 SOD 患者经常合并神经垂体异位。

（五）平滑脑/巨脑回畸形/无脑回畸形谱系疾病

大脑皮质发育畸形如果表现为脑表面光滑，仅表现为无明显特征的大脑轮廓，我们

可以称之为平滑脑/巨脑回畸形/无脑回畸形谱系疾病。平滑脑（lissencephaly）其特征为脑皮质发育不成熟，仅为 4 层神经元细胞，而不是典型的 6 层神经元细胞；巨脑回畸形（pachygyria）表现为脑回增厚，相对无特征性的脑回；无脑回畸形（agyria）表现为脑回缺失，它可表现为轻微的局灶发育畸形。对于早产和未成熟大脑的平滑脑诊断必须要提高警惕。无脑回畸形是平滑脑最严重的类型，表现

为双侧大脑半球无明显脑沟，也许会有类似于外侧裂形态走行的结构（图3-6），轴位像呈现"8"字形。无脑回畸形另一个特征为脑回增厚，只有4层细胞结构的原始皮质，常伴发带状灰质异位。程度轻的平滑脑可表现为有较多脑回（图3-19），可归入巨脑回畸形的诊断。Dobynas将平滑脑、巨脑回畸形、无脑回畸形谱系疾病分为6个等级，由无脑回畸形（1级）至弥漫巨脑回畸形（4级），带状灰质异位不伴明显的巨脑回畸形为6级。平滑脑谱系疾病中更严重的类型（1～2级）与Miller-Dieker综合征有关，会合并肾脏及胃肠道发育异常。无脑回畸形与LIS-1基因缺失有关，无脑回畸形谱系疾病中的比较轻微的类型有不同程度基因异常、基因部分缺失或者错义突变。LIS-1基因部分缺失无脑回畸形趋向于脑后部皮质表现显著，而前额部相对正常。而前额部皮质显著，后部相对正常的无脑回畸形见于DCX基因异常。

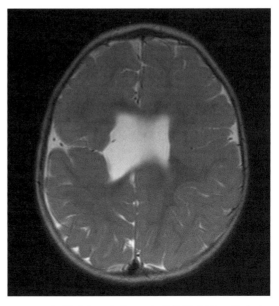

图3-18 视隔发育不良（SOD）伴脑裂畸形。1岁女孩，轴位T2WI示透明隔缺如，右侧闭唇型脑裂畸形（或畸形脑裂较窄的开唇型脑裂畸形）。左侧可见一较深脑沟，未达侧脑室

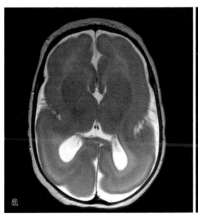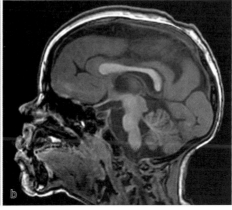

图3-19 平滑脑2级。3个月女孩（a）轴位T2WI示其表现较图3-6轻，仍有带状灰质异位，但是外侧裂形成较好。b.同一患者3岁时矢状位T1WI示胼胝体发育不良，可见顶枕裂、后方的距状沟及部分扣带回，其他脑回未见。这接近于Dobyns 2级平滑脑

（王 迪 赵殿江）

第4章 颅后窝畸形

一、引言

颅后窝畸形种类多样，我们对其理解深浅不一，有的病变因特征明显而清楚明白，而对一些特征不明显的病变则存在误解，当然也存在误诊漏诊的情况。读片时关注小脑有利于检出常规方法不能检出的畸形，也有利于我们熟悉小脑的正常解剖表现和发育模式。

二、Chiari畸形Ⅰ型

儿童Chiari畸形Ⅰ型的诊断，很难了解是

更容易漏诊还是更容易过度诊断，因为两者都容易发生。Chiari畸形Ⅰ型的诊断定义可根据两个不同的标准：解剖表现或生理改变。

Chiari畸形Ⅰ型的解剖改变可描述为小脑扁桃体过长而延伸至枕骨大孔平面（近似正中矢状位枕骨大孔前缘的中点至后缘中点）以下特定的距离（图4-1）。在成人，小脑扁桃体向下超过枕骨大孔平面5mm即可诊断为Chiari畸形Ⅰ型，但在儿童中的诊断标准则不必这么严格，因为儿童小脑扁桃体超过枕骨大孔平面下6mm（甚至7mm）也算正常（图4-2）。

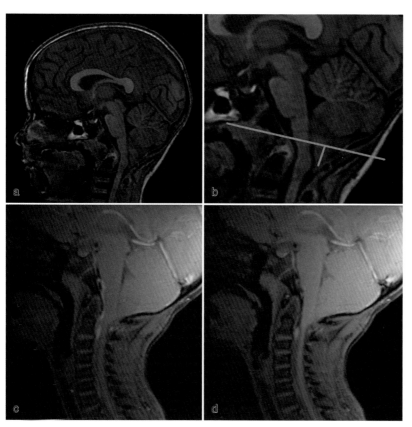

图4-1 Chiari畸形Ⅰ型。a.矢状位T1WI示小脑扁桃体伸长，向下超过枕骨大孔平面。b.矢状位T1WI局部放大图，由斜坡尖端（枕骨大孔前缘中点）至枕骨大孔后份（枕骨大孔后缘中点）连线，画它的垂线测量小脑扁桃体尖端超过枕骨大孔水平10mm以上。c.矢状位心电门控CSF流体研究，于收缩期采集，证明脑干腹侧及枕骨大孔水平延颈髓连接处脑脊液向尾侧流动，表现为高信号。d.矢状位心电门控，舒张期采集图像，上述异常信号为低信号，证实CFS向上（颅侧）流动，并证明了患者CFS流动的双向性

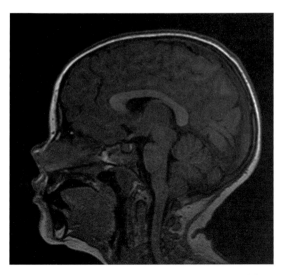

图4-2　轻度Chiari畸形Ⅰ型。矢状位T1WI示小脑扁桃体向下延伸超过枕骨大孔水平8mm，脑干周围CFS空间减少。尽管符合Chiari畸形Ⅰ型诊断标准，不清楚是否会引起临床症状，当时也没有进行手术干预

文献中有时会用"楔形"（peg-like）扁桃体来描述Chiari Ⅰ型畸形中扁桃体的表现，但笔者并不认同也不使用这个术语，笔者认为用伸长（elongated）更适合描述Chiari畸形Ⅰ型扁桃体形态。能得出如此结论，需要对正常扁桃体形态非常熟悉，当然这只能通过在日常阅片时关注小脑及小脑扁桃体来获得。

定义Chiari畸形Ⅰ型的另一个方法是生理性改变，小脑扁桃体下疝可导致延颈髓连接处（脑干与脊髓连接处）脑脊液空间的消失，造成脑脊液通过枕骨大孔处的流体动力学改变，从而产生临床症状。这种定义可能更准确，但是它需要的不仅仅是单一的解剖测量变化。脑脊液通过枕骨大孔水平通路的损害可导致一系列临床症状，典型表现为头痛，也包括吞咽困难、眩晕、耳鸣及其他脑干相关的症状。

从根本上来说，Chiari畸形Ⅰ型的诊断并不是双重评价，正如下移4.9mm和5.1mm实际意义是相同的，这种差别也不会突然造成Chiari畸形。

CSF流体动力学的改变可导致脊髓中央管扩张，这种扩张常称为脊髓空洞。脊髓中央管扩张，如果内衬有完整室管膜，称为脊髓积水更为合适。脊髓实质内过多液体积聚而缺少室管膜内衬则称为脊髓空洞症。当脑脊液过多、中央管过大时，与脊髓空洞症难以区别，我们可以称之为脊髓空洞积水症。

采用相位对比法的磁共振成像对CSF通过枕骨大孔区的情况进行研究，可以评估CSF流体动力学改变。选取适当的流体流速编码是必不可少的，对于评估Chiari畸形Ⅰ型，一般选择值为近似10cm/s。常选择正中矢状位评估，由于脑干腹侧CSF空间减小，CFS流量明显降低。必须要注意的是，因CSF空间变小，在CSF流量减少前，CSF流速会有所增加。轴位脑脊液流动图像有助于寻找枕骨大孔水平脑脊液向脊髓腹外侧方向的湍流和（或）高动力流体，在适当的流速编码水平上表现混杂，并有助于进一步确认Chiari畸形Ⅰ型引起的CSF流体动力学改变（表4-1）。对于不伴有脊髓空洞/脊髓积水的临界性Chiari Ⅰ型畸形的患者，其CSF流体动力学的改变在术前规划是特别感兴趣的内容。不管脑脊液流量的表现，如果患者合并了脊髓空洞症，就可以推测其有CFS流量生理学改变的证据。已经存在的分流导管也可能改变CSF流体动力学。

如果患者仅有脊髓空洞，而不伴有Chiari畸形Ⅰ型，应进行整个神经系统（大脑及全脊髓）的增强MRI检查。一些学者提倡对神经系统进行增强扫描作为基线检查，甚至在已知患有Chiari畸形的患者中，以保证引起脊髓空

	背侧CFS流动	腹侧CFS流动	腹外侧CFS流动
正常	搏动，轻微，或未观察到流动也可正常	搏动，双向性	正常
轻度	轻微至无流动	搏动，双向性	正常
中度	通常无流动	高动力性，双向性	正常至高动力性
严重	通常无流动	无	高动力性

表4-1　CSF流体研究的发现

洞的真正原因不是新生物引起的。

  Chiari畸形Ⅰ型手术治疗方法包括通过枕骨下部去骨瓣减压术来扩大枕骨大孔。如果寰椎后弓发育不全，可同时进行减压术。骨性减压后，因为硬脑膜塑形，CSF空间仍可能较小，此时可通过硬脑膜成形术重建小脑延髓池。Chiari畸形Ⅰ型患者术后影像评价必须包括通过枕骨大孔的搏动性CSF流量的恢复情况，如果存在脊髓积水，要评估脊髓积水的减少和（或）解决情况。此外，必须评估硬脑膜成形术后的地方是否存在假性脑脊膜膨出的可能。术后早期硬膜外积液并不罕见，这可能与通过颅骨切除的方式进行小脑减压有关，不一定提示有假性脑脊膜膨出。

  Chiari畸形Ⅰ型中多达50%的患者合并有颅底骨质异常。其中最常见的类型为齿突后屈（图4-3）及斜坡发育不良。也可能出现一侧或双侧枕髁发育不良、一侧枕髁与寰椎侧块融合、颅底凹陷症。Chiari畸形Ⅰ型患者必须关注这些区域，因为出现这些畸形需改变手术方式。

三、Chiari畸形Ⅱ型

  Chiari畸形Ⅱ型并非Chiari畸形Ⅰ型的严重类型或者变异，有人会对此术语感到迷惑，但是很遗憾这两种畸形并没有不同的名字。Chiari畸形Ⅱ型，在实际工作中，常与开放的脊髓脊膜膨出相关（几乎总在腰骶部）。因为开放的脊髓脊膜膨出造成CSF减少，蛛网膜下腔压力较低，从而导致颅后窝内容物经枕骨大孔下移。表现为小脑的下疝，包括小脑扁桃体及蚓部下疝（而Chiari畸形Ⅰ型仅有小脑扁桃体下疝），这些病变可引起上段颈髓扭曲。小脑扁桃体及蚓部下移导致枕骨大孔扩大和颅后窝缩小。此外，中脑顶盖也存在发育不良，下丘呈水平位，从而在矢状位看到顶盖"鸟嘴样"改变（图4-4）。Chiari畸形Ⅱ型其他的表现包括中间块增大、大脑镰开窗（导致大脑纵裂间灰质相互连接）、顶枕叶白质显著减少及相应的胼胝体后部发育不良。若是宫内发生CSF容量减少，Chiari畸形Ⅱ型也可发生颅骨内板脑回明显压迹，当关闭脊髓脊膜膨出后，脑积水经常需要分流。

  目前已经有研究试图在宫内关闭脊髓脊膜膨出，从而阻止由于CSF流失造成的颅内低压，早期结果表明这可以降低脊髓脊膜膨出的表型严重性，减少分流需求的发生率，可能会改善神经发育情况。

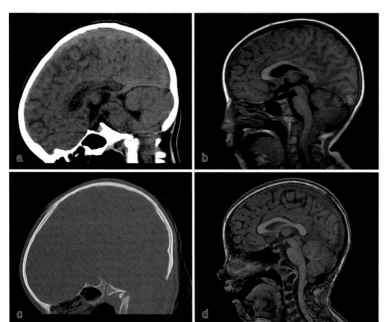

图4-3　Chiari畸形Ⅰ型术前及术后影像。4岁女孩，伴有头痛及眼球运动障碍。a.CT脑窗矢状位示Chiari畸形Ⅰ型，齿状突后屈，枕骨基底部发育不良。b.矢状位T1WI证实Chiari畸形Ⅰ型。c.术后矢状位CT骨窗，显示枕骨下部去骨瓣减压术后的表现，寰椎后弓一并被切除。d.矢状位T1WI示术后重建新的枕骨大孔

尽管Chiari畸形Ⅱ型经常继发于腰骶部脊髓脊膜膨出，但是胸椎或颈椎开放性闭合不全也会造成相似的结果。枕部脑膜膨出/脑膨出可导致类Chiari畸形Ⅱ型表型的病变，此时称为Chiari畸形Ⅲ型

四、颅后窝囊性病变

Dandy-Walker畸形谱系疾病

Dandy-Walker畸形的特征为小脑蚓部发育不良或旋转不良，第四脑室囊样扩张，导致颅后窝扩大（图4-5）。Dandy-Walker畸形可以单独发生，也可与其他畸形合并存在。进一步理解经典Dandy-Walker畸形不仅需要清楚其变异，也需要掌握易与之混淆的疾病。

小脑蚓部部分发育，颅后窝可正常或轻度扩大，是经典Dandy-Walker畸形的一种变异（图4-6）。然而，这意味着这些是一系列疾病，"Dandy-Walker变异"并不是分立的疾病。因此，病变可能是轻度Dandy-Walker变异中病变较轻的，但更为严重的异常则不能用单一的

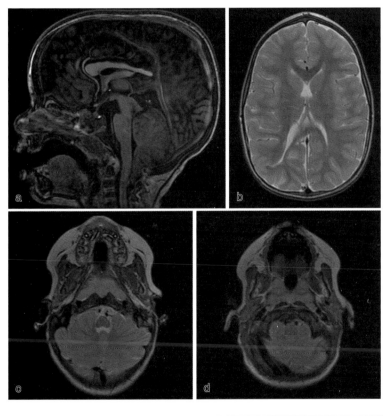

图4-4 Chiari畸形Ⅱ型。a.矢状位T1WI示小脑下疝（扁桃体及蚓部），第四脑室小。下丘变尖，顶盖呈"鸟嘴样"改变。中间块较明显，胼胝体后部发育不良。b.透明隔水平轴位T2WI示顶枕叶白质容量减少及分流管部分显影。(c，d)颅后窝轴位T2WI示小脑扁桃体及蚓部通过扩大的枕骨大孔下疝，小脑扁桃体包绕延颈髓连接处

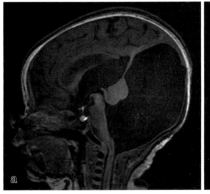
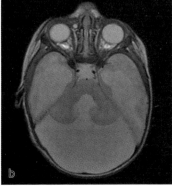

图4-5 Dandy-Walker畸形。a.矢状位T1WI示小脑蚓部发育不良，位置上升，颅后窝明显扩大呈囊样，并与四脑室相交通。窦汇抬高。b.轴位T2WI示双侧小脑半球向后张开，呈"八"字，没有介于中间的蚓部

Dandy-Walker变异进行诊断。因此，它可能有轻度严重性畸形（轻度严重性Dandy-Walker谱系疾病中的一种）和较严重畸形（不适合单用Dandy-Walker变异术语相互区别）。

一些患者小脑蚓部发育正常，伴有枕大池囊样扩张，但只要小脑蚓部完整，这种扩张就不能认为是Dandy-Walker谱系疾病中的一种异常。小脑蚓下脑脊液间隙明显扩大，但小脑蚓部和四脑室正中孔正常，一般认为是"大枕大池"，但实际上也可能为蚓下蛛网膜囊肿。然而，这属于正常变异，不属于Dandy-Walker变异（图4-7）。小脑蚓下方脑脊液间隙增大，小脑蚓部正常，但四脑室正中孔增宽，可能与Blake囊肿持续存在有关，当孤立发生时也可为正常变异，尽管囊肿没有开窗时也可以在围生期梗阻性脑积水背景下观察到。如果小脑蚓部及小脑延髓池发育正常，小脑蚓后方脑脊液间隙明显增大，可能是存在蚓后蛛网膜囊肿，这也是一种正常变异（图4-8）。近来遗传学分析已经发现许多颅后窝形态相似的囊性畸形的起源不同，促进了对这些畸形疾病过程的认识，但同时也可能在日常工作中增加医生的困惑。因此，从临床工作出发，大枕大池和蚓后蛛网膜囊肿不应该被认为Dandy-Walker谱系疾病中的异常，不太具有临床及遗传学意义（图4-9）。

五、Joubert综合征

颅后窝畸形中小脑蚓部发育不良并不是Dandy-Walker谱系疾病特有的征象。小脑蚓部发育不良及小脑上脚增厚、平行，是Joubert综合征（和更少见的Joubert相关疾病）的典型表现（图4-10）。四脑室的异常表现也可为其标志。增厚平行的小脑上脚于轴位像观察类似于臼齿。造成这种发育畸形表现的原因是由于小脑上脚纤维缺乏中脑交叉，皮质脊髓束中的锥体交叉纤维也可发生缺如。

六、菱脑融合

类似于前脑无裂畸形的颅后窝异常为菱脑融合，即双侧小脑半球间裂缺失，小脑蚓部发育缺如（图4-11）。轴位及冠状位图像最常用

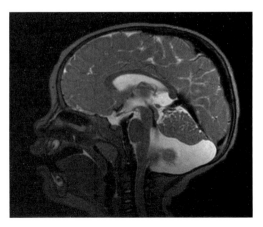

图4-6　中度Dandy-Walker谱系疾病。矢状位T2WI示小脑下蚓部发育不良，蚓部下方脑脊液空间轻度囊样扩张，并与第四脑室相通。提示这是Dandy-Walker谱系疾病中的中等严重疾病

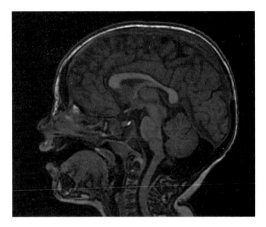

图4-7　大枕大池。矢状位T1WI是小脑蚓正常，蚓部下方脑脊液间隙显著增大。提示为大枕大池，实际上有可能与小脑蚓下蛛网膜囊肿有关

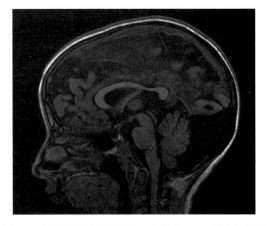

图4-8　小脑蚓后蛛网膜囊肿。矢状位T1WI示小脑蚓部正常，蚓后脑脊液间隙扩大，窦汇上抬。提示为蚓后蛛网膜囊肿，并不属于Dandy-Walker谱系疾病中的畸形

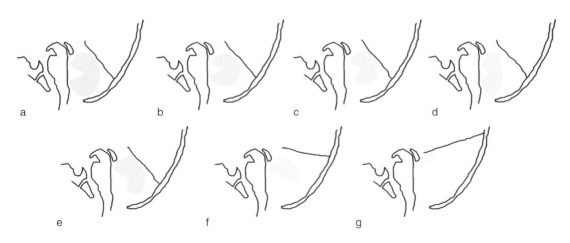

图4-9　不同形态的小脑蚓部（黄色）。a.正常；b.蚓下蛛网膜囊肿/大枕大池；c.小脑蚓正常，蚓下脑脊液间隙增大并与四脑室经扩大的正中孔相通，为Blake囊肿；d.正常小脑蚓伴蚓后蛛网膜囊肿；e.小脑下蚓部轻度发育不良，代表Dandy-Walker谱系疾病中的轻度畸形；f.小脑下蚓部发育不良，代表Dandy-Walker谱系疾病中的中等严重性的畸形；g.小脑蚓部发育不良、抬高，颅后窝明显囊样扩张，为典型Dandy-Walker畸形

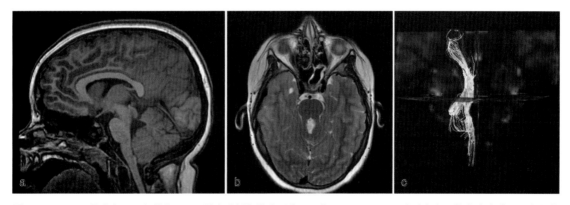

图4-10　Joubert综合征。a.矢状位T1WI是小脑蚓部发育不良。不像Dandy-Walker畸形中张开的小脑半球，正中矢状位发育不良的小脑蚓部下方可见小脑半球。b.轴位T2WI示小脑上脚平行走行，呈"臼齿征"。c.弥散张量纤维追踪未见小脑上脚或皮质脊髓束的交叉纤维

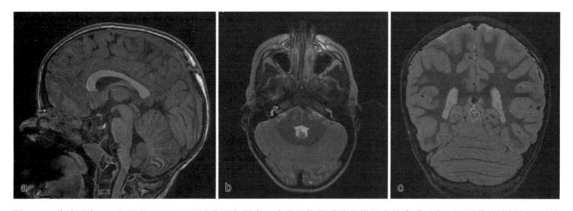

图4-11　菱脑融合。a.矢状位T1WI示四脑室顶角异常，中线结构呈叶状更接近小脑半球形态，而不是小脑蚓部。b.轴位T2WI未见小脑半球间裂或小脑幕，小脑蚓部仅可见小结。c.冠状位STIR示双侧小脑半球经过中线叶形结构相互连接，证实为菱脑融合

来显示此类病变，但是正中矢状位也可观察，包括四脑室形态失常、叶形结构更像小脑半球实质而不像蚓部。菱脑融合常与下丘位置内移相关，中脑发育异常与中脑导水管狭窄发生率高有关。因此，在导水管狭窄的患者中，观察第四脑室及小脑蚓部形态是至关重要的。近来已有研究显示菱脑融合是谱系疾病，其中小脑蚓部（尤其是小结）可部分存在。Gomez-Lopez-Hernandez 综合征是指患者患有菱脑融合、脱发及三叉神经麻痹。

七、脑桥小脑发育不全

脑桥小脑发育不全，顾名思义，是脑桥和小脑发育不全的一种畸形（图4-12）。脑桥小脑发育不全是一种遗传疾病，因亚型不同而表型不同。脑桥小脑发育不全主要与围生前期损伤相鉴别，如小脑出血或梗死。

八、先天性肌营养不良

先天性肌营养不良经常有脑桥及小脑发育畸形。福山型肌营养不良可有小脑多微脑回、小脑囊性改变及脑干发育不良（图4-13）。

Walker-Warburg综合征典型表现为脑干发育不良、扭曲，幕上有鹅卵石样无脑回的皮质。肌-眼-脑病会有脑桥发育不良，也许伴有小脑多微脑回，Merosin缺陷型先天性肌营养不良可存在轻度脑桥发育不良，但颅后窝发育正常。

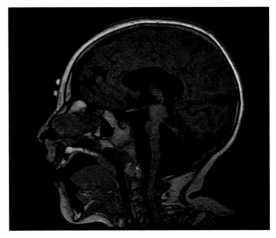

图4-12 脑桥小脑发育不全。4岁女孩，伴多发染色体异常及癫痫。矢状位T1WI示脑桥小，小脑发育不良，是脑桥小脑发育不全的一个亚型

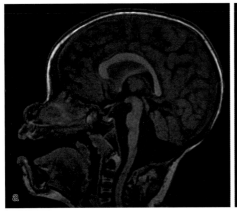
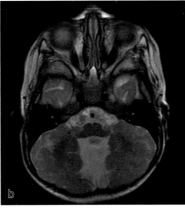

图4-13 福山型先天性肌营养不良。a.矢状位T1WI示脑桥发育不全，小脑蚓形态异常；b.轴位T2WI示双侧小脑半球多微脑回畸形。此种表现在颅后窝中罕见，该患者有福山型先天性肌营养不良

（王 迪 赵殿江）

第5章　围生期影像

一、引言

围生期影像包括胎儿及新生儿影像，囊括先天性缺陷及获得性异常。围生期超声成像较其他神经影像学手段应用更为广泛，利用胎儿及新生儿颅骨较薄及超声窗（尤其在前额部）的优势，超声检查的优点包括没有电离辐射，检查时无须镇静，在需要的患者旁边即可完成检查。因为此年龄段患者临床检查可能具有挑战性，所以影像检查的恰当使用非常有利于这些年轻患者的治疗。

二、胎儿影像

超声检查常用来筛查孕期各阶段胎儿是否患病，而胎儿中枢神经系统发育的评估是必不可少的。如果筛查发现或怀疑病变存在，下一步应进行更仔细的超声检查以明确其病变。对于仍有怀疑的病变和（或）相关病变若需要更进一步检查，可行胎儿MRI检查。胎儿MRI通常在1.5T或更低场强的机器进行。目前已经有研究将3T机器用于胎儿MRI检查，但是其安全性及益处还没有得到证实。

在精细的胎儿超声检查中，脑室扩大是其中最常见的适应证，脑室扩大与先天性或获得性病变都可相关。胎儿脑室扩大的标准为侧脑室三角区横径超过10mm。如果发现脑室扩张，必须对整个神经系统进行检查。然而，脑室扩张偶尔是单独发生的。当发现脑室扩张时，要进行随访以观察其发展情况，脑室扩大可能需要出生后进行分流（见第11章）。

宫内生发基质出血（germinal matrix hemorrhage，GMH）时可发生脑积水，这通常是由母亲严重应激源导致的，比如车祸或接触可卡因（图5-1）。脑室扩大可因颅后窝畸形引起，包括Chiari畸形Ⅱ型（图5-2）或Dandy-Walker谱系疾病中的畸形（图5-3），或者幕上异常，如胼胝体发育不良（图5-4）。CNS先天性畸形在第3、4章已有详细讨论。

Chiari畸形Ⅱ型几乎均与腰骶部脊髓脊膜膨出相关（图5-2），如果胎儿背部紧靠胎盘或黄膜囊/子宫，则很难观察到腰骶部情况。Chiari畸形Ⅱ型颅后窝轴位图像可观察到枕大池消失，可称为"香蕉征"。Chiari畸形Ⅱ型胎儿因低颅压，颅骨额外侧可轻度向内弯曲，称为"柠檬征"。超声不是总能观察到经扩大枕骨大孔的小脑下疝，MRI可以更好地显示。

尽管Chiari畸形以颅后窝变小为特征，但Dandy-Walker谱系畸形则会使颅后窝囊样扩张。超声难以清楚显示小脑蚓发育不良的确切情况，MRI则能更好地显示。

先天性幕上疾病也会导致脑室扩张，尤其是胼胝体缺如，伴有顶枕区脑白质体积减小继发侧脑室三角区及枕角扩大（图5-4），称为空洞脑。在胼胝体缺如患者中，正中矢状位可见缺失的胼胝体及放射状的灰质结构，冠状位可见典型的第三脑室抬高。胼胝体缺如常伴有半球间囊肿（囊性脑膜发育不良）。如果胎儿为女孩，发现颅内囊性病变及胼胝体缺如，增加了其为Aicardi综合征的可能性，这种疾病也会表现出眼睛的异常。

中枢神经系统筛查时很难观察透明隔情况，因此也应对其进行细致的检查。在发育过程中，存在典型的透明隔间腔。透明隔缺如见于视隔发育不良，此类疾病也可见视神经发育不良。视隔发育不良患者还可见内分泌异常和垂体畸形，尤其是神经垂体异位，也可能伴有

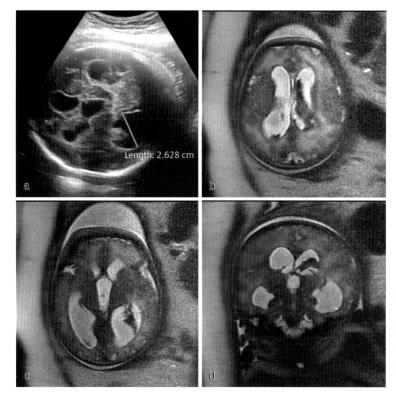

图5-1　胎儿生发基质出血（GMH）。a.胎儿腹部超声于36周进行检查，显示其双侧侧脑室及三脑室扩张，侧脑室三角区可见回声物质。(b，c)轴位单次激发T2WI及（d）冠状位T2WI示左侧侧脑室体部低信号（b，d），并向左侧侧脑室三角区延伸（c）

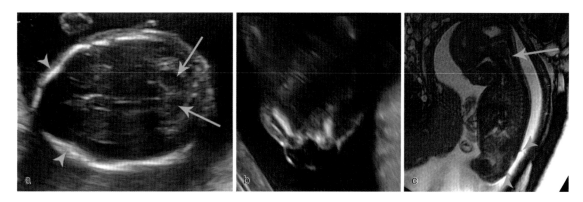

图5-2　胎儿Chiari畸形Ⅱ型伴脊髓脊膜膨出。a.胎龄约19周进行胎儿超声检查，胎儿头部于轴位像可见额骨向内弓（绿箭头），即为"柠檬征"。也可看到小脑呈弧形，形容其为"香蕉征"（绿箭）。b.胎儿超声下腰部检查，轴位可见后部张开的组织，并伴有囊性向后突出，代表了脊髓脊膜膨出。神经组织延伸至后部回声结构，即为神经基板。c.胎儿MRI矢状位FIESTA序列成像示颅后窝变拥挤，未见枕大池（绿箭），呈囊样改变的脊髓脊膜膨出（绿箭头）

脑裂畸形。胎儿影像检查中难以观察视神经发育不良及神经垂体异位，产后眼科及内分泌检查对诊断有所提示，产后MRI检查也可能帮助诊断。有时，透明隔缺如是孤立发生的，不会发生病理改变，但是这必须作为排除诊断。

　　视隔发育不良被认为可能是一种最轻微的前脑无裂畸形谱系疾病。尽管透明隔缺如有时是偶然发现的孤立表现，但是应该立即寻找前脑无裂畸形谱系疾病的其他征象。

　　在患病胎儿中，对脑质病变要想得出更准确的诊断，对其他（脑外）发现的特征的掌握就显得尤为重要，这对胎儿预后会产生影响，也许对未来儿童遗传学也会产生影响。对于前脑无裂畸形谱系疾病中更严重疾病的表现，不

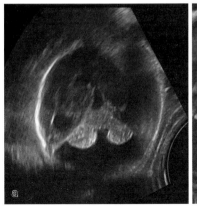
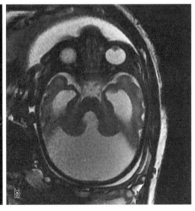

图5-3 胎儿**Dandy-Walker**畸形。**a.**超声斜轴位示小脑半球向后张开，四脑室与囊性扩张颅后窝之间相交通，未见中间的小脑蚓。**b.**胎儿MRI轴位单次激发T2WI可肯定Dandy-Walker畸形，并可见脑室扩张

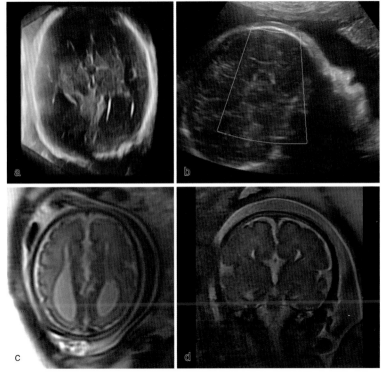

图5-4 胎儿胼胝体缺如。**a.**胎儿超声头部检查示双侧侧脑室三角区扩大。**b.**矢状位多普勒超声图示大脑前动脉远端分支位置较低。**c.**胎儿头部MRI轴位单次激发T2WI示双侧侧脑室平行，三角区扩张（空洞脑）。**d.**冠状位单次激发T2WI示垂直走行的第三脑室与大脑纵裂相连，未见中间的胼胝体，三脑室与侧脑室形成"长角牛征"

熟悉的人可能会产生迷惑（图3-13～图3-16）。在前脑无裂畸形谱系疾病中，越严重的病例（如无脑叶型前脑无裂畸形），产后预后越差。

头端神经管闭合不全可导致颅顶开放，正在发育的神经中枢系统组织暴露于羊水中，造成组织的损伤及大脑的形成障碍（图5-5）。此时称为无脑畸形（字面意思就是没有脑组织）。

还有一种情况，即积水型无脑畸形（字面意思，脑组织被水代替），这种情况是由于在宫内双侧颈内动脉闭塞，导致幕上脑实质几乎

全部坏死，除了可能由后循环供血的丘脑和下部枕叶可见。脑干和小脑一般正常。由于最初大脑半球已形成，分裂成两半，所以可见到正常大脑镰（图5-6），然而出生后的预后很差。大脑镰的存在可鉴别积水型无脑畸形和无脑叶型前脑无裂畸形。

颅骨缺损可导致脑膜及脑脊液突出（脑膜膨出）或脑实质突出（脑膨出）（图5-7）。类似于Chiari Ⅱ型的表型，伴发脑膨出，就是所谓的Chiari畸形 Ⅲ型。在Meckel-Gruber综

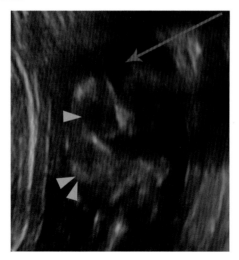

图5-5　胎儿无脑畸形。胎儿头部矢状位超声检查显示眼睛（绿箭头）及下巴/脸（双绿箭头）。眼睛上方未见颅顶结构（红箭）

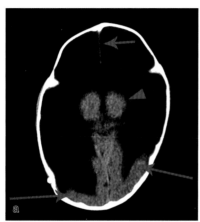

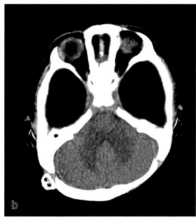

图5-6　积水型无脑畸形。4个月男孩，a.轴位CT示幕上脑实质近乎全部缺如，除了丘脑（箭头）及枕叶（长箭），为后循环供血。丘脑分离，大脑镰可见（短箭），提示并不是前脑无裂畸形谱系疾病。b.颅后窝轴位CT吊示脑干及小脑表现相对正常，同样为后循环供血

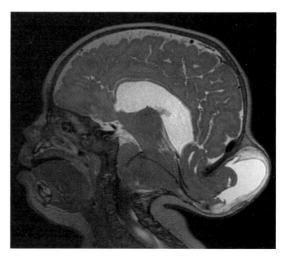

图5-7　脑膨出。7个月男孩，矢状位T2WI示枕骨局部缺损，脑实质及周围脑膜、脑脊液经缺损处向外膨出

合征中可出现枕部脑膨出、肾脏异常及多指畸形。

　　中央脑脊液间隙扩大，无明显的脑实质表现，可见于严重脑积水，与其他原因相鉴别非常重要，因为严重脑积水有可能在分流后几乎完全恢复正常。超声观察周围变薄的脑实质具有一定的困难，但是应用胎儿MRI就可以鉴别是潜在可治疗的严重脑积水，还是诸如无脑叶型前脑无裂畸形和积水型无脑畸形这类非常严重病变。

　　必须要注意的是正常的脑沟形态主要在孕期中程发生，在足月妊娠前易被误诊为平滑脑。熟悉掌握胎儿影像和早产儿的产后影像特征十分重要。

三、新生儿影像

　　新生儿颅脑应用超声检查十分容易，因为前囟未闭合（尤其是早产儿）。冠状位及矢状位均可观察颅脑情况，对脑室系统评估非常不错，但是对颅后窝的观察受限。早产儿中，超声也可通过乳突囟进行观察（图5-8）。

四、生发基质出血

　　早产儿面临着生发基质出血（germinal matrix hemorrhage，GMH）的风险。生发基质是神经皮质增殖的场所，其主要分布在侧脑室

体部外侧缘。为满足神经增殖的代谢需求，神经基质血管丰富。早产儿的自主神经系统未发育完好，因此自动调节功能受损。任何导致胎儿心率和血管波动的应激源，都会增加生发基质脆弱血管出血的可能性。这类出血中最轻的

形式为室管膜下小的局灶性血肿，称为GMH Ⅰ级（图5-9）。

当GMH延伸至脑室时，称为GMH Ⅱ级（图5-10）。当脑室内出血量较大，脑室系统扩大，称为GMH Ⅲ级（图5-11）。

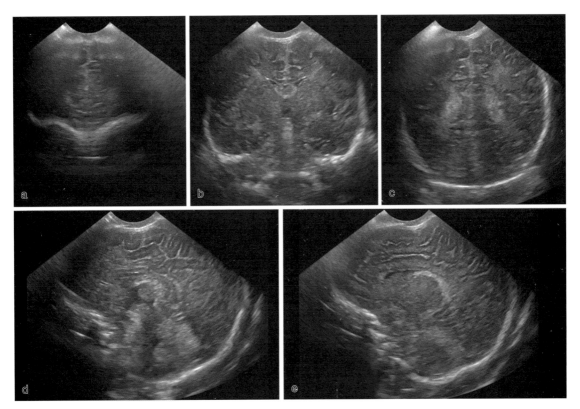

图5-8　头部解剖的超声图像。通过前囟的冠状位超声图像，自前向后显示了3幅图像。a.最靠前图像示颅前窝底（眶顶）。b.第2幅图显示了双侧侧脑室体部。c.最靠后层面，斜冠状位示双侧侧脑室三角区的脉络丛。d.正中矢状位可见胼胝体、脑干和四脑室后方的蚓部回声。e.旁矢状位示侧脑室体后部之内的脉络丛，但并未向前达尾状核丘脑沟水平

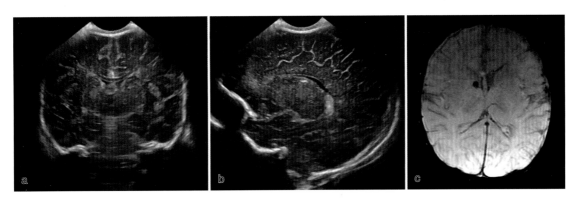

图5-9　生发基质出血Ⅰ级（GMH Ⅰ级）。14天婴儿，a.超声经前囟冠状位可见沿右侧侧脑室体部外缘室管膜下局灶性非对称回声（红箭头）。b.矢状位超声图可见尾状核丘脑沟中心的不对称声影（红箭头）。c.轴位MRI图像SWI序列可见b图位置低信号，可以肯定其为GMH Ⅰ级

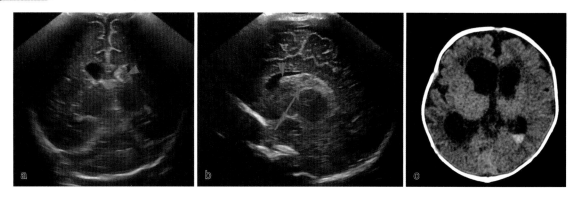

图 5-10　生发基质出血 II 级（GMH II 级）。11天早产儿，**a.**冠状位超声图像示左侧侧脑室体部声影（红箭头）。**b.**矢状位示回声团向前延伸至尾状核丘脑沟（红箭），室管膜下区可见不对称声影，提示为 GMH II 级，并非脉络丛。**c.**3周后轴位 CT 检查，显示侧脑室扩大，可见左侧侧脑室枕角内积血（红箭）。因为这个患者的脑室扩张可能是由中脑导水管异常导致的脑脊液循环不畅，并非是积血引起，因此仍为 GMH II 级

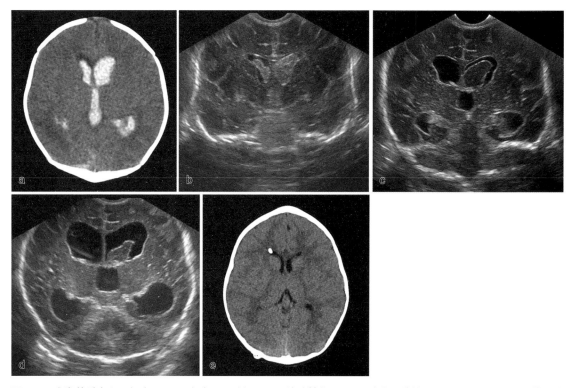

图 5-11　生发基质出血 III 级（GMH III 级）。**a.**双侧 GMH，外院轴位 CT 显示脑室系统铸形积血，左侧侧脑室及第三脑室扩张，右侧侧脑室扩张情况稍轻，符合 GMH III 级。需要注意相比于其他年龄段颅内出血的病例，CT 很少用来对 GMH 进行早期评估，但有助于手术计划及评估颅后窝。**b.**出生后5天经前囟冠状位超声图可见双侧侧脑室体部积血声影。**c.**13天时再次行冠状位超声检查，可见双侧侧脑室体部积血回缩，声影减轻。**d.**20天时冠状位超声图示积血声影继续减少，但是出现了脑积水。**e.**3岁时行头颅 CT，可见分流后脑室未见扩张，脑实质未见异常

　　必须注意到 GMH II 级中当中脑导水管被积血堵塞造成脑积水时，仍属于 GMH II 级，并不是 GMH III 级。侧脑室内正常脉络丛可探及回声，常对称分布，并且不会向前延伸到尾状核丘脑沟水平。当脉络丛与 GMH 难以鉴别时，可进行短期随访。CT 并不常用于 GMH 的评价。

　　脑实质内自身出血称为 GMH IV 级（图

5-12）。然而，最近研究强烈提示其本质为静脉性出血性脑梗死。因此，虽然GMH由Ⅰ级到Ⅱ级、Ⅲ级，严重程度逐渐加重，但是GMH Ⅳ级是与之独立的疾病，因此将其描述为生发基质出血，有点用词不当。

不同等级的GMH可能、或者经常可以看到左、右脑室间出血。左右侧脑室可能（实际上经常）有不同级别的出血。必须认识到CT很难检出GMH Ⅰ级，尽管CT对于其他年龄段是评估出血的主要手段，但对于新生儿期的出血诊断却存在困难。如果条件允许，为了解决难题及术前准备，应进行MRI检查，因为磁敏感加权成像（susceptibility weighted

imaging，SWI）可见出血及含铁血黄素沉积的范围（图5-12e）。

生发基质出血在足月儿中罕见，如果足月儿发生颅内出血，则增加了其他病变的可能性，如创伤、凝血病或者血管畸形。

因为进行抗凝治疗的患者的血流动力学不稳定，接受体外膜肺氧合（extracorporeal membrane oxygenation，ECMO）治疗的儿童要常规进行头部超声检查。颅内出血的进展可能会导致ECMO治疗中断，但是这种诊疗的利与弊要根据患者个体化选择。ECMO抗凝患者的脑出血将不仅限于生发基质，因此这种患儿可能需要进行全脑更广泛的超声探查（图5-13）。

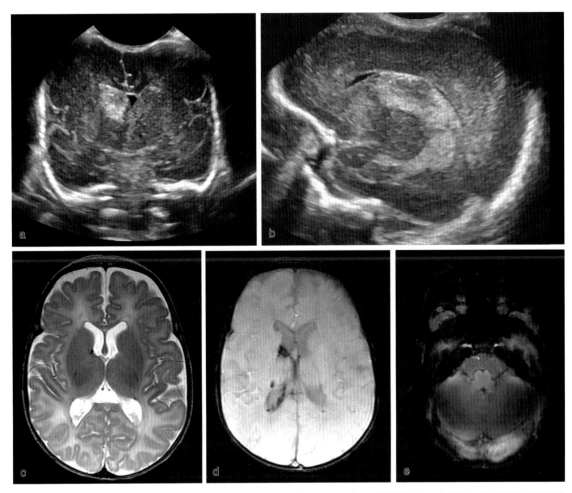

图5-12　生发基质出血Ⅳ级（GMH Ⅳ级）。24周的早产儿，产后6天女孩。a.冠状位及；b.矢状位，右侧尾状核体部增大伴脑实质异常声影，代表静脉性出血性脑梗死（GMH Ⅳ级）；c.4个月时轴位T2WI显示脑结构相对正常表现，沿右侧尾状核丘脑沟处局灶性T2低信号；d.轴位SWI多灶性低信号，符合含铁血黄素沉积，常规序列难以观察；e.延髓水平轴位SWI图像，脑干边缘可见黑墨汁线，多组脑神经脑池段可见同样改变，代表其表面铁质沉积（红箭头）

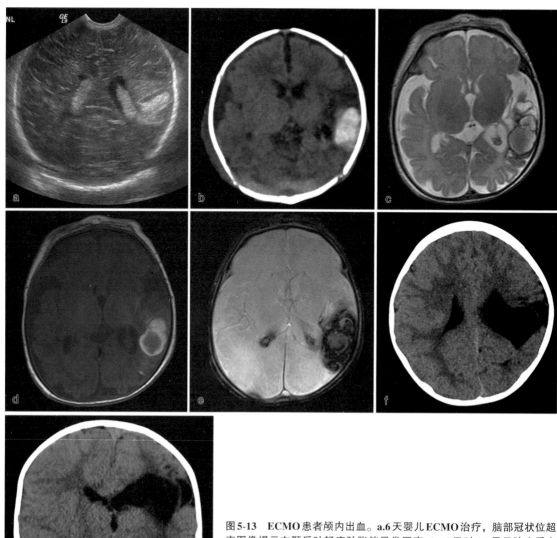

图5-13　ECMO患者颅内出血。a.6天婴儿ECMO治疗，脑部冠状位超声图像提示左颞后叶轻度肿胀伴异常回声；b.19天时CT显示脑实质内出血。c.24天时轴位T2WI可见病变周围环形低信号；d.轴位T1WI显示病变内不均质信号；e.SWI呈低信号，符合不同时期血肿的演变过程。5岁时（f）轴位；g.冠状位示左侧颞后叶及顶叶下部软化灶，左侧侧脑室代偿性扩张

　　GMH的患者常继发脑积水。超声检查随访可观察脑积水的进展及是否需要分流。对于患有脑积水的患者，一些中心建议根据脑周动脉的阻力指数来决定是否需要分流，若是阻力指数较高（比如＞0.8）则建议分流；但是这种指数的精确临界值并没有可靠确定。一些中心也会采用一种并未被最终证实的方法，即在前囟加压，评估脑周动脉阻力指数的变化。出血后脑积水的治疗复杂，并不依据单一的数值，且分流不是唯一的治疗方法，其他方法

包括内镜下第三脑室造瘘术（ETV）及连续腰穿，成功率不尽相同。

五、缺氧缺血性脑病

　　中枢神经系统缺血损伤可由围生期缺氧导致，比如宫内压力改变或产后心脏和（或）呼吸异常。先天存在的心脏或肺部疾病会提高中枢神经系统缺血的风险，发生缺氧缺血性脑病（hypoxic-ischemic encephalopathy，HIE）。尽管MRI敏感性及特异性更高，但超声仍是HIE

最有价值的首选检查手段。

　　超声检查中脑实质水肿表现为回声增强（图5-14），但这有时不易察觉，尤其是当病变为双侧对称时。DWI也许能更清楚地显示这些异常，可靠地检出神经系统症状（如癫痫或肌张力低下）的病因（图5-15）。缺氧缺血性脑病通常对称发生，如果弥散不受限，DWI图像难以识别。因为小脑对缺氧的耐受力强于大脑，冠状位DWI对于幕上弥散受损可能有所帮助。尽管MRI更具有敏感性及特异性，超声对于病情不稳定婴儿的快速评估和随访依旧为重要手段。

　　在许多病例中，损伤后7～10天可能没有进行过MRI检查，过了这个时间点再做DWI可能不能显示病变。但脑实质损伤的其他征象可能存在，比如苍白球T1WI高信号（图5-14c），可能与营养不良的微矿物质沉积

有关。若苍白球T1缩短，在排除HIE危险因素后，应立刻检查胆红素水平，因为患有核黄疸时也会有类似表现。

　　缺血损伤可导致脑室周围白质囊性坏死，称为脑室周围白质软化症（periventricular leukomalacia，PVL）（图5-15）。脑实质局灶性损伤有可能产生明显的囊性区域，病变与脑室系统相通，称为脑穿通畸形囊肿（图5-16）。脑穿通畸形囊肿边缘可能会有SWI低信号，这是由于含铁血黄素沉积。脑白质坏死/PVL及脑穿通畸形囊肿都被统称为早产儿脑白质病。

　　早产儿重度脑白质病晚期后遗症可造成脑回聚拢，称为瘢痕性脑回，这与多微脑回畸形表现类似，但其病理生理学及临床意义不同（图5-16 d）。患病较轻临床上没有预期明显的患者，如果脑白质病变影响了皮质脊髓束，可能会有发育迟缓或轻偏瘫的迟发表现（图5-17）。

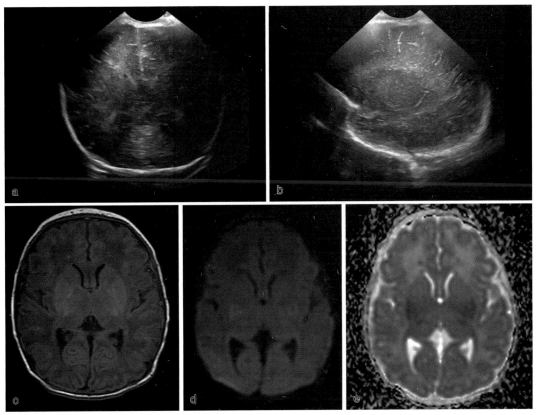

图5-14　超声及MRI观察缺氧缺血性脑病的表现。出生1天男婴怀疑HIE，a.冠状位及b.右侧旁矢状位超声显示大脑白质弥漫均质回声，符合水肿（必须熟悉机构内检查设备的正常脑白质回声）。c.出生后5天，轴位T1WI示双侧苍白球相比内囊后肢稍高信号，符合HIE后遗症。d.轴位DWI。e.ADC图示豆状核后部及丘脑腹外后侧弥散受限，这代表该年龄段髓鞘化活跃区

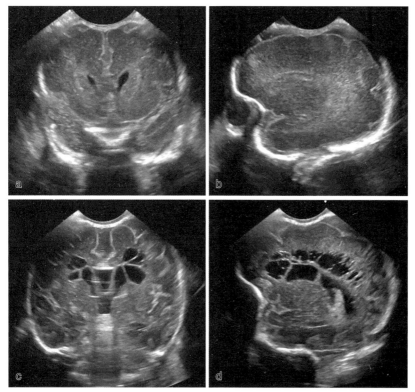

图5-15 脑室周围脑白质软化症。26周胎龄早产儿，出生后1周，a.冠状位及b.旁矢状位超声提示脑室周围白质回声，以及不成熟脑沟的影像。1个月时随访（c）冠状位及（d）矢状位可见双侧侧脑室体部边缘多发囊性坏死灶（即脑室周围脑白质软化症）

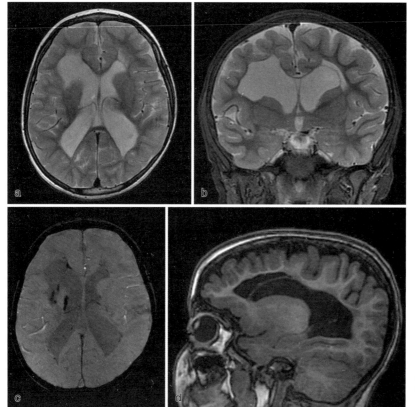

图5-16 脑穿通畸形。a.轴位T2WI及（b）冠状位STIR图像可见右额叶穿通畸形囊肿，与右侧侧脑室相通，左额叶另可见一囊状灶，未与侧脑室相通。脑白质体积相应减少。c.轴位SWI于侧脑室及囊性灶周围可见多发含铁血黄素沉积，这是由于之前的脑室内出血造成的。d.矢状位T1WI可见左额叶皮质下白质变薄。因脑白质减少，造成周围脑回排列拥挤，称为瘢痕性脑回，不要认为是多微脑回畸形

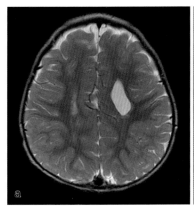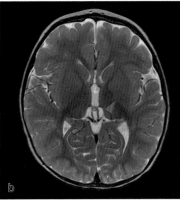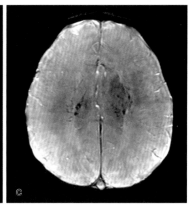

图5-17 16个月男孩，右侧轻偏瘫。a.轴位T2WI示左侧侧脑室体部上方局部体积减小。b.深部灰质核团水平轴位T2WI示左侧内囊后肢中部局灶性异常信号（红箭头），可能是皮质脊髓束的华勒变性。c.轴位SWI显示a图所见脑体积减小是由于之前发生的生发基质出血

超声有时会在深部灰质核团看到细微的线性回声（图5-18），称为矿化的血管病变。起初，这种表现仅在HIE、其他代谢紊乱和遗传异常（如三染色体）等患者中出现，但当超声传感器的敏感性提高后，有时也会发现只有矿化的血管病变，而无其他异常的情况，其临床意义不明。

新生儿如果有癫痫或运动异常，必须要对其是否有脑白质营养不良和（或）先天性代谢异常进行检查，包括MRI及MRS。可能对遗传疾病相关畸形表现的临床评价是有益处的，如果明确畸形存在，应考虑行X线骨骼检查。

此外，需要注意的是单纯疱疹病毒引起的新生儿脑炎并不一定从半月神经节直接蔓延至颞叶内侧面，它可经脑脊液和（或）血行播散，随机分布，有可能不累及颞叶（图5-19）。单纯疱疹病毒感染脑组织后，因为新生儿脑白质髓鞘化未完成，T1WI及T2WI有时观察不到异常信号，增强扫描也不会有强化。因此，有癫痫症状的新生儿，如果发现弥散受限，应提高单纯疱疹病毒脑炎诊断的可能性，并立即使用阿昔洛韦治疗（无须等待脑脊液聚合酶链反应的确认）。最终，在SWI可能会发现低信号，是单纯疱疹病毒脑炎中较为常见的出血改变。

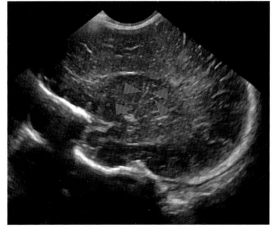

图5-18 矿化的血管疾病。11天男婴，头部超声矢状位提示左豆状核分支状回声（红箭头），代表了矿化的血管疾病

六、正常围生期影像

新生儿MRI常会遇到一些在其他年龄段不会出现的几种征象。分娩后婴儿可见微量硬膜下出血，尤其在颅后窝，覆盖枕叶（图5-20），这些通常没有临床意义。上述诊断并没有明确的标准，对于医师诊断具有一定的难度，并且还要警惕是否有非意外创伤的征象。

分娩时可发生头颅血肿，位于颅外骨膜下，与负压吸引位置可能有关（图5-21）。因为头颅血肿位于骨膜下（类似于硬膜外），会受限于颅缝。虽然头颅血肿通常可自行吸收，

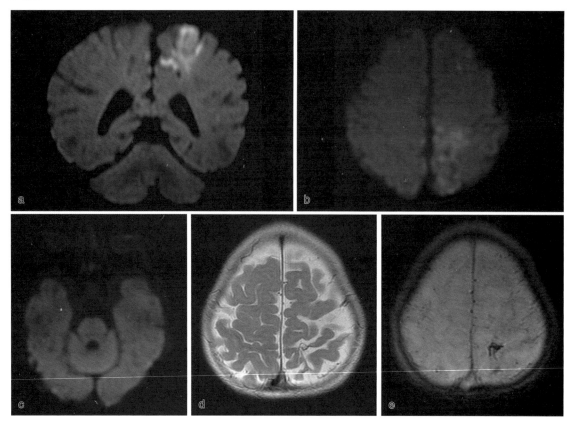

图5-19 单纯疱疹病毒性脑炎。3周女婴，出生后癫痫发作，a.冠状位；b.轴位DWI可见左顶叶上部弥散受限，最终证实为新生儿单纯疱疹病毒性脑炎；c.颞叶水平轴位DWI未见异常，而非新生儿单纯疱疹病毒脑炎此部位常受累；d.10个月时检查，轴位T2WI示上述病变软化灶形成；e.SWI可见曾有出血征象

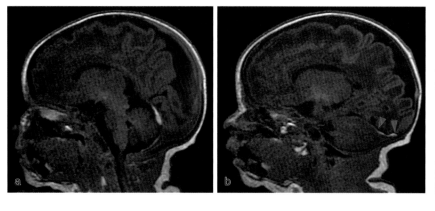

图5-20 分娩相关的硬膜下血肿（subdural hematoma，SDH）。7天女婴，作为基因筛查检查的一部分，行MRI检查，矢状位T1WI显示硬膜下短T1信号，覆盖小脑（a）及枕极（b），认为这是分娩相关的微量硬膜下血肿（红箭头）

但也会发生钙化（图5-22）。

先锋头是一种颅外血肿，并不位于骨膜下（可越过颅缝和中线），通常可自行吸收，无并发症。经阴道分娩后第一天，先锋头患者的头颅结构是拉长的，称为颅骨塑形（图5-23），这是一个正常的过程。

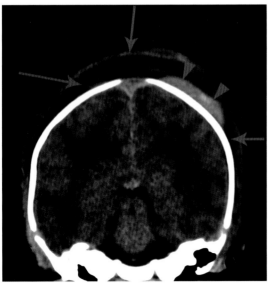

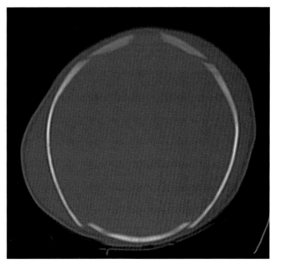

图5-23 出生1天婴儿，分娩时间过长，为评估头皮肿胀情况行头部CT检查，轴位骨窗未见骨折征象，但枕骨位于顶骨后缘下方（红箭头），被称为颅骨塑形，这是正常的、短暂的产后过程。同时可见先锋头相关的头皮肿胀

（王　迪　赵殿江）

图5-21 头颅血肿。出生后1天男婴头皮肿胀，头部冠状位CT显示左顶骨近顶点处局部骨膜下积血，符合头颅血肿（红箭头）。同时可见广泛头皮肿胀，越过中线，不受颅缝限制，符合先锋头特征（3个红箭）

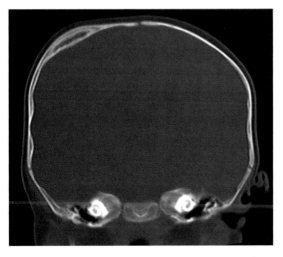

图5-22 钙化性头颅血肿。4个月幼儿头部局部触及肿胀，过一段时间变硬。冠状位CT骨窗示颅骨局部增厚，无骨膜反应覆盖，符合钙化性头颅血肿

第6章 外伤和出血

一、引言

儿童头部外伤是一种常见的损伤，2014年的数据显示美国每年头部外伤有170万例。头部外伤在早期、随诊及长期护理方面都花费巨大，并且会影响神经系统发育。引起头部外伤的原因和外伤的形式有很多，包括意外和运动损伤。还有一种形式的外伤叫作故意伤害，也叫作非意外创伤（NAT）或虐童。由于幼儿的颅骨尚未发育完全，未闭合的骨缝常被错误认为颅骨骨折，反之，颅骨骨折也可被误认为正常骨缝。放射科医生在诊断和描述头部外伤中扮演了重要的角色，并且研究显示随着未来影像技术的进步，他们将发挥更重要的作用。熟知儿童发育过程中的解剖结构以及儿科外伤中多种形式的颅内损伤，可帮助医生准确诊断损伤，有助于治疗和预后。

二、出血

（一）出血的CT表现

急性血肿的CT密度比脑组织高，通常高达60～80HU。血肿的密度与蛋白及血红素（含铁）的浓度有关。未凝固的血液没有如此高的密度，超急性期出血也可不表现为均匀的高密度，如病例所示的活动性出血所致的硬膜外血肿表现的"漩涡征"（图6-1）。血肿会随着时间的推移而变化出现体积缩小、蛋白及血红素被吸收，导致血肿的密度将会以每天1HU的速度降低。因此通常认为中等密度（约30HU）的血肿为慢性血肿，但是在患有严重贫血的患者中，其代表了急性血肿。

（二）出血的MRI分期

出血在MRI上的信号演变与血红素的化学成分及红细胞的完整性有关。血红蛋白以含氧血红蛋白到脱氧血红蛋白，再到高铁血红蛋白，最后到含铁血黄素的顺序演变，但是其无固定时间节点（表6-1）。另外，还有细胞溶解，一般发生在高铁血红蛋白阶段。上述成分的演变过程取决于多种因素，例如是否存在持续出血、温度、pH、氧分压及其他。因此，强烈建议不要试图用MRI对出血时间进行精确分期，在没有充分了解影响血液演变的所有因素时，建议应该谨慎地提出大致的时间窗。有记忆法能够帮助记忆不同时期的T1WI和T2WI的图像表现。但是，运用记忆法来记忆反映出对出血过程演变缺乏理解，如果使用记忆法，则不应尝试对血液成分进行时间判断。此处将着重介绍T1WI和T2WI，随后讲解SWI。

含氧血红蛋白出现在开始出血的前几个小时内。在这几个小时内含氧血红蛋白脱氧成为脱氧血红蛋白，脱氧血红蛋白在T1WI上表现为高信号。这种演变在氧分压值高的环境下需要更长的时间。1～5天后，脱氧血红蛋白代谢成为高铁血红蛋白，因为质子-电子之间的偶极子-偶极子相互作用（PEDDI），高铁血红蛋白在T1WI上表现为高信号，是由于PEDDI，但此时红细胞是完整的，质子弛豫增强（PRE）作用使高铁血红蛋白在T2WI上表现为低信号。当红细胞破裂，PRE不再成为影响T2WI信号的因素时，T2WI上也表现为高信号。PEDDI引起T1弛豫时间缩短与高铁血红蛋白本身有关，不受红细胞破裂的影响。最终，高铁血红蛋白转变为含铁血黄素，在T1WI、T2WI及SWI上均表现为低信号。不仅这种演变过程的准确时间变化很大，而且所有化学成分不是同时演变的，因此导致血肿的各

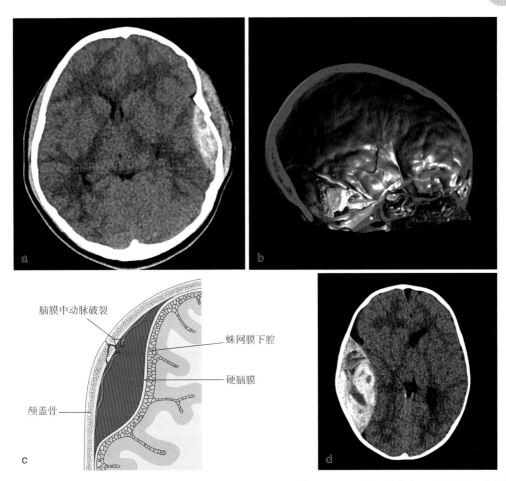

图6-1 硬膜外血肿。a.轴位CT显示左颞骨鳞部内缘可见双凸透镜形高密度影，局部颞骨轻度凹陷性骨折；b.颅骨3D重建显示颅骨内侧面，骨折跨越硬脑膜中动脉分支的血管压迹；c.示意图展示了硬膜外间隙中骨折造成的硬脑膜中动脉断裂；d.1岁女婴头外伤后，轴位CT图像显示体积较大、凸透镜形的硬膜外血肿内有不均匀的低密度影，提示存在活动性出血，其内低密度影代表未凝固的出血成分。图c引自解剖学图集，2012年出版，插图作者Markus Voll

表6-1 出血演变的MRI表现

	血液成分	T1WI	T2WI	大概时间点
超急性期	氧合血红蛋白	等信号	高信号（可能伴有低信号环）	4～6小时
急性	脱氧血红蛋白	等信号	低信号	6小时至3天
亚急性早期	细胞内高铁血红蛋白	高信号	低信号	3～7天
亚急性晚期	细胞外高铁血红蛋白	高信号	高信号	1～6周
慢性	血红素	低信号	低信号	数月之后

个区域演变进度也不同。

（三）硬膜下血肿

硬膜下血肿（SDH）是血液积聚在硬脑膜内外层之间，通常与桥静脉外伤性损伤有关。血液通常聚积在直接损伤处的下方，但是随着血液在硬膜下间隙的发展，SDH的血液会重新分布。SDH通常需描述其位置、厚度及引起的占位效应。这种血肿压力较低，由静脉血充填，具有新月形形态。由于SDH压力较低并且通常不会变大，所以临床上通常缺乏显著的占位效应或神经系统症状。但是，如果考虑有SDH扩大或出现明显的占位效应或神经功能障碍时，则需要进行神经外科引流。

大脑镰和小脑幕边缘由硬脑膜层覆盖，沿这些结构常看到硬膜下积血（图6-2）。硬膜下间隙位于这些结构表面，因此，跨过大脑镰或小脑幕没有沿着这些结构表面分布的血肿是位于硬膜外间隙的（图6-3）。覆盖枕极和小脑的硬膜下出血可以在新生儿中出现一段时间，这种现象与分娩有关（见第5章），但是这些患者通常不伴有脑实质异常，也不引起占位效应。

有一种情况经常发生在儿童却很少发生在成人，那就是硬膜下血肿合并硬脑膜的局部撕裂，使脑脊液（CSF）扩散到硬膜下间隙。这就是所谓的血肿水囊瘤，CT上可以表现为比通常的急性血肿低的密度，也可以表现为血液

分层。当CT图像上表现为中等密度时，不应该直接理解为亚急性或者慢性血肿，而且血液分层也不应该直接理解为慢性血肿内的急性出血。这些概念与通常成人神经系统的情况有很大差异，意识到此类情况具有重要的意义（图6-4）。老年患者在脑萎缩的基础上可能存在无症状慢性血肿。当有血液进入这个慢性血肿内时，就会出现血液分层现象，感觉像是慢性血肿内的急性出血，在成人中，这种认识通常是正确的。但在儿童，低密度区可能也同样假设是以前产生的无症状的慢性血肿。但是，儿童的颅内空间相对小，这种低密度区一定会产生症状，所以这种假设是不可能的。意识到这点是非常重要的，因为此发现有时被描述为混合期的硬膜下血肿，这种血肿可能与NAT所致的血肿有关。尽管发现这种情况可能与NAT

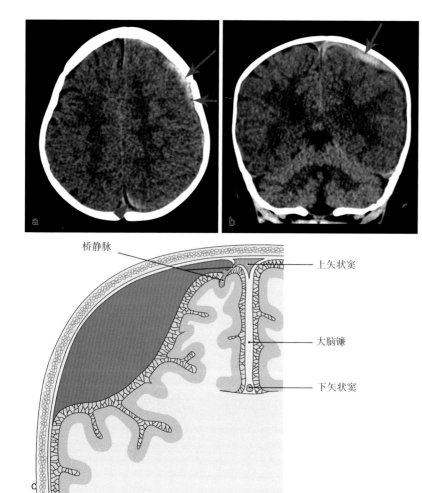

图6-2　硬膜下血肿。7个月大的女婴外伤后，a.轴位；b.冠状位CT图像显示硬膜下血肿覆盖在左侧额叶表面（箭），延伸至大脑镰表面（箭头）。局部脑沟消失但是没有引起中线偏移。c.示意图显示血肿与硬脑膜和蛛网膜的关系。注意"硬膜下"的"下"是相对于皮肤表面，而不是相对于大脑。图c引自解剖学图集，2012年出版，插图作者Markus Voll

有关，但前者通常是急性的。类似的，患儿也可能出现中等密度的血肿水囊瘤覆盖一侧大脑半球，血肿覆盖另一侧大脑半球；这些情况都可以是急性的，因此应该描述为硬膜下的混合密度而不是混合期。

在内源性凝血障碍或药物治疗中，患者凝血受损，急性血肿同样能表现为血液分层。在贫血患者中，如白血病患者，低密度的硬膜下血肿也可以是急性血肿，并可能威胁生命。存在血液分层可能是由于这些患者的凝血功能受损引起，可能有血小板减少症。因此，贫血或凝血功能障碍的患者，如白血病患者，积液不应简单认为是慢性，除非既往检查显示积液早就出现。

（四）硬膜外血肿

硬膜外血肿是发生在颅骨与硬脑膜外层之间的血肿，硬脑膜外层也是骨膜。因此，硬膜外血肿也被称为骨膜下血肿。硬膜外血肿通常是由骨折引起血管损伤造成的动脉出血导致的，表现为凸透镜形（图6-1）。因此如果骨折邻近部位出现轴外积血，应考虑为硬膜外来源。如果不能区分血肿是硬膜外的还是硬膜下的，"轴外"是一种统称分类方法。

最常见的引起硬膜外血肿的原因是顶骨及颞骨鳞部线性骨折引起的脑膜中动脉切断（图6-1 b）。因为血肿局限于骨膜下，所以不能跨越完整的颅缝。然而，骨折经常也会插入到颅缝处的硬脑膜，所以上述原则也不是一成不变的。上矢状窦及颅骨之间的轴外血肿，不沿大脑镰延伸，通常与静脉损伤有关。

因为硬膜外血肿通常由动脉损伤引起，比硬膜下血肿更有可能表现为局限性膨胀并继发脑实质的占位效应。因此，硬膜外血肿需要神经外科进行紧急评估。过去，强制神经外科对血肿进行急性评估，如果可能的话，还要对受损血管进行灼烧处理。现在，在患者精神状态正常并且没有神经系统的症状时，小的硬膜外血肿可以密切观察，并且在12～24小时内CT随诊复查，以观察血肿的体积有无增大。在没有神经系统症状的患者中，一些稳定的血肿只是单纯的临床观察随诊就可以了；然而，对这些血肿随诊观察的决定要基于神经外科医生的临床评估结果。

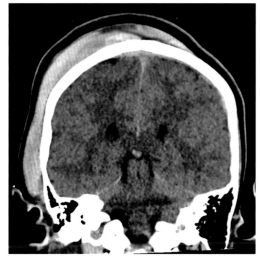

图6-3 硬膜外出血跨过大脑镰。14岁男孩头部外伤史，冠状位CT显示轴外血肿（箭头）。因其在上矢状窦（箭）和颅骨之间延伸，并且不沿大脑镰延伸，所以它代表硬膜外血肿。注意出血跨越矢状缝

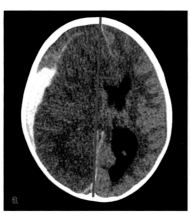
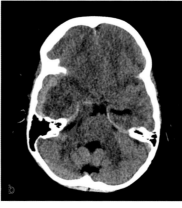

图6-4 硬膜下血肿分层。a.4岁儿童急性头外伤，轴位CT图像显示高密度血肿分层，包括非独立的等密度区。导致右向左约19mm的中线偏移。b.轴位CT图像显示较低层面颞叶钩回疝（红箭头）导致对脑干的占位效应。患者在损伤前表现正常，而且这种损伤表示混合密度的急性硬膜下血肿（不同于慢性血肿的急性出血）。另外，此病例还表现出右侧大脑半球灰白质差异减小，可能是因为占位效应及血管危象导致的

（五）蛛网膜下腔出血

蛛网膜下腔位于脑实质和覆盖的硬脑膜之间。在成人，引起蛛网膜下腔出血（SAH）最常见的原因是动脉瘤破裂，但儿童并不常见，儿童最常见的病因是外伤。外伤性的SAH通常合并其他类型的出血（图6-5）。SAH可导致脑实质含铁血黄素的慢性沉积，尤其是在脑干，可以在磁敏感加权（SWI）图像上显示，被称为表面铁沉积症（图5-12）。表面铁沉积症也可以是其他来源出血的后遗症，比如显著

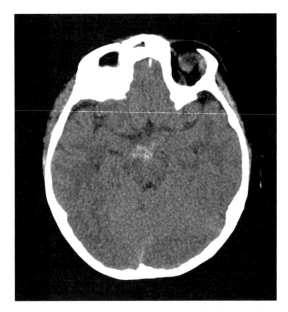

图6-5　蛛网膜下腔出血。6岁儿童交通事故，头颅轴位CT图像显示脚间池及鞍上池内可见高密度影，提示外伤后蛛网膜下腔出血

的生发基质出血（GMH）。含铁血黄素长期沉积在脑神经的脑池段可能会引起耳鸣等症状。

（六）脑实质出血

脑实质出血可由挫伤引起，可以发生直接受伤部位（合并或不合并骨折）或对冲部位，比如颅底（图6-6）。脑实质出血往往与后续发展的脑软化相关（图6-6c），神经功能受损情况与出血部位和脑实质受损范围相关。

（七）弥漫性轴索损伤/剪切伤

除了可引起肉眼可见的脑组织出血以外，目前认为脑外伤还可能引起点状出血（微小出血），与脑白质纤维剪切伤有关（图6-7）。这种剪切伤被认为与快速加-减速损伤中灰质和白质的不同角动量有关，特别是合并旋转时。局部可以发生微小损伤而没有肉眼可见的出血及水肿征象，尽管脑部CT上表现正常，也可能存在显著的神经功能受损。因此，不明原因的神经功能受损的脑外伤患者建议行MRI的SWI检查。SWI图像可以显示点状出血灶，通常发生在灰白质交界处及胼胝体（图6-7）。剪切伤中出现的异常也可表现在扩散加权成像（DWI）上。由剪切伤引起的多灶性受损也称为弥漫性轴索损伤。

三、颅内积气

颅腔内有气体，称为颅内积气，在检查时此现象对外伤的认定非常重要。通常在CT骨窗显示较明显（图6-8）。颅内积气提示存在骨

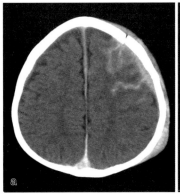
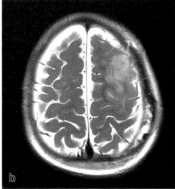
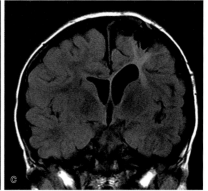

图6-6　脑实质挫伤。a.14个月幼儿头部外伤后，轴位CT图像显示左侧额骨骨折、蛛网膜下腔出血及硬膜下出血，邻近脑实质密度减低；b.轴位MR T2WI显示损伤部位脑实质呈高信号，符合挫伤特征；c.该患儿损伤6年后冠状位FLAIR图像显示局部脑实质体积缩小、软化灶内见高信号（胶质增生）、邻近左侧侧脑室牵拉性扩大

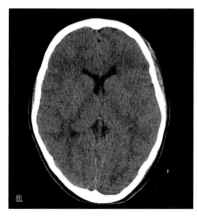
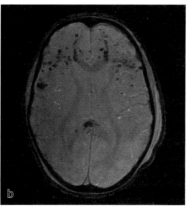

图6-7 弥漫性轴索损伤。a.8岁儿童头外伤后，轴位CT图像未见明确异常。患儿持续昏迷，MRI磁敏感加权成像。b.显示整个双额叶及胼胝体压部多灶性低信号，符合弥漫性轴索损伤（剪切伤）引起的点状出血表现

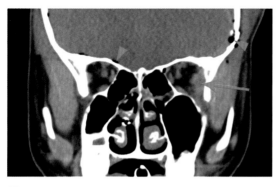

图6-8 冠状位CT图像可见肌椎外间隙外侧血肿（蓝箭），以及多发灶状颅内积气（蓝箭头）

折，特别是累及鼻窦（如筛板骨折）、乳突气房（如颞骨骨折），或与穿透伤有关的开放性骨折。因此，存在颅内积气说明具有较高的后期感染风险，可提示使用抗生素治疗。

四、占位效应

对邻近脑实质的占位效应可以引起一系列改变，如轻度的脑沟消失、同侧侧脑室受压中线无移位、中线移位不伴有脑疝以及更严重的形成脑疝。测量中线移位的程度是很重要的，通常是沿着上矢状窦从前到后画一条线，然后测量中线结构（比如透明隔或第三脑室）偏离这条线的距离（图6-4a）。中线移位1～2mm通常是不重要的，有时可能是伪影造成的，但对中线移位的变化需充分认识。还有一点须充分认识的是，双侧轴外积液可以不引起中线移位，因此要密切观察环池。当颞叶钩回被推向内侧、大脑脚池消失、钩回对大脑脚存在占位

效应时，称为钩回疝。然而，疝并非是全有或全无的现象，不伴有占位效应的大脑脚池的消失表示早期的钩回疝，而更严重的疝是对中脑形成占位效应并造成钩回向尾侧移位。因为动眼神经脑池段正常邻近钩回的内侧缘走行，作用于动眼神经的占位效应可引起动眼神经麻痹（眼睛瞳孔散大并向下外侧直视，或"下、外、扩大"），此为颞叶钩回疝的征象（图6-4b）。

继脑沟和脑室消失及颞叶钩回疝后，会出现环池消失，最终桥前池及枕大池消失。由于占位效应引起的小脑扁桃体通过枕骨大孔向尾侧移位，称为小脑扁桃体下疝。小脑扁桃体下疝可以被认为是"获得性Chiari畸形Ⅰ型"，但是这明显低估了其潜在危害。

五、运动损伤

这里讨论的创伤与单一受伤事件有关，如橄榄球运动、从自行车摔下或健身房中进行的高强度剧烈的运动，可以引起相同类型的损伤，尤其是在没有做头部防护的情况下。然而，人们越来越认识到重复性亚临床创伤的影响，即轻度创伤性脑损伤（mTBI），尤其是在橄榄球、曲棍球、拳击等运动中所受的损伤。mTBI在CT或常规MR检查中没有明显异常，但是轻度的含铁血黄素沉积在SWI上可以表现出来。弥散张量成像（DTI）研究已经发现轻微的微观脑结构改变，表现为深部脑白质部分各向异性减低。尽管这些发现在基于人群的研究中很重要，但仍不能可靠地应用于个体患者，因此研究中的其他结果尚无明确的临床

应用。

六、骨折

头外伤可能会引起颅骨骨折，正如之前所述，骨折可造成动脉损伤并引起硬膜外血肿。高强度的撞击才会引起成人颅骨骨折，但是幼儿的颅骨很薄，更容易发生骨折，尤其是颅骨在1岁内没有板障间隙，这就增加了它发生骨折的风险。成熟颅骨中板障间隙内可见小梁矩阵，具有支撑颅骨内外板的作用，类似于建

筑中使用的工字梁内的垂直支柱或瓦楞纸板中的中央支撑（图6-9）。幼儿的单层皮质出现青枝样的塌陷，通常称为"乒乓球"样骨折（图6-10）。

CT是诊断颅骨骨折的主要手段。头颅X线平片会漏诊超过25%的颅骨骨折，但是漏诊的骨折通常很小且无移位，所以头颅X线平片常常用在没有神经功能损伤的儿童中。在轴位CT图像中可能会漏诊轴向的骨折，矢状位和冠状位重建可以提高检测这些骨折的能力。骨

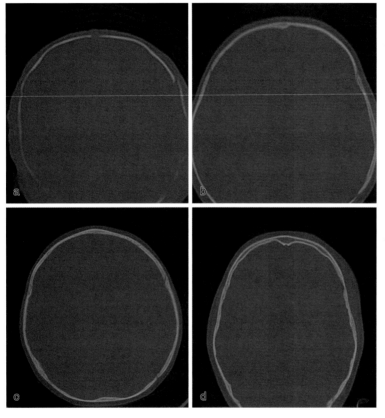

图6-9　板障间隙对比。轴位骨窗CT图像显示4名不同患者的额骨，**a.**1天；**b.**9个月；**c.**18个月；**d.**8岁。1天时（**a**）额缝明显，颅骨内外板之间只能看到骨皮质。9个月（**b**）时，在已闭合的额缝的位置，板障间隙内出现局灶性骨髓，颅骨仍没有板障间隙。18个月（**c**）时，在分开的内外板皮质层中间出现了薄薄的板障间隙。8岁（**d**）时，成熟的板障间隙形成，内外板完全分离

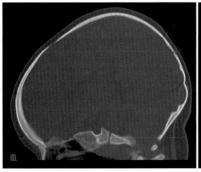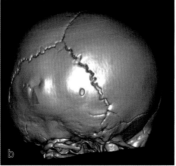

图6-10　**a.**9个月大小的女婴摔伤，矢状位骨窗CT显示颅骨局部凹陷，在3D成像；**b.**中进一步证实，并显示"乒乓球"样骨折

算法扫描比软组织算法扫描骨窗观察更有利于诊断骨折。颅外软组织肿胀可以提示骨折部位，密切注意颅外血肿邻近区域的颅骨，可以提高CT的诊断能力，但这可能并不是唯一需要仔细寻找骨折的部位。颅骨3D重建对发现骨折非常有帮助，可提高敏感性及特异性。幼儿行3D重建检查有助于防止将颅缝错认为骨折，相反，也有助于防止将骨折错认为颅缝。3D重建特别有助于识别可能没有皮质断裂的"乒乓球"样骨折处的不规则轮廓。

七、非意外创伤

发生非意外创伤时，医生希望成像有极高的敏感性和特异性以避免漏诊，同时避免在排除无虐待NAT时犹豫不决的情况。非意外创伤通常见于2岁以下的儿童，但是也可以见于任何年龄段（包括成年及老年）。当考虑此诊断时，与监护人沟通是最重要的确诊途径。

即使在没有外伤史的情况下，警惕NAT的可能性也是很重要的。受虐待的儿童引起临床关注的原因可能是非创伤性的，如癫痫发作或嗜睡。因此，即使没有外伤的迹象，特别是在2岁以下的儿童身上，寻找可能的骨折也是很重要的。

不明原因的头颅骨折或颅内出血必须注意到NAT的可能性，并且需进一步寻找其他异常，如其他骨骼损伤、皮肤损伤或营养不良的迹象。不同时期的硬膜下血肿最有可能是NAT，意识到混合密度的血肿并不总是不同时期的出血是非常关键的，还可能与急性血肿水囊瘤有关，同时期的桥静脉的断裂导致其血肿成分，蛛网膜的撕裂导致其水囊瘤的成分。在NAT中皮质静脉血栓比其他形式的创伤中更常见（图6-11）。最终，需要一个多学科的方法来评估患者、创伤和家庭环境的所有信息，以帮助分辨NAT在特殊情况下的表现。然而，有时虽然尽了最大的努力，也无法查明孩子受伤的原因或他们周围的环境。

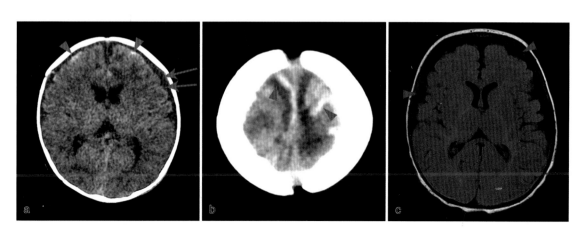

图6-11　非意外创伤和皮质静脉血栓形成。**a.**1个月患儿，轴位CT图像显示局灶性轴外出血（箭头）和轴外间隙增宽，其内密度高于脑室内脑脊液（箭）；**b.**轴位CT图像显示颅顶附近高密度线（红箭头），可能表示皮质静脉血栓形成；**c.**轴位液体衰减反转恢复图像显示双侧硬脑膜下积液（红箭头），液体不能被完全抑制（与脑室系统相比），表示有蛋白质的成分，可能是脑脊液沿撕裂的硬脑膜进入血肿形成了血肿水囊瘤

（王苑丁　张恩龙　赵殿江）

第7章　神经皮肤综合征

一、引言

中枢神经系统和皮肤以及身体其他部位可发生多种不同的综合征及与综合征相关的疾病，这些疾病被称为神经皮肤综合征，或斑痣性错构瘤病。有些综合征在儿童神经影像学中经常遇到（表7-1），而其他的比较少见（表7-2）。部分斑痣性错构瘤病的遗传学特征已经被充分的描述和理解，而其他的疾病尚无特定的遗传学基础，还未被描述[例如，颅后窝畸形-血管瘤-动脉异常-心脏缺损-眼部异常-胸骨裂和脐上裂（PHACES）综合征]。尽管如此，熟悉斑痣性错构瘤病，尤其是这组系统性疾病中常见的几种，有助于提高对它们的认识以便进行合适的治疗。准确的认识斑痣性错构瘤病可以避免误诊，并且有助于决定何时采取家庭遗传评估，因为家庭遗传咨询有利于诊断。虽然许多神经皮肤综合征的遗传原因已被确定，但这些疾病的家族史往往是阴性的，这些综合征也可能是新的偶发突变的结果。

二、结节性硬化症

结节性硬化症（TSC）又称Bourneville病，是一种神经皮肤综合征，在脑、眼睛、皮肤、心、肺和肾中有特征性表现。最常见的症状为癫痫，有80%的TSC患者有癫痫症状。主要由两种基因（TSC-1和TSC-2）缺陷引起，这组基因分别编码马铃薯球蛋白和错构瘤蛋白，两者形成TSC二聚体，抑制哺乳动物雷帕霉素靶蛋白（mTOR）信号通路。TSC-1或TSC-2缺陷会导致二聚体功能紊乱，并且使mTOR活性调节不受控制（或低水平控制）。神经系统特征表现是与神经外科医生Desire-Magloire Bourn-ville同名的皮质结节，在他之后，这种疾病就以此命名，认为该病类似于土豆。由于结节比较坚硬，所以命名"结节性硬化"（字面意思，"硬的土豆"）。TSC中的结节是皮质增厚及脑回粗大的区域，引起皮质下T2/FLAIR上信号异常（图7-1）。病灶的异常信号呈锥形向侧脑室边缘延伸，侧脑室边缘为胚胎时期生发基质的位置。TSC中的皮质异常曾经在放射学文献中被称为"结节"，这些皮质下的异常向生发基质的位置延伸，被描述为放射状移行线。事实上，结节和放射状移行线并不独立存在，其组织学类型是皮质发育不良[特别是局灶性皮质发育不良（FCD）Ⅱb型]（图7-1）。发育不良的部位有时出现钙化，偶尔也会出现囊性改变。值得注意的是，在新生儿中，发育不良在T1WI上显示最佳（图7-2），由于周围无髓鞘大脑含水量高，T2WI和FLAIR成像通常很难识别发育不良。患者年龄在3～24个月时，由于持续的髓鞘化，发育不良部位在T1WI或T2WI/FLAIR中都难以看到。

TSC的另一个特征是沿侧脑室边缘的室管膜下错构瘤样结节（图7-1）。这些结节经常发生钙化，在CT中显示最佳，然而，磁共振成像（MRI）[特别是敏感性加权成像（SWI）]通常也可以提示钙化。因为没有完整的血脑屏障，所以在注射钆对比剂后，室管膜下结节通常会强化。大结节（>10mm）或不断增大的结节为低度恶性的肿瘤，称为室管膜下巨细胞星形细胞瘤（SEGAs），但即使是小结节也可能属于这种病理谱系。SEGAs最常见的位置是孟氏孔水平的侧脑室侧缘（图7-1）。需要特别注意的是，室管膜下结节和SEGAs不是"结节"。

第7章　神经皮肤综合征

表7-1　常见的斑痣性错构瘤病总结

	其他名称	皮肤表现	中枢神经系统肿瘤	视觉表现	遗传	染色体	内脏/其他
结节性硬化症	Bourneville病	灰叶斑、面部血管纤维瘤（皮脂腺瘤）、鲨鱼皮斑	SEGA	视网膜错构瘤	常染色体显性	TSC-1基因：9号TSC-2基因：16号	心脏横纹肌瘤、淋巴管平滑肌瘤样肺病、肾血管平滑肌脂肪瘤
神经纤维瘤病1型	von Reckling-hausen病	牛奶咖啡斑、皮下神经纤维瘤	视觉通路胶质瘤、毛细胞型星形细胞瘤、神经纤维瘤	视觉通路胶质瘤、虹膜色素缺陷瘤	常染色体显性	17号	烟雾病、脊柱侧弯、丛状神经纤维瘤、单侧胸段脊膜膨出
神经纤维瘤病2型	MISME综合征		神经鞘瘤（特别是前庭）、脑膜瘤、室管膜瘤	少年囊膜下白内障	常染色体显性	22号	
Sturge-Weber综合征	脑三叉神经血管瘤病	葡萄酒色痣		脉络膜血管瘤，太田痣	散发	3号	
von Hippel-Lindau病	视网膜小脑血管瘤病		血管网状细胞瘤（小脑、脊髓）、内淋巴囊肿瘤	视网膜血管网状细胞瘤	常染色体显性	3号	肾细胞癌、胰腺神经内分泌肿瘤、嗜铬细胞瘤、附睾囊肿

MISME.多发遗传性神经鞘瘤、脑膜瘤和室管膜瘤；SEGA.管膜下巨细胞星形细胞瘤

表7-2　少见的神经皮肤综合征的主要特征

综合征	特征
Cowden	Lhermitte-Duclos病、甲状腺和乳腺癌
颅后窝畸形-血管瘤-动脉异常-心脏缺损-眼部异常-胸骨裂和脐上裂综合征（PHACES）	血管瘤、颅后窝异常
遗传性出血性毛细血管扩张症	动静脉畸形，并可能因肺分流出现脑脓肿
神经皮肤黑变病	软脑膜黑色素沉积（短T1）
McCune-Albright综合征	牛奶咖啡斑、性早熟、多骨纤维发育不良

虽然SEGAs传统上采用手术切除治疗方法，但现在用mTOR抑制剂（如雷帕霉素或依维莫司）治疗时SEGAs可消失。这些抑制剂可减小SEGA的体积、降低占位效应，这有利于患者择期手术切除或允许在非手术的情况下随访观察。

与大脑相比，TSC很少发生在小脑，但确实也存在。同时也应注意眼球病变，尤其是在CT和SWI中，可以显示视网膜错构瘤（图7-3）。尽管SWI是一个重要的检查技术，但散瞳眼底检查更敏感，并且多数视网膜错构瘤在

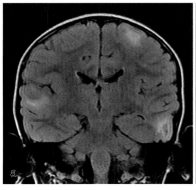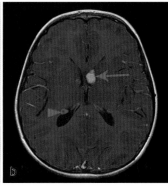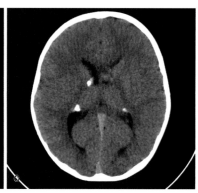

图7-1　结节性硬化症（TSC）。a.5岁男孩患TSC，头部冠状位FLAIR图像显示左侧额上回、左侧颞下回和右侧颞上、中回皮质下高信号，代表发育不良"结节"。b.轴位T1WI增强图像显示，双侧侧脑室体部边缘可见多发增强的室管膜下结节（箭头）。较大病灶位于左侧侧脑室体部前部、孟氏孔前方，代表SEGA（红箭）。c.轴位CT图像显示三个室管膜下结节钙化，但在较大的SEGA内未见明显钙化（尽管SEGA可发生钙化）

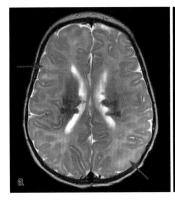
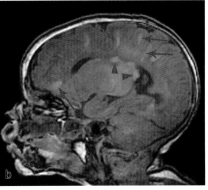

图7-2   新生儿结节性硬化症（TSC）。a.3个月大婴儿患TSC，轴位T2WI显示双侧侧脑室轮廓不规则，可见T2低信号的室管膜下结节（箭头）。仔细观察发现左顶叶和右额叶发育不良（红箭），由于未髓鞘化的脑实质背景，显示较困难。b.矢状位T1WI显示多发线状短T1信号延伸至皮质（红箭），在未髓鞘化的背景下，T1WI显示发育不良的效果更佳。T1WI也可见室管膜下结节（箭头）

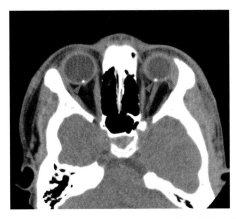

图7-3   星形细胞错构瘤。16岁患者患有结节性硬化症（TSC），轴位CT扫描图像显示沿着双侧眼球的视网膜（箭头）的局灶性钙化。眼球最后部病变可能被误认为玻璃疣，但左眼更靠外的病灶与视神经乳头部并不相关，因此不是玻璃疣。这名16岁患者的发病年龄比一般视网膜母细胞瘤预期的年龄要大，但眼科医师进行散瞳检查来进一步评估此发现是很有必要的，即使是已知患TSC时

影像检查时不可见。

TSC无相关的脊髓表现，但是如果已进行脊髓成像，则有必要注意图像中肾脏部分，判断有无血管平滑肌脂肪瘤。TSC特征性的皮肤病变包括面部血管纤维瘤（皮脂腺瘤）、灰叶斑、鲨鱼皮斑。患有TSC的青少年和年轻成年女性患类似于淋巴管平滑肌瘤病，合并薄壁囊性改变的间质性肺疾病的风险增加。TSC患儿也可能患有心脏横纹肌瘤，甚至在子宫内也可发现横纹肌瘤，但这些病变常可自行消退。

三、Sturge-Weber综合征

Sturge-Weber综合征（SWS）是一种神经皮肤综合征，又称脑三叉神经血管瘤病，多为散发，皮肤特征性表现是与三叉神经分支对应的皮肤的单侧葡萄酒色痣（鲜红斑痣）。覆盖部分大脑半球（存在于葡萄酒色痣的同侧身体）的皮质静脉发育不良或缺失是造成这种血管发育异常的原因。缺乏皮质静脉会影响该区域皮质静脉的引流，引起软脑膜血管瘤样突起（图7-4），表现为软脑膜强化；另外，可能导致髓质静脉引流至深静脉系统（图7-4）。经常会出现同侧侧脑室脉络丛的增大（图7-4）。由于皮质引流受损引起静脉淤滞，常导致受影响皮质区的慢性静脉阻塞，导致细胞死亡、体积减小和钙化。皮质钙化有时表现为轨道征。

仔细观察SWS患者的增强扫描图像可发现眼睛脉络膜血管瘤的视网膜强化。这使SWS患者青光眼患病风险增加（图7-5）。与大多数较常见的神经皮肤综合征不同，SWS不具有特征性的肿瘤相关性。

四、神经纤维瘤病1型

神经纤维瘤病1型（NF1）是最常见的神经皮肤综合征，发病率约为1/4000，并且与17号染色体上的基因异常有关。如果有家族史或者有皮肤表现，特别是牛奶咖啡斑和（或）腋窝雀斑，通常要考虑NF1。MRI是评估NF1患者脑部表现的最佳检查技术，通常会在苍白球、小脑齿状核、深部脑白质、丘脑和脑干中发现斑片状T2/FLAIR高信号（图7-6）。这些病变以前被称为错构瘤，但最近认为是髓鞘空泡化的表现。NF1中的脑干病变可以是膨胀性的，如果发

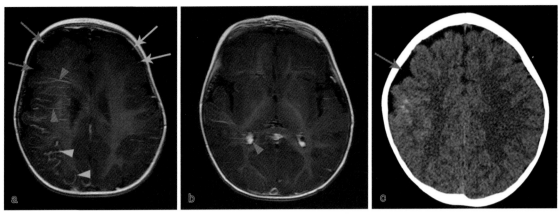

图7-4　Sturge-Weber综合征（SWS）。a.9个月大的SWS患儿，轴位T1增强扫描显示右额叶脑实质减少，右额叶缺乏皮质静脉覆盖（红箭，与左侧绿箭相比）。穿通侧支血管为右侧额叶皮质至深静脉系统提供静脉引流（红箭头）。软脑膜侧支血管（绿箭头）为右侧顶叶和枕叶提供静脉引流。b.较低层面的轴位T1增强扫描图像显示同侧脉络丛增大（红箭头）。c.3岁患儿CT图像显示实质体积缩小（红箭）和皮质钙化（红箭头）；需要注意的是，有时作为SWS特征表现的高密度钙化常在疾病进程晚期才会出现

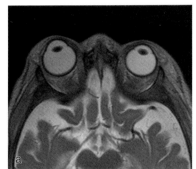
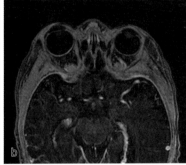

图7-5　Sturge-Weber综合征（SWS）青光眼。a.5个月大男孩患SWS，轴位T2WI显示右眼前房加深，符合青光眼的临床表现。b.轴位T1增强图像显示右眼视网膜的不对称强化，与视网膜血管瘤有关。同时出现右后颞叶及枕叶局部软脑膜强化

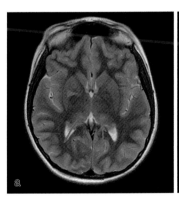
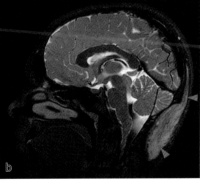

图7-6　髓鞘空泡化。a.14岁女孩患神经纤维瘤病1型（NF1），轴位T2WI显示右侧苍白球（箭头）和双侧丘脑（箭）高信号。b.矢状位T2WI-脂肪抑制（FS）图像显示颅外枕部的软组织肿块（红色箭头），符合扁平丛状神经纤维瘤表现

现病灶是膨胀性的，需要密切随访以排除未强化的胶质瘤。实质肿瘤在NF1中并不罕见，通常是低级别的，例如毛细胞型星形细胞瘤。

视神经通路的肿瘤也是NF1的特征之一，并且与该疾病中的实质肿瘤一样通常也是毛细胞型星形细胞瘤。NF1患者的所有检查都需要

密切注意视神经、视交叉和视束，因为胶质瘤可以从微小的不强化梭形膨大（图7-7a），继续进展到局灶性、外生性强化病变。

NF1可以伴发血管发育异常，在中枢神经系统中，这些异常包括烟雾病（图7-7b）。常规MRI上的烟雾病征象可能很细微，包括大

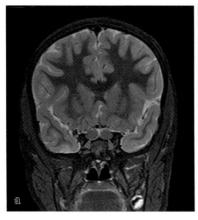
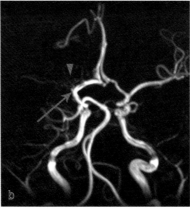

图7-7 视神经胶质瘤/烟雾病。**a.**5岁女孩患神经纤维瘤病1型（NF1），冠状位反转恢复序列（STIR）图像显示双侧视神经管内段增粗（箭头）。**b.**磁共振血管成像最大密度投影（MIP）图像示右侧大脑中动脉自颈内动脉末端开始即未显影（箭），明显迂曲的豆纹动脉烟雾状的侧支循环形成（箭头）

脑中动脉（MCA）不对称流空以及软脑膜可疑强化；任何可疑特征都需要进行磁共振血管造影随访，可能需要脑血管造影确诊。值得注意的是家族性烟雾病综合征的相关基因，也像NF1基因一样位于17号染色体。

NF1可能与蝶骨发育不良有关，导致颅中窝前缘不对称（图7-8）。神经鞘瘤也是NF1的特征之一，可于头皮、眼眶或沿脑神经发生（图7-9），但最常见于脊柱，将在第27章中进一步讨论。NF1中的脑神经受累通常发生在神经的椎间孔外的部分，而不同于NF2中的脑池段受累。

NF1可与"牛眼"相关。被称为Lisch结节的虹膜错构瘤在NF1中也很常见，但是影像学难以显示。

五、神经纤维瘤病2型

神经纤维瘤病2型（NF2）是一种肿瘤易感性神经皮肤综合征，起源于22号染色体，可伴发多发性遗传性脑膜瘤、神经鞘瘤和室管膜瘤（术语"MISME综合征"的起源）。NF2患者通常在青年之前不会发病，尽管有时也可在儿童或青少年时发病。NF2患者的神经鞘瘤可发生在任何脑神经中，但最常见的是双侧前庭神经鞘瘤（图7-10a）。视神经［脑神经Ⅱ（CN Ⅱ）］是中枢神经系统的一部分，没有施万细胞。嗅神经（CN Ⅰ）也是中枢神经系统的分束，但施万细胞存在于该神经延伸至筛板的远端分支中，因此CN Ⅰ神经鞘瘤也可能发生（通常在或低于筛板水平）。儿童存在单侧前庭

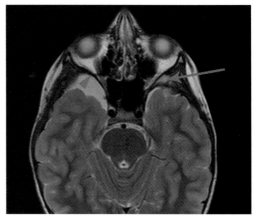

图7-8 蝶骨发育不良。9岁男孩，轴位T2WI显示右侧颅中窝前方的脑脊液（CSF）间隙增大，并伴有蝶骨发育不良（箭头），而左侧蝶骨大翼正常（箭）

神经瘤、任何形式的脑膜瘤或多中心室管膜瘤（或其组合）提示应该立即评估是否患有NF2（图7-10b）。

六、von Hippel-Lindau综合征

von Hippel-Lindau（vHL）综合征是一种肿瘤相关的疾病，其中中枢神经系统最常见的是小脑和脊髓多发的血管网状细胞瘤（图7-11）。vHL综合征的发病率约为1/40 000。相对于儿童期或青少年，更常见于青年。综合征中的小脑血管网状细胞瘤的表现与毛细胞型星形细胞瘤有重叠。vHL综合征患者的视网膜也可发生血管网状细胞瘤，患者也有患乳头状内淋巴囊腺瘤（"内淋巴囊肿瘤"）的风险。

vHL综合征的脏器表现包括肾细胞癌（可

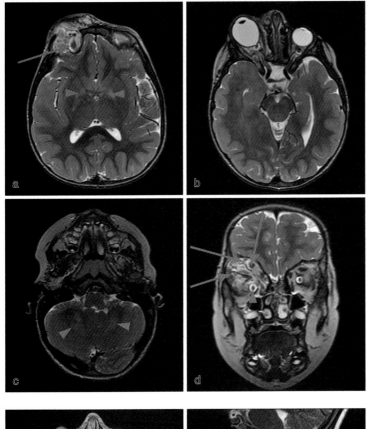

图7-9 眼眶神经纤维瘤-牛眼。a.5岁女孩患有神经纤维瘤病1型（NF1），轴位T2WI显示两侧苍白球（箭头）髓鞘空泡化，右眼眶丛状神经纤维瘤部分显示（箭）。b.眼眶层面的轴位T2WI显示右侧眼球伸长（轴向长度增加），表示牛眼。c.小脑层面的轴位T2WI显示小脑深部白质和齿状核区域的髓鞘空泡化区域。d.眼眶后部层面的冠状T2WI显示在右眼肌锥内和肌锥外上部的多发丛状神经纤维瘤（箭），右侧视神经相对正常（箭头），这些表现表明该病例不是视神经胶质瘤

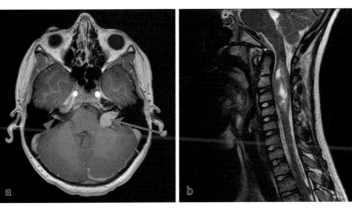

图7-10 神经纤维瘤病2型（NF2）前庭神经鞘瘤/脊髓室管膜瘤。a.11岁男孩，内听道（IACs）轴位T1增强图像显示左侧IAC占位伴扩大（箭），病变沿内听道延伸，桥小脑角池消失。右侧IAC中可见较小的强化病灶（箭头），表示NF2双侧前庭神经鞘瘤。b.颈椎矢状位T2WI显示C1～4节段膨胀性的髓内病变，在NF2患者中可能是室管膜瘤

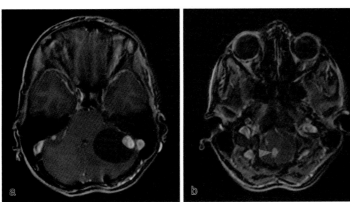

图7-11 血管网状细胞瘤。a.15岁女孩，轴位T1增强扫描图像显示左侧小脑半球伴明显强化壁结节的囊性病变。b.枕骨大孔层面的轴位T1增强图像显示延髓闩内的强化病灶（红箭头），表示von Hippel-Lindau综合征中的多发血管网状细胞瘤

能是多中心的）、胰腺神经内分泌肿瘤、嗜铬细胞瘤和附睾囊肿（男性）和阔韧带囊肿（女性）。

七、其他神经皮肤综合征

1.颅后窝畸形、血管瘤、动脉异常、心脏缺损、眼部异常和胸骨或腹部缺陷综合征 颅后窝畸形、血管瘤、动脉异常、心脏缺损、眼部异常、胸骨或腹部缺损（PHACES）综合征是最近才被认识的与神经皮肤综合征谱系相关的异常。该综合征的名称描述的表现就是神经放射医生可能遇到的该病患者中的特征性表现。因此，任何头颈部血管瘤的影像学检查都应密切观察是否有颅后窝畸形，以提高发现PHACES的可能性。同样颅后窝出现异常（如Dandy-Walker畸形）应该立即寻找软组织血管瘤的征象。

2.神经皮肤黑变病 神经皮肤黑变病的诊断通常基于皮肤病学的标准。当患有此病的患者进行CNS影像检查时，应重点关注是否存在软脑膜黑色素沉积，以及其严重程度和分布。短T1信号区代表黑色素沉积。黑色素也可能存在于杏仁核和（或）海马，这部分患者可能与癫痫发作有关。

3.伊藤（Ito）色素减少症 伊藤色素减少症是伴皮肤色素减退病变的神经皮肤综合征。在各种伴发表现中，部分患者存在单侧巨脑畸形。如果伊藤色素减少症患者有癫痫发作，则需要进行高分辨成像以确定有无单侧半球的巨脑畸形，巨脑畸形也可能只涉及大脑半球的一部分，可能会在没有足够注意的情况下漏诊。

4.McCune-Albright综合征 McCune-Albright综合征是一种神经皮肤疾病，以单侧边界不规则的牛奶咖啡斑为标志，其被描述为与"缅因州海岸"相似（其与NF1的牛奶咖啡斑不同，后者边缘光滑，有时被形容为"加州海岸"）。McCune-Albright综合征患者会出现内分泌异常，如性早熟。该综合征的另一个特征是多骨纤维性结构不良（图7-12）。

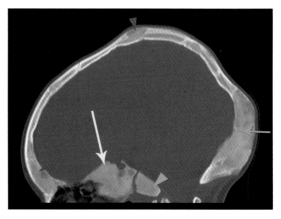

图7-12 McCune-Albright综合征的多骨纤维性结构不良。矢状位骨窗CT图像显示多发骨质膨胀性病变，内部基质呈"磨玻璃"样，没有侵袭性骨膜反应。累及区域包括额骨（红箭）、顶骨（红箭头）、枕骨（绿箭）、斜坡（绿箭头）和蝶骨（白箭）。这些病变代表了多骨纤维性结构不良，可见于McCune-Albright综合征。病变单发时，颅骨的骨纤维性结构不良最常见于蝶骨

5.遗传性出血性毛细血管扩张症 遗传性出血性毛细血管扩张症（HHT）也称为Osler-Weber-Rendu综合征，是一种伴有相关血管发育异常的神经皮肤疾病。中枢神经系统可直接受累，伴有软脑膜动静脉畸形，可表现为轻度软脑膜强化。由于肺动静脉畸形和由此引起的右向左分流，HHT患者可能出现矛盾性栓塞，引起卒中和脑脓肿。

6. Cowden综合征 Cowden综合征是一种与磷酸酶和张力蛋白同源物（PTEN）基因突变相关的错构瘤过度增生综合征，可能患有小脑发育不良性神经节细胞瘤（Lhermitte-Duclos病）。其他表现包括患乳腺癌和甲状腺癌以及睾丸脂肪瘤的风险增加。Cowden综合征也可称为PTEN错构瘤肿瘤综合征（PHTS）。

八、最后评论

还有许多其他神经皮肤综合征，但超出了本章或本书的描述范围。

（王苑丁 张恩龙 赵殿江）

第8章 肿　瘤

一、引言

中枢神经系统（CNS）肿瘤是儿童最常见的实体肿瘤，并且有多种组织学类型。与成人CNS肿瘤相比，小儿CNS肿瘤最常见的部位是颅后窝。成人原发性CNS肿瘤最常见于幕上，而儿童CNS肿瘤可能会侵及整个大脑和脊椎。许多儿童原发性CNS肿瘤最常见的传播途径是通过软脑膜种植传播，因此，一旦临床出现可疑肿瘤征象，就必须对整个神经轴（脑和全脊柱）行对比增强磁共振成像（MRI）来寻找病灶。脊柱成像必须延伸到骶骨，包括硬脊膜囊的末端。尽管一些如毛细胞型星形细胞瘤的肿瘤一般不转移到软脑膜，但这些肿瘤的确切组织学特征取决于它们的手术活检和手术切除后结果，因此笔者认为所有的肿瘤都应该有适当的术前检查。

二、颅后窝常见肿瘤

（一）毛细胞型星形细胞瘤

儿童最常见的脑肿瘤是毛细胞型星形细胞瘤，通常称为青少年毛细胞型星形细胞瘤（JPA）。青少年毛细胞型星形细胞瘤属于世界卫生组织（WHO）的I级肿瘤，通常采用外科手术治疗，如果行手术全切，一般不需要辅助治疗，除非影像学随访有可疑变化。颅后窝JPA典型影像表现是囊性病变伴强化结节（图8-1）。但出现强化并不能否定它是一种低级别肿瘤。JPA的表观扩散系数（ADC）值往往较高，在$1500 \times 10^{-6} \text{mm}^2/\text{s}$的范围内。虽然JPA是轴内肿瘤，但它们可能具有外生性成分。JPA囊腔伴发结节的表现在小脑部位非常常见，但在其他部位发现的毛细胞型星形细胞瘤的特征却较少。脑干毛细胞型星形细胞瘤可以表现为实性强化灶；脑干或深部灰质病灶，周围无水肿，ADC值不低，这种表现几乎总是毛细胞型星形细胞瘤（图8-2）。最常见于神经纤维瘤病1型中的视路胶质瘤在组织学上是毛细胞型星形细胞瘤，表现为视神经眶内段的梭形增粗或视交叉局灶外生性病变。儿童髓内最常见的肿瘤是毛细胞型星形细胞瘤（将在第27章进一步讨论）。毛细胞型星形细胞瘤的转移

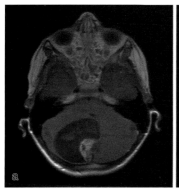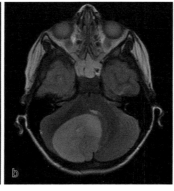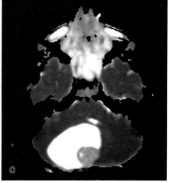

图8-1　青少年毛细胞型星形细胞瘤。**a.**颅后窝增强扫描轴位**T1WI**图像显示右侧小脑半球内侧有囊性病变，导致第四脑室变窄。有强化的壁结节，以及内部薄间分隔强化。**b.**轴位**T2WI**图像显示结节相对高信号表现，对应于高的内部含水量。**c.**轴位ADC图显示高信号（ADC值为$1750 \times 10^{-6} \text{mm}^2/\text{s}$），表明在此毛细胞星形细胞瘤（WHO I级）中扩散容易

扩散和恶变的潜力非常低（虽然不是零）。它们很少发生钙化，并且除非病灶发生在脊髓，否则也很少表现病灶内出血。

（二）室管膜瘤

室管膜瘤是由脑室管膜内层产生的肿瘤，儿童最常见于颅后窝（图8-3）。室管膜瘤通常是低级别（WHO Ⅱ级）肿瘤，ADC值介于JPA和髓母细胞瘤之间。室管膜瘤WHO Ⅲ级变异型，称为间变性室管膜瘤，是一种更具侵袭性的室管膜瘤。颅后窝的室管膜瘤常常是轴外的，并且可以填充第四脑室并通过一侧（或两侧）外侧孔延伸。一旦穿过侧孔，室管膜瘤可以潜入延髓外侧池，向上可延伸到桥小脑角池，向下可以穿过枕骨大孔。室管膜瘤通过缝隙蔓延的趋势被描述为"牙膏样"蔓延，并可压迫包裹脑神经。初次手术肿瘤切除范围越彻底，术后存活效果越好，这意味着仔细确定肿瘤范围（特别是如果病灶已经通过基底池播散）有助于指导神经外科医生手术。在切除室管膜瘤后常辅助使用放疗。化疗尚未被证实对室管膜瘤有效。

因为室管膜瘤有时仅表现出最小的增强，所以对所有肿瘤的所有成像序列的评估是很重要的，而不仅仅是增强T1WI图像。幕上室管膜瘤往往是轴内病变（图8-4）。

（三）髓母细胞瘤

髓母细胞瘤（MB）是颅后窝的高级别肿瘤，最近被归类为原始神经外胚层瘤（PNET）

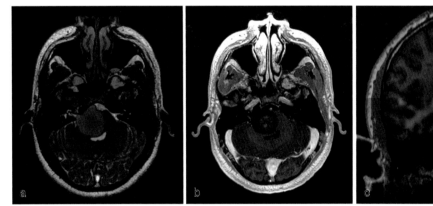
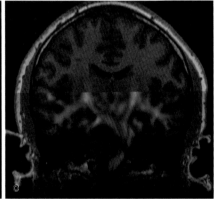

图8-2　脑干青少年毛细胞型星形细胞瘤。a.轴位稳态采集快速成像（FIESTA）显示脑桥右侧边界清楚的轴内肿块。肿块向外生长并延伸进右侧内听道。b.轴位T1WI增强图像显示内部不均匀强化。c.冠状位T1WI图像叠加了具有定向编码的各向异性分数图，显示肿块占位效应使皮质脊髓束纤维移位，而不是浸润（浸润见于脑桥弥漫性胶质瘤）。这个病灶是毛细胞型星形细胞瘤

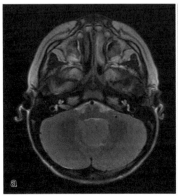
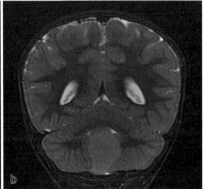
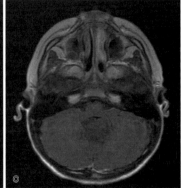

图8-3　室管膜瘤。a.轴位T2WI图像显示第四脑室内中等信号肿块。b.冠状位STIR图像显示肿块向尾侧延伸，通过Magendie孔；c.轴位T1WI增强图像显示病变未见明显强化，这个病灶是室管膜瘤

的一个亚类，因此它有时被称为PNET-MB。髓母细胞瘤发生在第四脑室时，有发生梗阻性脑积水的风险，且易发生脑脊液播散。这些肿瘤的脊髓转移也是可能的，作为小儿的CNS肿瘤，增强磁共振成像检查应该包括大脑和整个脊柱（图8-5）。虽然髓母细胞瘤最常发生在

第四脑室内，但小脑半球也是可能发生的，被称为促结缔组织增生性结节性髓母细胞瘤，并且是在较年长的青少年和年轻成人中最为常见。最近，已经根据WNT和Hedgehog基因的遗传图谱对髓母细胞瘤进行了分类。

以前，钙化被认为是区分室管膜瘤和髓母

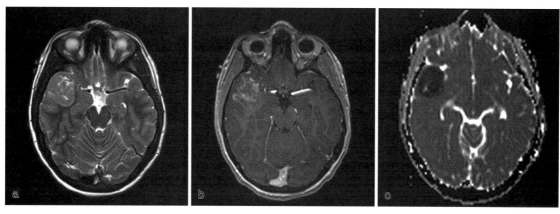

图8-4 幕上室管膜瘤。a.轴位T2WI图像显示右颞极边界相对清楚的肿块，内部有小的囊变区；b.轴位T1WI增强图像显示病灶内呈不均匀强化，被证实是间变性室管膜瘤；c.轴位ADC图显示病变呈低信号（ADC值500×10⁻⁶mm²/s），符合间变性室管膜瘤细胞分化级别高

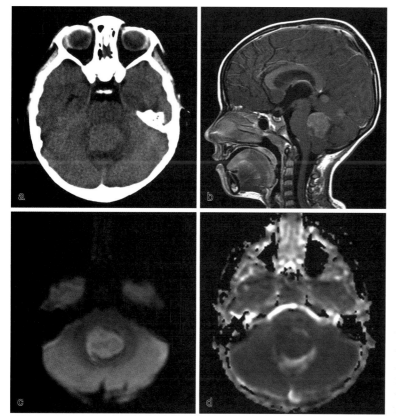

图8-5 髓母细胞瘤。a.颅后窝的轴位CT图像显示第四脑室内相对于白质的高密度肿块，没有明显钙化。b.矢状位T1WI增强图像显示肿块几乎充满第四脑室。小脑蚓部上缘可见两处转移灶。c.轴位DWI图像显示病变高信号。d.轴位ADC图显示低值（ADC值675×10⁻⁶mm²/s），证实了肿瘤细胞丰富

细胞瘤的一种方法，但这种鉴别诊断是在MRI显示肿瘤更多特征之前使用的，并且在临床中几乎没有实际用途，因为两种肿瘤都可能出现或不出现钙化。已经有研究证明，ADC值对室管膜瘤和髓母细胞瘤的鉴别诊断比钙化更有效，但是单凭这一点并不是万无一失的，因为间变性室管膜瘤（WHO Ⅲ级）可以具有低的ADC值，并且非典型畸胎样横纹肌样肿瘤（AT/RT）可以具有类似的低ADC值。无论组织学特征如何，室管膜瘤的ADC值与肿瘤分级和细胞结构密切相关。即使没有肉眼可见的钙化，因为髓母细胞瘤和AT/RT肿瘤的核浆比高，使其在CT上密度比室管膜瘤高。

除MB以外的原始神经外胚层肿瘤也表现出侵袭性，具有低ADC值和软脑膜播散的倾向。幕上PNET通常是肿瘤的变异型，而不是髓母细胞瘤。

（四）非典型畸胎样横纹肌样肿瘤

非典型畸胎样横纹肌样肿瘤（AT/RT）是一种高度分化侵袭性肿瘤，最常见于婴幼儿。在影像学和临床表现上，AT/RT难以与髓母细胞瘤相鉴别，两种肿瘤都有软脑膜播散的倾向。AT/RT可以像髓母细胞瘤和室管膜瘤一样发生在第四脑室，也可以是轴内病变。

（五）脑桥弥漫性胶质瘤

脑桥弥漫性胶质瘤（DIPG）是一种在影像上具有特征性表现的轴内肿瘤，表现为脑桥/脑干弥漫性膨大及T2WI高信号。由于这种肿瘤的脑干肿大，基底动脉的"包裹"（图8-6）是一个强烈提示DIPG的征象。脑桥弥漫性胶

质瘤手术治疗不能治愈，其治疗方法主要是放射治疗。它通常是低级别肿瘤，但可能有恶性变的部位。辅助检查技术，包括ADC值、灌注成像和多体素MRS有助于确定DIPG的侵袭性/分化程度。可疑DIPG但不典型或具有侵袭性表现需要进行活检。

三、幕上常见肿瘤

鞍区肿瘤

鞍上出现的囊性肿块很可能是颅咽管瘤，特别是有钙化或囊性成分内有蛋白液征象。颅咽管瘤可表现为视觉通路的占位效应、阻塞性脑积水和（或）内分泌改变。颅咽管瘤较大时，可以向上延伸至第三脑室。虽然外科手术治疗是主要的治疗方法，但是对它们的治疗最近已经转向放射治疗（图8-7）。

鞍上病变的主要鉴别诊断是视路胶质瘤。组织学上，这种胶质瘤通常是毛细胞型星形细胞瘤，并且在没有先前放射治疗的情况下很少发生钙化。视路胶质瘤可表现为视神经、交叉和（或）视束的梭形增大，一般表现为T2WI高信号和各种强化方式，或表现为囊实性外生性病变及不均匀强化（图8-8）。视路胶质瘤可因出现视觉障碍或压迫症状而被发现，也可能在神经纤维瘤病1型随访患者的无症状阶段被发现。

生殖细胞瘤是鞍上病变，往往表现为不规则形状，沿垂体柄强化病变。它们的症状可表现为内分泌或相关的压迫症状。生殖细胞瘤也可以发生在松果体区域。如果怀疑有生殖细胞

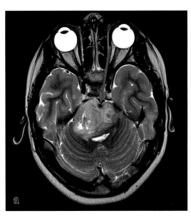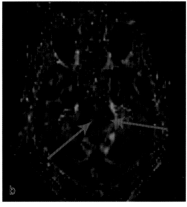

图8-6 脑桥弥漫性胶质瘤（DIPG）。a.6岁女孩头部轴位T2WI显示脑桥内有膨胀性病变，导致第四脑室部分消失，基底动脉覆盖率近270°（红箭）。左侧皮质脊髓束的纤维束（箭头）被肿瘤包围，证实肿瘤为浸润性病变。b.来自扩散张量图的轴位定向编码各向异性分数图显示了左侧皮质脊髓束的下行纤维（红箭），对应于a图中的T2WI图像中看到的区域；然而，右侧皮质脊髓束的纤维减弱，被肿瘤累及。这个病灶是DIPG

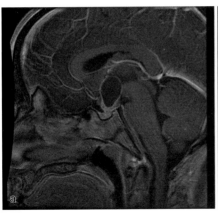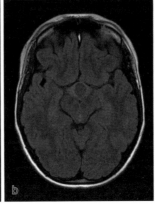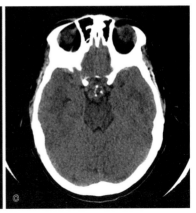

图8-7 颅咽管瘤。a.16岁男孩青春期延迟，头部矢状位T1WI增强图像显示鞍上囊状病变，边缘强化。病变与垂体分界清楚。b.轴位FLAIR显示囊肿内容物没有被完全抑制。c.轴位CT图像显示鞍上病变内的钙化区域，该病灶被确诊为颅咽管瘤

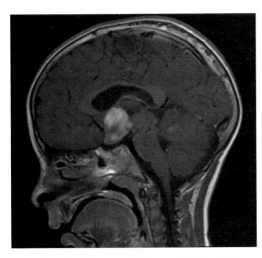

图8-8 视交叉胶质瘤。矢状面T1WI显示鞍上实性为主的肿块，轻度不均匀强化，充满第三脑室前部隐窝和体部。这个病变是视交叉胶质瘤，组织学上属于毛细胞型星形细胞瘤

瘤，那么在检查时应对脑脊液（CSF）进行生殖细胞标志物分析。非炎性肉芽肿，特别是朗格汉斯细胞组织细胞增生症是生殖细胞瘤的主要鉴别诊断。结节病的表现可以与生殖细胞瘤重叠，但在儿童中罕见。

要注意异位神经垂体是非肿瘤性病变，表现类似于鞍上肿块。异位神经垂体可以表现为第三脑室漏斗隐窝区域的球形肿块。识别异位神经垂体最重要的线索是没有原位神经垂体。异位神经垂体可以表现为对比强化，内部也可以出现短T1信号（见第13章）。

垂体腺瘤很少见于儿童，但当出现时，与成年人表现相似。小的病变（微腺瘤）通常是由于与激素分泌有关的内分泌症状而发现的。较大的病变（大腺瘤）往往不是内分泌型，因此在没有症状的情况下生长，直到它们对相邻结构如视交叉产生压迫症状而发现。

四、综合征相关肿瘤

结节性硬化（TSC）患者出现沿侧脑室边缘的增强肿块提示室管膜下巨细胞星形细胞瘤（SEGA）。SEGA与TSC常规室管膜下结节的区分可能很困难，但SEGA最常见于Monro孔水平（见第7章）。如果最大径大于10mm或逐渐扩大，则应强烈怀疑室管膜下巨细胞星形细胞瘤。在不使用增强扫描的情况下，难以测量室管膜下病变的大小，为此，需要行钆增强MRI来评估TSC。室管膜下巨细胞星形细胞瘤可引起阻塞性脑积水，传统上通过手术切除进行治疗。通过注射哺乳动物雷帕霉素靶蛋白（mTOR）抑制剂药物后，病灶可见消失。

视路胶质瘤在神经纤维瘤病1型（NF1）中发生率升高，可发生在视神经通路的任何部位，可能有或没有强化，也可能有或没有囊性成分。因此，在NF1患者中应注意观察视觉通路，因为首次出现的脑胶质瘤的病变可能非常微细，为其密切随访提供了机会，并根据需要尽早进行治疗以尽量减少视力损害。大约一

半的视路胶质瘤发生在无其他表现的NF1患者中。

血管网状细胞瘤具有囊肿及增强结节的表现，类似于毛细胞型星形细胞瘤，但在没有von Hippel-Lindau病的儿童中极为罕见。

脑膜瘤可以发生在儿童身上，但比成年人少得多。小孩的脑膜瘤应该考虑NF2。

五、与癫痫相关的肿瘤

几种低级别肿瘤往往伴有癫痫发作，最常见的是胚胎发育不良神经上皮性肿瘤（DNET）（图8-9）和节细胞胶质瘤（图8-10）。两者均为囊实性肿瘤，累及皮质和皮质下白质，由于它们是低级别肿瘤，具有较高的

ADC值（＞1000×10⁻⁶mm²/s）。虽然DNET和节细胞胶质瘤的影像学表现重叠，但节细胞胶质瘤通常表现强化，而DNET则很少强化。这两种肿瘤都有钙化影像表现，但节细胞胶质瘤更常见。DNET和节细胞胶质瘤都易累及颞叶，特别是杏仁核和海马的区域，但是这两种肿瘤都可能发生在脑的任何地方。要注意使用FLAIR图像评估DNET和节细胞胶质瘤的病变范围。由于蛋白质组分的不同，这些肿瘤的囊性成分内由于有蛋白液，所以FLAIR常为不完全抑制。

另一种伴有软组织结节的幕上囊性肿瘤是多形性黄色星形细胞瘤（PXA）（图8-11）。PXA的实性部分通常位于肿瘤周围且常有强

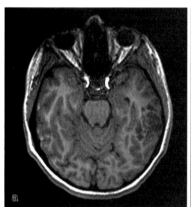
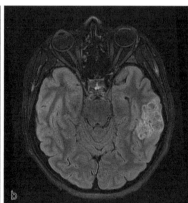
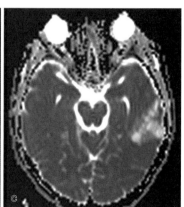

图8-9 胚胎发育不良性神经上皮瘤（DNET）。a.通过中脑和颞叶水平的轴位T1WI，显示左颞叶多发小叶状病灶，呈边界清楚的低信号。b.轴位FLAIR呈高信号，显示多囊性病变的壁和分隔。c.轴位ADC图显示病灶内高信号，扩散不受限（ADC值2060×10⁻⁶mm²/s），该病灶是DNET，WHO I级

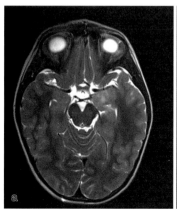
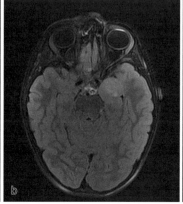
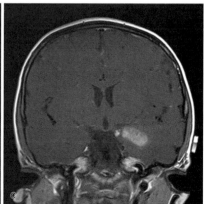

图8-10 节细胞胶质瘤。a.通过颞叶的轴位T2WI图像，显示左杏仁核区域稍微膨胀的高信号病变，内部可见微囊改变。b.轴位FLAIR显示病变呈高信号，边界不清。c.冠状T1WI增强图像显示病灶内增强。这个病灶是节细胞胶质瘤

化，并且由于局部硬脑膜刺激／炎症可能有明显的硬脑膜尾征象。多形性黄色星形细胞瘤是WHO Ⅱ级肿瘤，但也有WHO Ⅲ级间变型。

少突胶质细胞瘤是癫痫患者皮质／皮质下肿瘤中需要考虑的另一个肿瘤，并且具有不均一的强化和钙化。然而，相对于其他癫痫相关肿瘤，如DNET、神经节胶质瘤和PXA，少突神经胶质瘤在儿童中较少见。

鉴别无强化的低级别胶质瘤（LGG）和皮质发育不良对于病理学医生来说都非常困难，更不用说放射学医生了。囊性成分的发现有利于LGG的诊断，但皮质发育不良也可以是囊性的。几年无变化的病灶并不能鉴别LCG与皮质发育不良，这是因为LGG可能超过5年保持不变。在鉴别诊断的考虑中，如果增强扫描

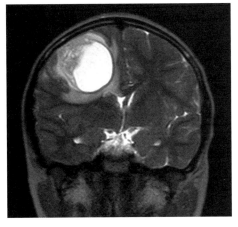

图8-11　多形性黄色星形细胞瘤（PXA）。一名9岁男孩头部的冠状T2WI图像显示右额叶后部肿块，边缘有软组织结节，周围环绕水肿。肿块导致了侧脑室体部部分消失，中线向左移位。这个病变是PXA

后强化则可以排除皮质发育不良。如果LGG没有进行手术治疗，有必要继续进行监测。皮质下多发囊性结构，无强化，FLAIR周围无异常信号、无扩散异常，FLAIR上囊性成分被完全抑制，最大的可能性是Virchow-Robin（血管周围间隙），如果不仔细分析可能被误认为是DNET。

六、松果体区的肿瘤

松果体区域的病变没有特征性，很难处理。出现松果体囊肿会怀疑是否是肿瘤，但囊肿却非常常见，松果体肿瘤则比较少见。钆增强扫描后正常松果体实质可出现强化，但是松果体囊肿出现强化的松果体组织，就很难被诊断为生理性表现了。应引起注意的表现包括囊肿较大（大于10mm）、周边散在钙化以及囊壁增厚强化伴强化结节。松果体实质肿瘤可以是低级别（松果体细胞瘤）或高级别（松果体母细胞瘤）。松果体母细胞瘤在组织学上被分类为一种原始神经外胚层瘤（PNET）。松果体肿瘤的主要鉴别诊断是生殖细胞肿瘤（参见本章关于鞍上肿瘤的部分）；脑脊液分析和扩散加权成像（DWI）有助于鉴别诊断，因为松果体生殖细胞瘤通常具有较高的ADC值。

松果体肿瘤可能由于顶盖受压以及其引起的导水管消失和相应的第三脑室阻塞性脑积水而出现临床症状。

松果体区另一种肿瘤是顶盖胶质瘤，由于导水管消失引起梗阻性脑积水而出现症状，通常是低级别肿瘤（图8-12）。顶盖胶质瘤可能

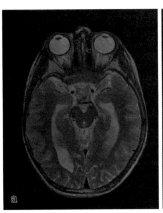
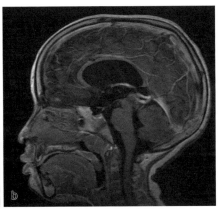

图8-12　顶盖胶质瘤。a.T2WI图像显示顶盖高信号病灶。b.矢状位T1增强扫描图显示四叠体（顶盖）膨胀，边界不清，伴有导水管消失，增强扫描后顶盖胶质瘤无强化

不需要治疗，通常由内镜下第三脑室造瘘术来处理这些肿瘤引起的脑脊液通路问题，并且用影像学随访监测。如果顶盖胶质瘤增大或变得更具侵袭性，其治疗可能需要放射治疗而不是手术切除，但不典型表现病变可能需要活检以确定其最佳治疗方案。

巨大的松果体囊肿难以与中间帆腔蛛网膜囊肿相鉴别，有助于与其鉴别诊断的特征表现是大脑内静脉的位置。来自中间帆腔或胼胝体压部的病变将使大脑内静脉下移，而松果体区病变将使大脑内静脉上移。

七、一岁以内幼儿肿瘤

尽管小儿脑肿瘤最常见于颅后窝，由MB、JPA和室管膜瘤组成，但在出生后6～12个月情况却不同，后者所患肿瘤往往是幕上的，包括畸胎瘤、婴儿促纤维增生型节细胞胶质瘤（DIG）和高级别胶质瘤（HGG）等病灶。婴儿促纤维增生型节细胞胶质瘤比一般节细胞瘤胶质瘤大，更有可能是由于占位效应而不是由于癫痫出现症状。

八、其他肿瘤（常位于幕上）

虽然不如成人常见，但是高分化胶质瘤（HGG）可以在儿童中发生，包括间变性星形细胞瘤和胶质母细胞瘤。低级别胶质瘤（LGG）包括纤维型星形细胞瘤（图8-13），

WHO Ⅱ级，肿瘤通常是浸润性病变，增强扫描后无强化。包括DIPG在内的低级别胶质瘤可转化为HGG，包括胶质母细胞瘤。

根据HGG的位置，其治疗方法可能包括活检、切除、化疗和放疗的组合。高级成像对于确定肿瘤最具侵袭性部分以便适当选择活检部位是重要的，常使用ADC图和灌注成像。多体素波谱成像也可能有助于确定疑似HGG活检部位的选择。重要的是HGG的最高级别部分可能不会增强，因此肿瘤的强化部分不一定代表病变最具侵袭性部分。

儿童幕上脑室肿瘤最常见于脉络丛起源（TSC患者除外，TSC患者的SEGA是最常见肿瘤类型）。脉络丛肿瘤可以是低级别脉络丛乳头状瘤（CPP）或高级别脉络丛癌（CPC）（图8-14）。儿童脉络丛肿瘤最常发生于侧脑室三角区，也可发生在第三和第四脑室。由于它们的血管源性特征，有时可尝试术前栓塞。

在没有NF2或既往放射治疗史的儿童中，脑膜瘤是罕见的。儿童以硬脑膜为基底的强化肿块可能代表血管外皮细胞瘤。

九、治疗

对于大多数中枢神经系统小儿肿瘤，最大程度的肿瘤细胞减灭术预后最好。对于许多肿瘤，包括JPA、室管膜瘤、MB、神经节细胞胶质瘤、PXA和其他病变，完全手术切除是可

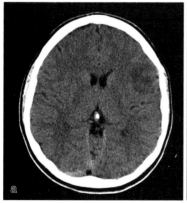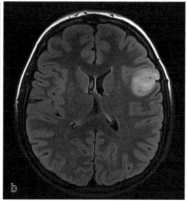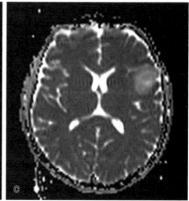

图8-13 低级别胶质瘤。a.14岁男孩癫痫首次发作，头部轴位CT显示左额下回边界不清的低密度区。b.轴位FLAIR显示皮质和皮质下区高信号伴局部皮质增厚。c.轴位ADC图显示扩散不受限（ADC值1500×10^{-6} mm²/s）。增强扫描后无异常强化。这个病灶是纤维型星形细胞瘤，WHO Ⅱ级

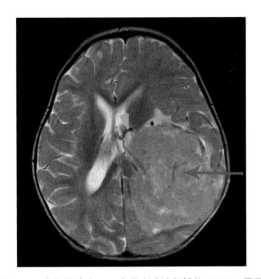

图 8-14 脉络丛肿瘤。**15 个月女孩头部轴位 T2WI，显示左侧脑室巨大肿块向前角延伸（红箭）。显示同侧丘纹静脉扩张（绿箭头），脉络丛供血动脉扩张（红箭头）。这个病例是脉络丛癌**

能的。通过全切除术，某些病变如低级别肿瘤（JPA、神经节细胞胶质瘤、PXA）和松果体区成熟畸胎瘤，通常不需要辅助化疗或放疗，只需影像随访监测即可。对于其他肿瘤，辅助放射治疗是常见的。放射范围可以是手术局部，也可以是整个大脑，还可以是整个大脑和脊柱（颅脊髓）。照射越局限，大脑发育受损的风险就越低。然而，如果有肿瘤 CSF 播散的证据，则通常需要更广泛的照射覆盖范围。术中 MRI 引导的手术已被证实可提高全切除率，30 天内肿瘤相关性再手术率低于 1%。然而，某些肿瘤如 DIPC 不适合全切术。颅咽管瘤的治疗策略是视情况而定的，在没有明显的肿块或脑积水的情况下，不手术单纯进行放射治疗的效果和手术相似，且内分泌并发症发生率较低。

（王苑丁 赵殿江）

第9章　癫　痫

一、前言

癫痫是儿童常见的神经系统疾病，在美国大约有 400 000 名儿童患有癫痫。除了有记录的癫痫发作类型（表9-1）外，很多研究需要对类似癫痫样活动进行评估，如失神发作或假性癫痫发作。除简单的热性惊厥无须进行头颅影像学检查外，几乎所有其他类型癫痫发作都需要进行头颅影像学检查。因此，癫痫是儿科神经影像学检查的常用适应证，了解癫痫的发病过程以及建立一套合理的影像检查和图像判读方法是很重要的。

二、影像学检查

在紧急情况下，癫痫发作的患者需要立即进行计算机断层扫描（CT），以便迅速排除颅内出血或其他急性异常（特别是外伤后癫痫发作）。然而，磁共振成像（MRI）仍为癫痫评估的主要手段。在没有感染迹象或已知的诱发因素（例如神经皮肤异常），或没有肿瘤（特别是神经节细胞胶质瘤和胚胎发育不良性神经上皮肿瘤）的癫痫病例中，通常不需要使用磁共振增强扫描来评估癫痫。在有血管异常征象或既往有卒中病史的患者中，可能需要血管成像，如CT血管成像（CTA）或磁共振血管成像（MRA）。

某些外科手术可以有助于一些癫痫患者的治疗（表9-2）。对于考虑准备进行癫痫外科手术的患者，先进的影像学检查，包括功能性磁共振成像（fMRI）和核医学单光子发射计算机断层扫描（SPECT）灌注成像以及正电子发射断层扫描（PET），可能是有用的，这些会在本章手术计划部分进行讨论。脑磁图是一种能检出神经元活动引起的局部磁场变化的技术，有助于致痫灶的定位，比头皮脑电图（EEG）有更高的准确性。然而，尽管脑磁图是一个有应用价值的检查技术，但目前还没有得到广泛使用。

表9-1　癫痫发作的类型		
类型		**描述**
局灶性		以前称为部分性发作，并分为单纯部分性和复杂部分性发作。局灶性癫痫（在概念基础上）被认为起源及扩散只在单侧大脑半球
全面性［癫痫累及双侧半球，一般伴有意识状态改变和（或）丧失］	失神	短暂的意识丧失，没有明显的发作后状态（以前被分类为小发作）
	肌阵挛	短暂电击样肌肉抽搐
	强直	肌肉或肌肉群肌张力突然增高。意识通常是保留的
	阵挛	肌肉或肌肉群的交替收缩和松弛
	强直-阵挛	肌肉或肌肉群肌张力增高，接着是交替的收缩和放松（以前被称为大发作）。当发作时间延长（＞10分钟）时，称为癫痫持续状态，这是一种医疗紧急情况
	失张力	肌张力突然丧失，常导致患者跌倒（"猝倒发作"）
痴笑发作		癫痫发作可能表现为傻笑，通常与下丘脑错构瘤有关

经许可使用：Berg AT，Berkovic SF，Brodie MJ，et al. Revised terminology and concepts for organization of seizures and epilepsies：Report of the ILAE Commission on Classification and Terminology，2005–2009. Epilepsia. 2010;51（4）：676–85.

了解正常的海马解剖结构对于癫痫的评估是至关重要的，因为先天性或后天性海马异常均与癫痫相关（图9-1）。要注意一种正常的海马变异是脉络膜裂囊肿，如果邻近脑实质正常，囊肿内容物在包括FLAIR在内的所有序列图像中均显示脑脊液（CSF）信号，并且在增强扫描中无强化，那么这是一种正常的海马变异，通常没有病理学意义（图9-2）。

三、颞叶内侧硬化/海马硬化

在所有癫痫发作评估中，海马的评估特别是在冠状面上的评估是非常重要的。颞叶内侧硬化（MTS）也被称为海马硬化，影像表现为海马体积缩小伴T2WI/FLAIR高信号，这与神经胶质增生有关（图9-3）。整个海马可能都有受累，但是有其他受累形式存在，如累及CA1和CA4区域、或CA4孤立受累（海马伞末端硬化）。值得注意的是，在20%的患者中存在双侧颞叶内侧硬化，这可能带来两个潜在的诊断陷阱。首先，除非对正常海马形态学非常熟悉，否则双侧对称性异常很容易漏诊。其次，双侧不对称的异常可能被误认为是单侧的异常，这一点很重要，因为在某些情况下，萎缩不明显的海马侧可能是致痫灶。因此，在明确MTS的结构异常与癫痫发作的生理改变确切相关之前，需要保持谨慎。确定真正的致痫灶需要更详细的检查，包括EEG、使用栅格电极或深部电极进行术中监测、SPECT灌注成像和MEG检查。支持MTS的影像学表现是同侧穹窿和乳头体体积减小，这与Papez环路所致的Wallerian变性相关。

颞叶内侧硬化在童年期有热性惊厥史的患者中更为常见，但这两种疾病的确切因果关系尚不清楚。虽然MTS常见于青春期及成人，但同样可以在2岁这样小的儿童中出现，这些儿童往往有细胞1A型电压门控钠离子通道（SCN1A）基因突变。

四、先天性畸形

癫痫发作可与多种先天性畸形有关。特别是皮质发育不良，皮质发育不良存在异常神经元和皮质发育异常改变。皮质发育不良有几个亚型，一般来说，Ⅰ型皮质发育不良最常见于T1加权像，Ⅱ型局灶性皮质发育不良在T2加权和FLAIR成像上最常见（图3-2）。Ⅱ型皮

表9-2 癫痫的手术类型	
外科手术	描述
颞叶切除术	颞叶的手术切除 颞叶切除术经常被外科医生描述成切除颞极的距离（例如，3cm颞叶切除术和4cm颞叶切除术）。颞叶切除术通常包括颞极、钩回和杏仁核的切除，并且可能包括或不包括海马头的切除
胼胝体切开术	胼胝体横断，常用于阻止强直性癫痫患者的癫痫发作传播，以防止跌倒发作（即患者保持一半身体的控制而不跌倒）。胼胝体切开术可能涉及整个胼胝体、保留胼胝体压部（有时称为90%胼胝体切开术），或保留胼胝体压部和峡部手术（有时称为70%胼胝体切开术）
大脑半球切除术（功能性）	大脑半球的切除和（或）断开。这包括颞叶切除、岛叶和部分额顶叶切除、胼胝体切开使剩余脑实质断开
皮质局部切除术	致痫灶局部手术切除，可能包括结构性病变，如皮质发育不良或海绵状血管瘤
迷走神经刺激器	一种带电极的植入装置，包裹着迷走神经，并间歇性地刺激它

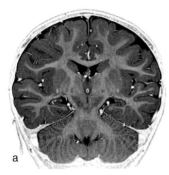

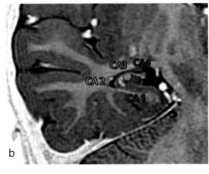

图9-1 海马解剖。a.冠状位压脂序列（STIR）图像显示正常海马解剖；b.右侧海马的放大图，展示海马的CA1至CA4区

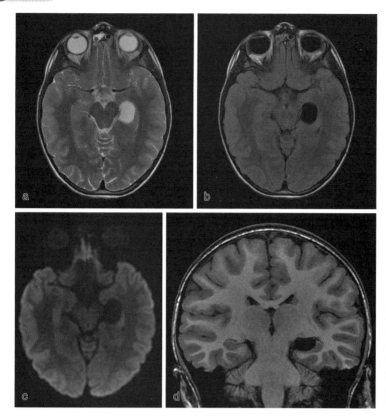

图9-2　脉络膜裂囊肿。a.轴位T2WI显示左侧海马区的囊性结构；b.轴位FLAIR图像显示囊肿内信号的抑制；c.轴位DWI显示脑脊液的扩散特性；d.冠状位T1WI显示，图a囊性结构位于脉络膜裂内，对海马有占位效应；而海马体积和信号正常，无异常强化，这些表现在后续的随访检查中是稳定的，证实这是一个偶然的脉络膜裂囊肿

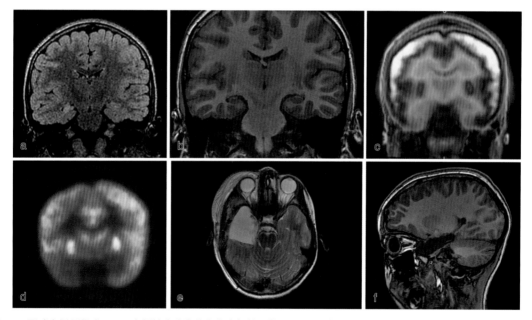

图9-3　颞叶内侧硬化症。a.11岁男性癫痫发作患者头部的冠状FLAIR图像显示右侧海马（红色箭头）的不对称高信号；b.冠状T1WI显示右侧（红色箭头）的不对称体积小于左侧海马；c.发作间期HMPAO-SPECT灌注图像融合到磁共振T1WI图像显示右颞叶灌注轻度减少；d.发作期[18]F-脱氧葡萄糖正电子发射断层显像显示右颞叶的代谢减少（注意到与HMPAO-SPECT显像相比，空间分辨率和信噪比提高了）；e.右颞叶切除后的轴位T2WI显示右颞极、钩回、杏仁核和海马缺失；f.矢状面T1WI显示仅海马尾仍然存在（红色箭头）。患者的病变证实为右侧海马硬化（颞叶内侧硬化）

质发育不良的一个亚型有特征性的横贯性信号异常，表现为从生发基质的起源位置向周围皮质呈扇形延伸。这是被称为局灶性皮质发育不良的ⅡB型（FCBⅡb），也称为Tylor型皮质发育不良或局灶性皮质发育异常伴气球细胞。上述发育异常为FCDⅡB型的病理基础，和结节性硬化综合征中的见到的发育异常（结节）一样（结节性硬化已在第3章和第7章中进行了讨论）。其他类型的皮质发育不良与低级别肿瘤很难区分，如纤维性星形细胞瘤，如果病灶无须进行手术切除，则随访观察记录病灶的稳定性就非常有必要。鉴于低度恶性肿瘤可能几年内没有明显增长，因此用于许多其他肿瘤样病灶的2年稳定性规律，在这种情况下并不适用。值得注意的是，即使通过高分辨MRI，皮质发育不良也可能是隐性的，只有在切除癫痫病灶后应用组织病理学检查才能证实。因此，其他能够识别致痫区的定位检查，如SPECT灌注和MEG，可以发挥一定的作用。

另一个可以导致癫痫的发育异常为灰质异位（图3-3～图3-5），致痫灶放电起源于异位的灰质。如果灰质异位是多灶性的，假如准备做某种消融手术或切除术，可能会给诊断提出挑战。

下丘脑错构瘤可以是癫痫发作的原因，是一种特殊类型的癫痫，表现为发笑，被称为痴笑发作。如果下丘脑没有被仔细检查，这种病变可能很难发现。它可能从下丘脑的主要部分或第三脑室底部的灰结节长出（图9-4）。与邻近的下丘脑相比，下丘脑错构瘤表现为稍长T1、稍长T2信号，扩散不受限，无强化。病灶出现强化应警惕肿瘤，如毛细胞型星形细胞瘤。

另一个导致癫痫的更严重先天性畸形是半侧巨脑畸形（字面意思是一侧半球太大）（图9-5）。半侧巨脑畸形患者的一侧半球错构瘤性/发育不良过度生长，而另一侧半球相对正常。在异常半球可以有加速髓鞘化和侧脑室扩大。半侧巨脑畸形通常是散发的，但它可能是一种少见的神经皮肤疾病，称为伊藤色素减少症。因为病变半球几乎没有正常的功能，控制癫痫发作可能需要一侧大脑半球切除术。解剖性大

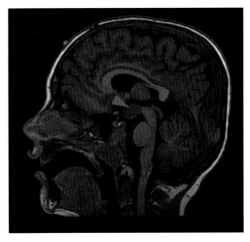

图9-4 下丘脑错构瘤。一个4岁患有痴笑发作的男孩矢状位T1WI显示第三脑室底结节状增厚区（红色箭头）。这里并没有显示对比增强，表现为下丘脑错构瘤（灰结节错构瘤）

脑半球切除术是一种具有挑战性的手术，术后病程复杂，包括脑表面铁质沉着症和脑脊液动力学异常，而功能性大脑半球切除术控制癫痫效果类似并且长期并发症减少。功能性大脑半球切除术需要颞叶、岛叶的切除和部分顶枕叶切除。额极和枕极仍然存在，但通过胼胝体切开术断开与大脑其余部分的连接（图9-5）。

五、肿瘤相关性癫痫

一些儿童的癫痫发作与肿瘤相关。切除肿瘤和邻近受影响的脑实质都可能使癫痫得到很好（或完全）的控制。最常见与癫痫相关的两种肿瘤为神经节细胞胶质瘤和胚胎发育不良性神经上皮肿瘤（DNET）。两者均好发于颞叶并有囊性结构，因此在影像学上很难区分。由于神经节细胞胶质瘤和DNET均为低度恶性肿瘤（WHOⅠ级），并不需要术前确定其组织学类型。病灶有增强和钙化倾向于神经节细胞胶质瘤的诊断（图8-10），而主要表现为多囊的病变则更加提示为DNET（图8-9）。

另一种与癫痫发作有关的肿瘤是多形性黄色星形细胞瘤（PXA），WHOⅡ级肿瘤，与其他幕上癫痫相关的囊性肿瘤（如节细胞胶质瘤）相比，PXA往往有一个较大的单房囊性成分（图8-11）。PXA中的增强结节往往位于

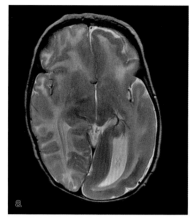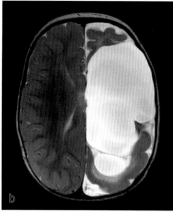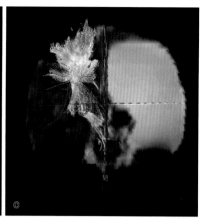

图9-5 半侧巨脑症/半球切除术。a.1个月大的难治性癫痫女性患儿，轴位T2WI显示左侧大脑半球错构瘤性过度生长，伴皮质发育不良和同侧侧脑室扩大；b.在20个月龄的患儿行功能性大脑半球切除术后的轴位T2WI，其中颞叶、岛叶、大部分额顶叶被切除，剩余的额极和枕极因胼胝体切开而彼此不连接；c.弥散张量成像的纤维束跟踪技术显示没有纤维通过胼胝体跨越中线到达剩余的左侧半球实质，证实了两个大脑半球是断开的

外周，并可能贴附于硬脑膜。神经节细胞胶质瘤有WHO Ⅱ级类型，PXA有WHO Ⅲ级类型（间变性PXA）。

六、神经皮肤疾病

两种神经皮肤综合征与癫痫的发生有较高的相关性：结节性硬化症（TSC）（图7-1和图7-2）和Sturge–Weber综合征（SWS）（图7-4）。这些疾病的影像学表现已在第7章中进行讨论。Ito色素减退症是一种罕见的神经皮肤疾病，有时与半侧巨脑畸形相关。Ito色素减退症的癫痫起源往往是皮质发育不良/错构瘤。结节性硬化症患者的癫痫与皮质发育不良相关。慢性静脉缺血导致的胶质增生为SWS发生癫痫的原因。这些内容已在第7章进行讨论。

七、炎症相关性癫痫

多种炎症可导致癫痫发作，包括感染性和非感染性炎症。值得重视的是，导致癫痫的最重要的感染原因是单纯疱疹病毒（HSV）性脑炎。除了新生儿期，疱疹病毒性脑炎通常是由于潜伏在Meckel腔半月神经节（三叉神经）的病毒被激活所导致（图9-6）。因此，颞叶的相邻部分是感染后首先受影响的区域。受累脑实质表现为扩散信号受限和T2/LAIR高信号，

并可能强化。看到这些表现中的任何一个，特别是在热性惊厥发作时首先应该考虑HSV脑炎，在利用聚合酶链反应（PCR）检测患者脑脊液中的单纯疱疹病毒而确诊该病之前，就应该开始应用阿昔洛韦进行治疗。如果单纯疱疹病毒PCR是阴性的，那么更可能考虑其他鉴别诊断，包括胶质瘤、外伤、静脉淤血和单纯疱疹病毒感染之外的其他炎症。虽然这些其他病因可以在开始便进行评估，但是应首先开始应用阿昔洛韦直到证实单纯疱疹病毒为阴性。

发热性疾病期间或之后出现癫痫急性发作的患者可能发展为热性感染相关性癫痫综合征（FIRES）。此综合征患者通常没有预先存在的癫痫病史，在此病基础上发生的癫痫使癫痫持续状态延长，通常需要在ICU（重症监护病房）监测。因为癫痫持续状态延长使代谢需求升高，患者可能有脑实质体积显著的减小。

Rassmussen脑炎是一种从一个半球起始的导致严重癫痫发作的慢性炎症（图9-7）。随着时间的推移，这种疾病会导致同侧大脑半球体积的减小，这可能最终需要通过胼胝体切开术或大脑半球切除术控制癫痫发作。

八、局灶性非炎症相关性的癫痫

既往脑实质损伤区（胶质增生）可以致痫。胶质增生可能是由既往手术、感染或炎症

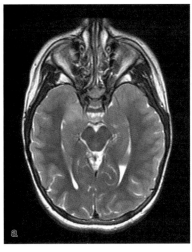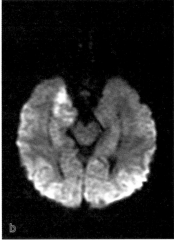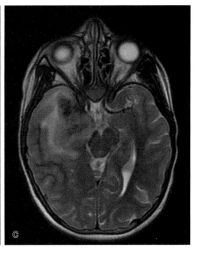

图9-6 单纯疱疹病毒（HSV）脑炎。a.8岁女性患儿表现为发热和癫痫发作，轴位T2WI显示右颞叶钩回的水肿；b.轴位DWI在该区域表现为高信号；c.1周后的轴位T2WI显示图b的水肿区扩大，出现T2低信号区，符合单纯疱疹病毒性脑炎患者的出血表现

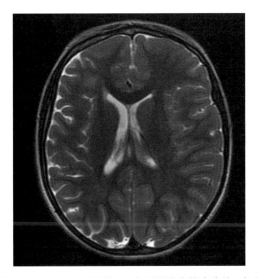

图9-7 Rassmussen脑炎。一个患有难治性癫痫的6岁女孩，轴位T2WI显示右侧大脑半球体积减小，脑沟增宽，右侧侧脑室不对称增大，代表Rassmussen脑炎的后遗症

过程、外伤或卒中引起。此外，任何一种病变引起的含铁血黄素沉积都是导致癫痫的一个危险因素。胶质增生和含铁血黄素沉积是切除肿瘤后引起迟发性癫痫的原因，如果切除腔的边缘被证实是癫痫的致痫灶，则需要切除胶质增生组织。

海绵状血管瘤是局灶血管发育不良，并且容易出血（将在第12章进一步讨论）。海绵状血管瘤周围的含铁血黄素沉积可导致癫痫发作（图9-8）。海绵状血管瘤的诊断依据是病灶表现为不均匀（常为边界清楚），边缘存在连续的含铁血黄素沉积。出现相关的发育性静脉异常（DVA）进一步证实该病变为海绵状血管瘤。虽然在癫痫患者中海绵状血管瘤是一个可能的致痫灶，但是单纯DVA而不伴有海绵状血管瘤很可能对癫痫没有病理意义。如果癫痫患者中发现有DVA的存在，那么需要完善磁敏感加权成像（SWI）帮助确定是否有可能有相关的海绵状血管瘤。

九、药物相关效应

长期抗癫痫治疗可导致小脑体积缩小（图9-9）。在T2WI上见到的髓质水肿，在弥散加权成像（DWI）上也可能看到，可能发生在苍白球、下丘脑，以及脑桥的中央被盖束（图9-10），在氨己烯酸类抗癫痫药物使用后可能出现。熟悉这种表现可以避免将药物副作用误诊为卒中或其他形式的代谢损伤，并且能够使得患者的神经科医生认识到药物相关毒性。

十、外科手术规划

对于能够进行外科手术的局灶性癫痫患者，先进的诊断技术侧重于两个不同但相关的目标。一个是确定导致癫痫的致痫区，另一个是确定正常功能区，保证患者正常的脑功能。在检出致痫区方面，单光子发射计算机断层摄影术（SPECT）可以用放射性示踪根据血流量来定位脑实质，灰质结构比白质结构具有更大的活性。如果放射性示踪剂在发作间期状态注入，很可能显示致痫皮质周围低灌注。如果示踪剂可以在癫痫发作后立即注射，在住院患者癫痫监测中可显示发作期的高灌注。这是众所周知的发作期SPECT检查表现。对发作期和发作间期SPECT图像进行配准，进行减影处理可以最大可能显示发作间期低灌注及发作期高灌注的区域，由此产生的数据可以与磁共振图像进行叠加显示，有助于癫痫致痫区的空间

定位（图9-3 c）。为证实发作期SPECT检查的表现，可以放置硬膜下栅格电极记录脑电图，硬膜下栅格电极与头皮电极相比密度更高，空间分辨率更好。

对于手术计划，功能磁共振成像有助于运动及视觉皮质的定位（图9-8 e）。功能MRI可以确定语言优势半球（即确定哪侧半球在语言任务中占主导地位），并且可以确定接收性和表达性语言的特定皮质区。目前没有对记忆功能可靠的无创性定位方法，Wada试验可能能够达到这个目的。但Wada试验在许多青少年中很难完成，而低龄儿童几乎不可能完成。在镇静的患者中能够完成被动的运动及语言功能测定。

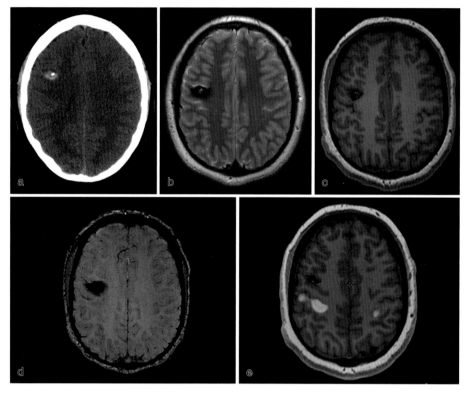

图9-8　海绵状血管瘤。a.一位新发癫痫的15岁男孩，轴位CT图像显示右额叶密度增高区伴其内钙化灶；b.轴位T2WI；c.T1WI显示中央信号不均匀，边缘低信号环；d.轴位磁敏感加权像显示病灶弥漫性低信号，该病变代表海绵状血管瘤；e.左手运动任务fMRI（橙色）与T1WI叠加，显示左上肢运动激活区位于海绵体血管瘤后方，随后被成功切除

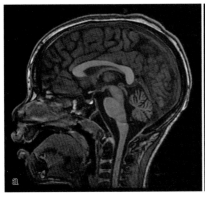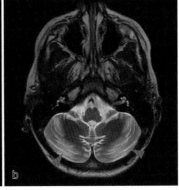

图9-9 小脑萎缩。一位患有癫痫的4岁女孩。a.矢状位T1WI；b.轴位T2WI显示沿小脑半球叶（红色箭头）和小脑蚓脑脊液间隙增宽。轻度小脑萎缩可以是慢性抗癫痫治疗的结果

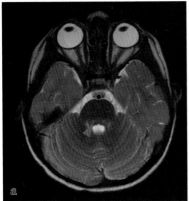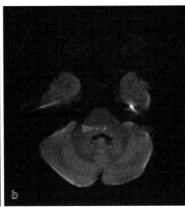

图9-10 慢性氨己烯酸抗癫痫治疗。a.2岁的癫痫女患儿脑干轴位T2WI和b.轴位DWI显示双侧中央被盖束的高信号（红色箭头）。这种表现模式以及苍白球、下丘脑和丘脑的异常，可能与患者服用氨己烯酸抗癫痫药物治疗引起髓鞘水肿有关。认识这种表现很重要，可以指导剂量修改/停止这种药物，并避免为怀疑其他代谢异常而做调查研究

（方筱静 刘献增）

第10章 感染和炎症

一、引言

感染和非感染性炎症可以引起神经系统症状,有各种影像表现。有些炎症的影像表现具有特征性,而有些炎症没有特异性影像表现,需要鉴别诊断方法。在某些情况下,缩小炎症疾病鉴别诊断的范围有助于选择适当的治疗和(或)辅助诊断方法。熟悉不同感染和炎症的CSF异常结果的实验室分析非常重要(表10-1)。

表10-1	中枢神经系统炎症和感染性疾病的腰椎穿刺结果
疾病	结果
正常*	CSF蛋白15～60mg/100ml,Glu 50～80mg/100ml,细胞计数0～5个白细胞,无红细胞
细菌性脑膜炎	中性粒细胞数升高,葡萄糖浓度下降,蛋白浓度可能升高
病毒性脑膜炎	淋巴细胞数升高,葡萄糖浓度正常或轻度减低
非感染性炎症疾病	淋巴细胞数轻度升高,葡萄糖浓度正常,蛋白浓度轻度升高
伴有脑脊液播散的肿瘤	蛋白浓度显著升高;如果怀疑肿瘤,应检查脑脊液细胞学

＊不同实验室的正常值范围会稍有变化

二、感染

(一)脑膜炎

中枢神经系统最常见的感染性疾病是脑膜炎。脑膜炎的诊断不是基于影像,影像学检查一般不是本病的适应证,除非出现非典型表现或者局灶性神经功能缺损。脑脊液(CSF)检验是确定脑膜炎诊断的主要方法。为什么给脑膜炎患者行影像学检查,主要有2个理由,第一是寻找感染源征象,如来源于乳突气房和鼻窦的骨侵蚀,第二是寻找脓肿的征象。尽管CT可以发现骨裂,但是对比增强MRI及DWI能更好地发现脓肿。

在MRI上,脑膜炎可能表现为软脑膜强化,通常不伴有任何脑实质的信号异常。虽然增强后液体衰减反转恢复(FLAIR)图像对脑膜炎尤其敏感,但软脑膜强化最常在增强后T1WI上评估。增强CT很少用于脑膜炎患者,因为在大多数情况下,高质量的非增强CT扫描可以发现轴外积液或者脑实质水肿,并且增强MRI比增强CT更容易发现炎症。非增强CT和增强CT检查将会对患者产生双倍的辐射剂量,但与非增强CT相比,增加的信息量不多。仅仅行增强CT检查将会限制检出出血的能力。因此,在疑诊脑膜炎的患者中,首选非增强CT,如果有异常或者进一步临床评估,则行非增强MRI或增强MRI检查。最后,应该记住腰椎穿刺是诊断脑膜炎的重要手段(表10-1)。

(二)脓肿

脓肿一般表现为边缘环状强化,环连续,脓肿中央表现为水弥散受限(图10-1)。当脓肿位于轴内,其周边将有水肿改变。称为积脓的脓肿,可以发生在硬膜下或硬膜外间隙(图10-2),通常继发于鼻窦/乳突疾病、穿通伤或术后。

(三)脑炎

脑炎是脑实质本身的感染性或非感染性炎症。因为脑的细菌感染常引起坏死/脓肿,感染性来源的脑炎一般与病毒感染有关。病毒性脑炎中需要特别考虑的是单纯疱疹病毒性(HSV)脑炎,最常表现为热性惊厥。这种脑

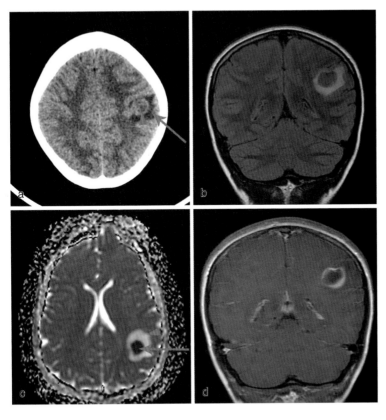

图10-1　脓肿。a.10岁女孩的头部CT轴位上显示圆形病灶（红色箭头），周围有水肿带（红箭）；b.冠状位FLAIR显示卵圆形病灶伴周围高信号；c.轴位ADC图显示中央低信号区（红箭），代表弥散受限，伴周围高信号（红色箭头），代表易化弥散；d.冠状位T1WI增强图像显示边缘环状强化，中央无强化，提示伴有周围血管源性水肿的脓肿

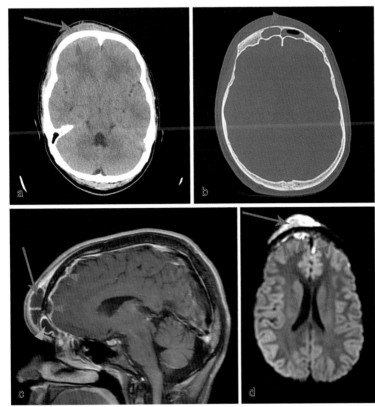

图10-2　波特头皮肿块/额积脓症。a.一个伴有头痛、发热、新发前额肿胀的16岁男孩，头部轴位CT显示颅外头皮软组织肿胀（红箭）和轴外积液覆盖右额极（红色箭头）。b.骨窗显示右侧额窦外侧皮质局部缺失（红色箭头）。c.矢状位T1WI增强图像显示积液边缘强化，覆盖右额窦（红箭），提示颅外脓肿（波特肿瘤），右额部硬脑膜增厚，伴局部积液，符合积脓（红色箭头）。也可见额窦积液，边缘强化（绿色箭头）。d.轴位DWI显示颅外液体（红箭）和颅内积液（红色箭头）的弥散受限，这些表现确定是积脓/脓肿，积液沿大脑镰扩展，提示它有硬膜下成分，也可能有硬膜外成分

炎通常与HSV-1型病毒有关，见于口面部感染（如唇疱疹），在这种情况下，潜伏在三叉神经节（也叫半月神经节）的病毒反应性激活（图9-6）。因此，与其相邻的颞叶内侧首先受累，病灶在T2/FLAIR上表现为高信号，水弥散受限，可强化，最后发展为出血性坏死。如果疑诊此病，应立即开始使用阿昔洛韦（无须等待确诊）。只有当脑脊液HSV的多聚酶链反应（PCR）结果为阴性时，才可以停用阿昔洛韦。

在新生儿，HSV感染更多与HSV-2病毒有关，可能不会累及颞叶，而是通过血源性和（或）脑脊液播散，表现为散在和随机分布的病灶（见第5章）。

其他病毒性脑炎倾向于引起以灰质受累为主的非特异性水肿，通常没有异常强化、出血改变或者弥散异常。

（四）非典型感染

在具体情况下，有些儿童脑部影像异常必须考虑非典型感染。这些情况与患者的区域性好发疾病接触史有关。莱姆脑膜炎与伯氏疏螺旋体感染有关，引起沿脑神经脑池段的强化。这种强化是轻微的且神经无增粗，罕见于无蜱虫咬伤史和（或）没有去过莱姆病疫区的患者。

值得注意的是脑囊虫病和结核病，两种感染在美国是罕见的，但是在全球范围内通常可以遇到。脑囊虫病是由猪带绦虫引起的寄生虫感染疾病。它通过食用未煮熟的猪肉而传染，引起颅内部分囊性，部分钙化的病灶，并通常表现为癫痫发作。癫痫发作有时可以是唯一的表现。大多数囊虫患者存在多发颅内病变；然

而患者有时可以表现为单一病灶，这使影像诊断更具挑战。当诊断不确定时，对其他受累器官的评估，包括发现肢体肌肉内的钙化病灶，能增加诊断囊虫病的信心。

结核分枝杆菌是一种被人们广泛熟知引起肺部感染的微生物，但是它也可以引起脑膜炎，影像表现为软脑膜增厚和强化（图10-3）。对这些患者的调查研究可能得出阳性接触史，在影像上识别结核性脑膜炎的表现很重要，因为致病细菌可能在革兰染色上表现为阴性，也可以在数周到数月的细菌培养中，甚至是特殊的培养基上，表现为阴性。

三、炎症疾病

非感染性炎症是诊断最容易混淆的疾病。它们比感染性疾病更难确诊，比先天性代谢异常更常见。大多数非感染性炎症疾病是免疫介导的脱髓鞘疾病。增强MRI是评估这些疾病的重要方法。

多发性硬化（MS）是一种非感染性、免疫介导的炎症和脱髓鞘疾病（图10-4）。尽管常见于成人，但也可以见于青少年，罕见于儿童。与成人一样，儿童MS在女性中更多见，在远离赤道的地理区域（高纬度）比近赤道区域更常见。MS脱髓鞘斑块最常表现为卵圆形病灶，在T2/FLAIR图像上表现为高信号，病灶的长轴沿着髓质静脉的方向（小静脉周围方向）。急性脱髓鞘病灶通常表现为边缘不连续的环状强化。不连续的边缘尽管不只见于MS，但它是非感染性炎症疾病的特点，对鉴别非感

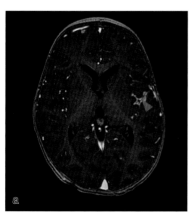
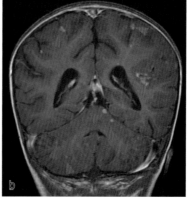

图10-3　结核性脑膜炎。a.一个发热、意识状态改变的1岁女孩，头部轴位T1WI增强图像显示沿左侧外侧裂的软脑膜增厚、强化（箭头）；b.冠状位T1WI增强图像显示多灶性软脑膜增强（红色箭头），代表结核性脑膜炎

染性炎症与感染性疾病及肿瘤有帮助。多发硬化病灶可以见于胼胝体、脑干、小脑和视神经（"视神经炎"），也可以见于脊髓（图10-5）。尽管FLAIR图像对检出幕上的MS病灶有帮助，然而颅后窝的病灶更容易在常规T2WI上发现。

急性播散性脑脊髓炎（ADEM）是一种非感染性，免疫介导的炎症疾病，继发于对感染介质的免疫应答，主要是病毒，但是也可以是细菌或者减毒病毒/病毒抗原疫苗（图10-5）。ADEM发生的理论是和髓鞘交叉反应的免疫应答引起的炎症。急性播散性脑脊髓炎有多种表现，这可能与引起这种疾病的交叉免疫反应类型有关。免疫应答引起的ADEM特定表型与其影像表现的具体关系并未被阐明。急性播散性脑脊髓炎可以累及任何有髓鞘的结构，包括丘脑，虽然丘脑主要由灰质组成，但是有着大量的有髓纤维，因为有众多的传入和传出纤维。

像所有的脱髓鞘疾病一样，在ADEM也必须注意视神经，即使仅仅是脑部影像检查。如果患者主诉视力问题，除了头部MRI，还应行眶部MRI检查。小脑中脚因含有大量的白质纤维束，因而在脱髓鞘病中经常被累及，了解这一点也很重要。需要注意的是基于临床共识的ADEM的定义需要患者符合脑病，但脑病却没有明确的定义（可能包括疲劳和易激惹）。从病理生理学的观点来看，ADEM的疾病过程（不考虑疾病定义和分类）不需要符合脑病。

视神经脊髓炎（NMO），也叫Devic病，是以累及视神经和脊髓为特点的免疫介导的疾病（图10-6）。脑部的受累不能排除视神经脊髓炎的诊断，但脑部受累不是该病的主要表现。已知的视神经脊髓炎免疫介质是水通道蛋白-4的自身抗体引起。视神经脊髓炎中，受累脊髓是肿胀的，病变是长节段的，而多发硬化

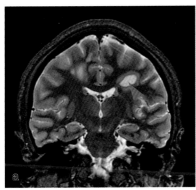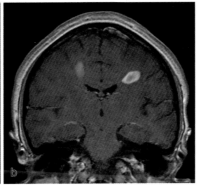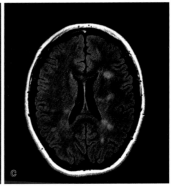

图10-4 多发性硬化（MS）。a.冠状位STIR图像显示在左侧额后部白质卵圆形的高信号病灶，其长轴沿着髓质静脉的轨迹（红色箭头）；b.T1WI增强图像显示强化信号，符合多发性硬化的活动性脱髓鞘病灶；c.轴位FLAIR图像显示白质内多发高信号病灶

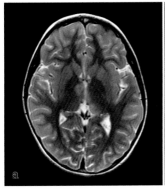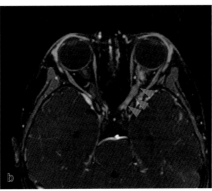

图10-5 急性播散性脑脊髓炎（ADEM）。a.一个伴有意识改变和视力改变的7岁女孩，头部轴位T2WI上显示双侧丘脑的T2高信号；b.眼眶的轴位T1增强抑脂图像显示左侧视神经的管段和眶内段强化（红色箭头），符合ADEM的视神经炎。需要注意的是，与ADEM相比，MS中深部灰质较少累及，但是都可以表现为视神经炎

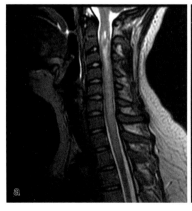
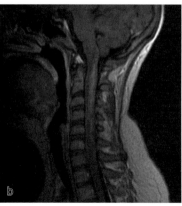
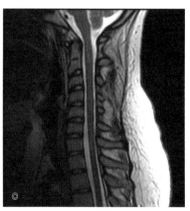

图10-6   急性播散性脑脊髓炎（ADEM）/视神经脊髓炎（NMO）/特发性横贯性脊髓炎（ITM）。a.一个17岁女孩的颈椎矢状位T2WI上显示长节段、增粗的脊髓中央高信号；b.矢状位T1WI增强图像上显示病变内不均匀强化，向上扩展至闩；c.治疗5个月后，脊髓矢状位T2WI上显示脊髓的肿胀减轻，仅残留轻微的信号异常。这个患者在脑脊液中检测到水通道蛋白4抗体，说明是视神经脊髓炎（Devic's病）。ADEM和ITM的表现类似

的脊髓病变是更局限的，更小的或者非肿胀性的。和NMO一样，ADEM也可以引起脊髓病变，这两种疾病都容易被误诊为髓内肿瘤。

儿童CNS影像中，值得注意是另一种免疫介导的脑炎，它由N-甲基-D-天冬氨酸（NMDA）受体的自身抗体所导致的。这种脑炎的临床和影像表现都是非特异的，包括急性脑病和记忆力丧失，异常信号以灰质受累为主，不伴强化，无感染征象。多见于患有卵巢成熟畸胎瘤的患者。尽管畸胎瘤不是恶性病变，但是伴有畸胎瘤的抗NMDA受体抗体脑炎通常被认为是一种副肿瘤疾病。虽然它可能是一种严重的疾病，但是免疫调节治疗，包括静脉注射免疫球蛋白，可能有效，切除已确定的肿瘤病变也有同样效果。

边缘叶脑炎是一种累及边缘系统，尤其海马和扣带回的免疫介导疾病。尽管成人边缘叶脑炎通常是副肿瘤疾病，需要行全身肿瘤筛查，但在儿童往往是特发的。最近报道的一种见于儿童的热性感染相关性癫痫综合征（FIRES），表现为类似边缘叶脑炎和难治性癫痫持续状态。除了快速进展的脑软化和生酮饮食可能对该病导致的癫痫发作有效外，我们对此知之甚少。

中枢神经系统的信号异常也可以由血管介导的疾病导致。血管炎是一种累及血管（尤其是动脉）的非感染性炎症疾病。血管炎可引起脑实质异常，影像表现与ADEM等病变相同，尽管在血管炎中，出血和胶质增生更常见。

正如第12章所观察到的，血管炎的诊断很难被证实。当CT血管成像和磁共振血管成像是正常的，此时就需要数字减影血管造影（DSA）进一步检查。即使DSA结果正常，仍不能排除血管炎。理论上，脑组织活检是诊断血管炎的金标准，即使这样，也常常不能得到明确的诊断。

另一个导致白质信号异常的血管病是可逆性后部白质脑病综合征（PRES），可能是可逆性大脑血管收缩综合征（RCVS）的变异型。可逆性后部白质脑病综合征被认为是自主神经调节失败损害了机体自我调节能力，（推测）使小动脉和毛细血管压力增高导致间质水含量增加。发生PRES的主要危险因素包括严重的高血压、免疫抑制治疗和妊娠。放射学检查最常见的表现是病变累及顶枕叶为主（因此，用术语"后"命名），并且在治疗基础疾病（如使血压正常化或停止免疫抑制剂）时，病灶通常会消退（因此，用术语"可逆性"命名）。重要的是要注意，在PRES中并不总是累及后部，并且它可能不是完全可逆的。它有时会累及额叶而不伴有顶枕叶受累，并可累及小脑。PRES很少出血，所以PRES做影像检查时如果发现出血，应警惕是否有血管炎等病变。

（朱　莎）

第11章 脑 积 水

一、前言

　　脑积水是颅内过多脑脊液的病理性积聚，通常位于脑室系统并常伴有脑室压力增加。脑积水可分为先天性和获得性，且在儿童神经影像学中经常遇到。虽然对脑积水最基本的概念很容易掌握，但是该病发生的频率和复杂性有助于更好理解其病理生理机制以及选择治疗方案。

二、脑积水基本模型

　　脑积水最基本的模型目前被认为过于简单化，但仍是描述该疾病过程的一个合理的出发点。脑脊液（CSF）主要由两侧侧脑室脉络丛产生。脑脊液然后通过室间孔进入第三脑室（图11-1），在收缩期时由于动脉扩张使脑脊液移位，脑脊液以搏动的方式被推动。从第三脑室，脑脊液通过中脑导水管（位于中脑被盖和

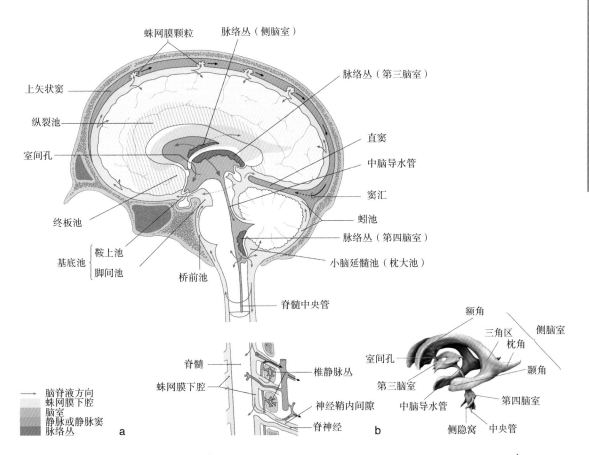

图 11-1　脑脊液循环路径（引自 Atlas of Anatomy，©Thieme 2012，Illustration by Karl Wesker.）

四叠体之间）。四脑室的脑脊液通过正中孔向下流到小脑延髓池，通过Luschka孔向外侧流到延髓外侧池。脑脊液最终被硬脑膜和蛛网膜颗粒吸收，并进入血液。

据估计，成人每天可产生高达500ml的脑脊液，但在任何给定时间脑脊液体积大约有150ml，表明了每天脑脊液可多次循环。因此，存在脑脊液的产生、运输和吸收之间的平衡。这些因素中的任何一个的改变都可能导致脑积水。

脑积水最常见的模式是中脑导水管梗阻（导水管狭窄或梗阻）（图11-2）。中脑导水管可因脑出血后血液中某些成分、脑膜炎形成的炎症碎片或是肿块形成的外部压力（如松果体

瘤或顶盖胶质瘤）形成狭窄或梗阻。中脑导水管狭窄可以是先天性的，是一种与X-连锁有关的遗传病。这也是许多菱脑融合畸形患者的伴发表现，是后脑分裂异常导致下丘不完整的侧向迁移（中脑融合畸形）和由此产生的对中脑导水管下方的发育延迟。

脑导水管狭窄或阻塞会导致侧脑室和第三脑室内脑脊液的过量积聚，这种情况被称为三脑室脑积水。在不同程度的狭窄下，侧脑室的额角和颞角会变得饱满，终板会向前弓，第三脑室底会向下弓，并使第三脑室视隐窝和漏斗隐窝张开。在这种情况下，第四脑室不扩张。在以前中脑导水管狭窄或阻塞被称为阻塞性脑积水。

假定中脑导水管是通畅的，如果第四脑室也扩张，种情况被称为四脑室脑积水（图11-3）。历来被归因于脑脊液产生过多和（或）吸收不足，称为交通性脑积水；然而，这个术语经常被错误地应用并产生误导。许多四脑室脑积水实际上是有梗阻，有蛛网膜网或膜阻碍脑脊液流出第四脑室（图11-3）。持续存在的无开窗的Blake囊肿被认为是四脑室流出道梗阻的一种原因。众所周知，脑膜刺激征/感染脑膜炎患者有可能损伤脑脊液重吸收导致四脑室扩张，可能有轴外间隙扩大。轴外间隙扩大在新生儿更常见，是因为新生儿颅骨有扩张能力（图11-4）。

只有蛛网膜下腔扩大而无脑室扩大的征象，这种脑积水被称为周围性脑积水。这一概念令人困惑并经常被错误地应用；大多数怀疑有这种情况的患者其实有正常的压力，相反这

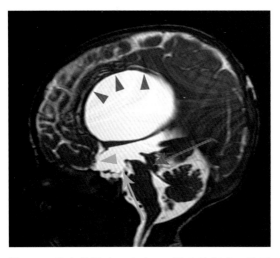

图11-2　导水管狭窄。出生3天男孩脑积水，使用**FIESTA**获得的头部矢状位图像显示中脑导水管消失（红箭），导致终板向前弓（绿箭头），第三脑室底向下弓（绿箭），胼胝体向上弓（红色短箭）。在这例先天性导水管狭窄患者，第四脑室无扩张

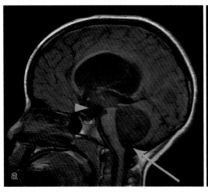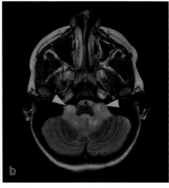

图11-3　第四脑室流出道梗阻。**a.**矢状位T2WI图像显示第三脑室隐窝扩张（蓝色短箭）和第三、四脑室明显脑脊液流动伪影。**Magendie**孔显示通畅，但是此区域未见脑脊液流空（蓝箭）。**b.**轴位T2WI图像显示通过**Luschka**孔的膜状弓起（蓝色短箭）。这表示膜导致的四脑室流出道梗阻和第四脑室脑积水。虽然中脑导水管是通畅的，考虑到脑室和蛛网膜下腔之间是沟通的，但是这是一个第四脑室非交通性脑积水

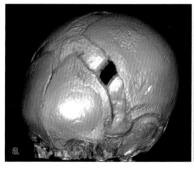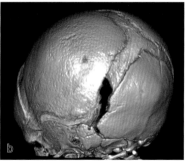

图11-4 颅缝张开。三维颅骨重建，从（a）前斜位和（b）后斜位投影，一个进展性的大头畸形3岁患儿，展示了扩大的冠状缝、矢状缝、鳞缝和人字缝

种情况应该被称为婴幼儿的蛛网膜下腔良性扩大（BESSI）（下面进一步描述）（图11-5）。

类似的，一个患者有可能有扩大的脑室（脑室扩张），而同时没有任何脑脊液压力的异常或脑脊液产生/运输/吸收的不平衡。最常见

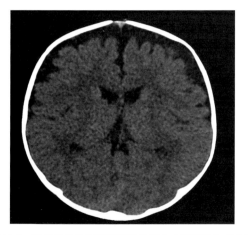

图11-5 婴幼儿的蛛网膜下腔良性扩大（BESSI）。7个月大的大头畸形轴位CT图像显示正常脑实质和覆盖在双额叶的蛛网膜下腔增宽。可以看到穿过蛛网膜下腔的皮质静脉，并且没有可见的轴外积液和对脑实质的占位效应，在大头患者见到这种情况符合BESSI

的情况是脑室旁脑实质体积减小，导致脑室系统牵拉性扩大（图11-6）。这种情况可以存在无脑积水的脑室扩大，这种情况下不会从脑脊液分流中获益，如脑室腹腔（VP）分流术。然而，儿童脑实质体积减小的一个常见原因是既往生发基质出血和（或）早产儿的白质疾病，它们本身可能导致脑积水。因此，脑积水患者可叠加牵拉性脑室扩大。很难鉴别这两种疾病；然而，很重要的是要知道单纯牵拉性脑室扩大的脑室内压力是正常的，所以第三脑室隐窝不会异常张开，而且中脑导水管应通畅。

另一种更复杂类型的脑积水是复杂脑出血后脑积水，在早产儿中常见。除了阻塞中脑导水管，这种疾病还可能存在侧脑室的包裹性膜和粘连，可能需要囊肿开窗术或在每个侧脑室都放置单独的分流导管（图11-7）。

三、脑积水的治疗

（一）分流

脑积水的治疗主要与脑脊液分流有关。最常见的分流类型是通过VP分流器，将导管置

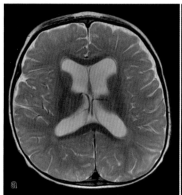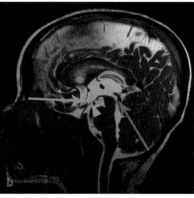

图11-6 脑室系统牵拉性扩大。a.10个月龄儿童头部的轴位T2WI图像显示两侧脑室均有轻微的脑室扩大，但大脑半球脑沟内的脑脊液间隙正常；b.使用FIESTA获得的矢状面图像显示了中脑导水管通畅（红箭）、终板（蓝箭）以及第三脑室底部（蓝色箭头）位置正常，第三脑室视隐窝和漏斗隐窝无张开。这证实了患者脑室扩大的基础是牵拉性的，这是脑白质体积轻度丧失的结果，与脑积水没有任何关系

入脑室系统并引流入腹腔。用于分流CSF的分流器可以具有调节CSF流量的压力阀，只有当压力超过某个值时流体才通过导管。一些分流导管甚至可以重新调整压力设置，这是通过磁性装置无创地完成的。用于此目的的可编程分流阀会在磁共振成像（MRI）上产生伪影（图11-8），并且需要在MRI之后确认并重新检查分流阀设置，以防止分流过度或不足。

插入分流管后如果过度分流，会使颅内压变得太低。一般表现为侧脑室较小，双侧大脑半球蛛网膜下腔增宽，易于形成硬膜下积液。较低的脑脊液压力也会在影像上出现光滑的弥漫性硬脑膜强化，这与硬膜外静脉丛的充血有关。

虽然VP分流是最常见的分流类型，但是分流管远端也可以放置在腹膜以外的地点，例如胸膜腔内（脑室胸腔分流术）或在上腔静脉/右心房内（脑室心房分流术）。

分流导管会阻塞，导致脑积水。分流故障最常见类型是分流管脑室内部分阻塞，通常是由于脉络丛生长到导管的侧孔中。此位置的阻塞称为近端分流故障。另一种类型的近端分流故障是导管从脑室系统脱出。导管的扭结或中

断也可以影响脑脊液引流；这可能是由于导管管道从分流储液器中移出（图11-9）。

另一种类型分流故障是分流导管远端的阻塞（即远端分流故障）。这可能与导管远端周围的粘连有关，导致包裹性积液，被称为假性囊肿或"脑脊液瘤"，围绕导管尖端（图11-10）。如果导管尖端嵌入、抵靠解剖结构或其他结构（例如肝脏），也会发生远端阻塞，但这种情况不太常见。

感染可能是分流故障的另一个原因。分流管感染可能需要移除部分或全部分流管。

有些脑积水患者不需要永久性分流管。这种情况见于术后患者即刻放置导管或脑膜炎患者需要临时导管。为了实现临时引流，可以插入与VP分流颅内相同的导管，但颅外部分终端不会放置在患者身体的某部分内，而是放在外部储存器。这就是所谓的脑室外引流（EVD）。EVD和分流导管可以恰当地称为脑室造瘘术。外科医生有时可能要VP改变成EVD，例如为防止患者的腹膜炎感染颅内蔓延。有可能保持分流管颅内部分完整，但用这种方式连接分流导管使它的功能像一个EVD。此过程称为分流导管的外化。

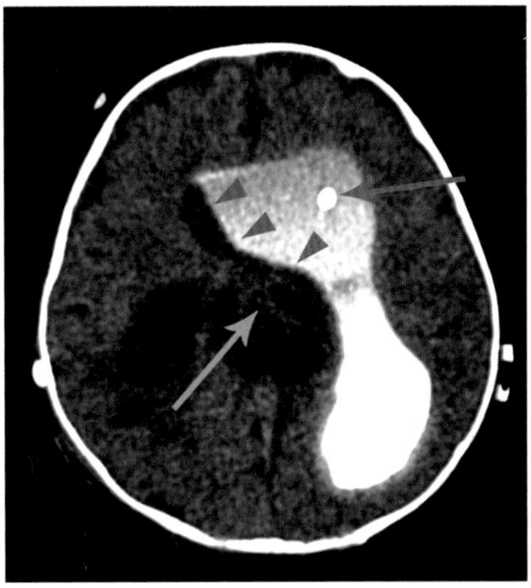

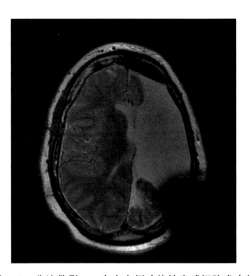

图11-7　出血后包裹性脑积水。在26周妊娠出生的4个月大的婴儿中，轴位CT脑室造影术图像。通过婴儿分流导管（红箭）注入碘造影剂后获得图像。左侧侧脑室有造影剂高密度影，但在左侧侧脑室和低密度右侧侧脑室之间可见膜（红色箭头）。该位婴儿出现包裹性出血性脑积水后，中线区可见多房性低密度囊性改变（绿箭）

图11-8　分流伪影。一名有左侧功能性半球切除术史的17岁女性，轴位T2WI图像显示由可编程分流储液器产生的伪影引起左后顶区信号丢失。当出现这个问题时，重要的是要确保患者有适当的随访，以便可以调节分流器，因为在磁共振成像扫描仪的磁场中设备有可能被重置了

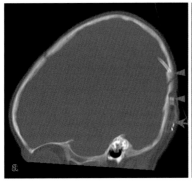
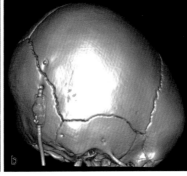

图 11-9　分流管断开。**a.** 矢状骨算法 CT 图像显示此患者分流导管的颅外部分不连续（红色箭头之间），其靠近分流储液器（红箭）；**b.** CT 三维重建显示了导管不同部分和颅骨之间的关系

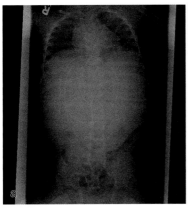
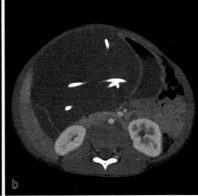
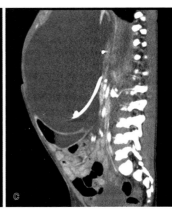

图 11-10　CSF 瘤。**a.** 一名有分流障碍的 3 岁男性，腹部 X 线正位片显示远端分流管在腹部无气部位缠绕；**b.** 轴位；**c.** 矢状位 CT 显示在 CSF 聚集区（CSF 瘤或 CSF 假性囊肿）内盘绕的导管

（二）其他治疗

除了分流，还有其他形式的治疗脑积水。在中脑导水管水平梗阻患者，主要异常是 CSF 的流通问题，而脑脊液的产生和吸收可能是正常的。放置永久导管有随后失败的风险，一种替代方法是内镜手术技术，该技术在第三脑室底部造瘘，使第三脑室及鞍上池脑脊液之间自由通行（图 11-11）。这种技术被称为内镜下第三脑室底造瘘术（ETV），如果中脑导水管阻塞是导致脑积水的唯一病变，那么 ETV 可以治疗这种脑积水。松果体肿块引起的脑积水，进行 ETV 时通常同时对患者进行活检。

一种比分流或 ETV 更新的技术，常用于缺乏充分医疗资源的地区，是对侧脑室脉络丛进行烧灼，以减少 CSF 的产生。虽然这种手术比分流放置更具挑战性，但它降低了分流故障的风险。第三世界国家的农村地区儿童可能只有一次机会对脉络丛进行烧灼手术，并且没有

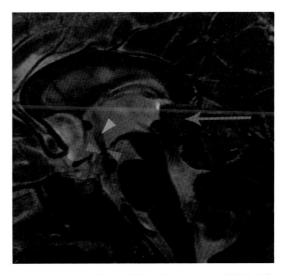

图 11-11　内镜下第三脑室造瘘术（ETV）。7 岁男孩头部患有松果体区肿瘤的（红箭），采用 FIESTA 获得矢状面图像。患者行 ETV 时同时接受肿瘤活检。可见第三脑室底部的缺损区（红色箭头之间），并且可见 CSF 搏动的流空影（蓝色箭头），证实了 ETV 的瘘口是开放的。这个病灶是松果体母细胞瘤

途径做脑部成像，如果分流失败时没有机会做分流翻修手术。随着脉络丛烧灼技术的成熟，它可能会在发达国家得到更广泛的应用，既可作为脑积水的主要治疗方法，也可作为分流的辅助手段。

四、分流后检查的判读

当判读分流术后患者的脑部CT或MRI检查时，对扫描出来的图像进行详细分析，以及与患者先前的影像资料进行比较十分重要。对于分流导管，必须评估导管尖端的位置。如果导管尖端不在脑室内，则可能有引流受限。要知道，导管的尖端不是CSF唯一入口，沿着导管最远端部分的侧孔也允许CSF从脑室引出。CT需要观察到分流管颅内段和可见的颅外段，使用矢状面和冠状面骨算法重建图像观察比较理想。

详细比较四个脑室每个脑室的大小很重要。但把脑室看作一个完整的整体也是非常重要的，因为脑室大小和其他性质的细微变化如果没有密切关注可能很容易地被忽略。脑室大小测量可以使用绝对值或使用比率来进行。如果在所有检查中，测量脑室大小和尺寸都使用相同的技术，则绝对值测量更精确；如果在不同检查中患者头部的位置不同，绝对值测量可能是困难的。绝对值测量可以用在：丘脑尾状核沟或侧脑室前角水平的侧脑室体部横径（图11-12）；侧脑室部分的大小，例如额角、颞角

或三角区；第三脑室的横径测量。第三脑室横径测量的可重复性很强，并且当患者头部倾斜时，对其影响小于侧脑室的横径测量，尤其是如果有冠状图像时。第三脑室横径即使有微小变化也是有临床相关性的，以记录脑积水恶化和对恰当分流的反应。

脑室的线性大小有时可能难以可靠地比较，特别是在超声影像中。因此，有时比较比率相对容易，例如，侧脑室前角的横向尺寸与同一平面上颅骨的横向尺寸的比例，即Evans指数。虽然这是一种常用的技术，但对颅缝未闭儿童的脑室大小的变化（增大和减小）可能不敏感，因其脑室大小的变化可以与头部大小的相应变化相关。因此，需要密切关注脑室形态学的其他方面以及用于计算Evan's比值的绝对测量值。如果可以查阅到患者的病历，查看头围是否有变化可以帮助更好地了解患者的状况。

由于儿科人群颅缝的动态变化特性，脑室大小的急性变化可能导致颅缝的增大（图11-4）。在这些患者的检查中比较脑室大小需要仔细的测量。在定性或定量的基础上，简单地比较脑室大小与颅骨横向尺寸的比率可能会忽视脑室大小的变化。因此，如果头部尺寸有相应和成比例的变化，依靠Evan's比值这样的比率将不能检测到脑积水恶化（或者改善）。

在某些情况下，外科医生试图去除故障分流泵，但分流导管不适合撤出，可能是因为粘连，需要外科医生在颅骨部位切断导管并使颅

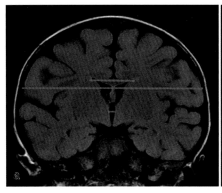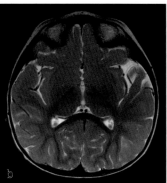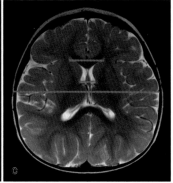

图11-12　脑积水的测量。a.冠状液体衰减反转恢复图像显示可以在脑积水中进行的各种测量，例如（从上到下三条线）侧脑室体的横向尺寸、颅骨的横向测量和第三脑室的横向尺寸；b.轴位T2WI图像显示第三脑室的横向测量；c.轴位T2WI图像显示（从前到后三条线）脑室前额角横向测量、侧脑室体和颅骨的横向测量

内部分保持不动，被称为"弃置"分流。当患者检查发现不仅一个分流管时，密切注意每一个分流管及其管道。但是，不应该将弃置的导管误认为意外断开的分流管。当对此有不确定时，回顾患者分流时的不同检查，回顾病历当中的手术记录，必要时同患者的神经外科医生进行交流以寻求帮助。

五、急性脑积水

儿童急性脑积水可引起各种症状，包括头痛、恶心、呕吐、嗜睡和心动过缓。一个提示急性脑积水的征象是脑室周围间质水肿（图11-13），首先发生在侧脑室额角和枕角附近。相对于正常的邻近白质，会在CT图像上表现为低密度，在T2和液体衰减反转恢复（FLAIR）图像上表现为高信号。这在以前被称为"脑脊液经室管膜流动"，但这个术语对脑室周围间质水肿相关病程的描述是不准确的，应该避免使用。现在已知有脑脊液流入实质是正常的。由于中枢神经系统没有淋巴系统，CSF的吸收可以直接从间质间隙进入静脉系统。在急性脑积水中，实质内的静脉系统受到压迫，CSF的吸收减少。因此，最近的证据表明，急性脑积水的水肿与CSF从间质间隙的吸收减少有关，而不是CSF进入间质间隙增加。出于这个原因，在急性脑积水中，"脑室周间质水肿"被认为是比"脑脊液经室管膜流动"或"管膜水肿"更准确的描述性术语。

六、婴儿蛛网膜下腔的良性增大

婴儿期蛛网膜下腔的良性增大（BESSI）是幼年时发生的一种情况，脑发育正常但头骨生长稍微加快。因此，有这种情况的儿童将在5～6个月大的时候出现大头。脑体积大致正常，双侧大脑半球的蛛网膜下腔显著增大。婴幼儿蛛网膜下腔的良性增大应该是一个双侧对称的改变，没有中线偏移或出现脑实质占位效应，血管通常会正常穿过蛛网膜下腔（图11-5）。如果血管没有穿过这个间隙，就必须怀疑硬膜下积液［水瘤和（或）慢性血肿］。在BESSI中可能有轻微的脑室扩大。婴儿蛛网膜下腔良性增大通常是一种自限性的状态，头围在1～2岁正常。

尽管BESSI不是脑积水，但本章仍做讨论有两个原因。首先，其常在5或6个月大时因为大头做检查被诊断出来，而脑积水正是大头畸形的主要原因之一。其次，BESSI有时被称为外部性脑积水，虽然这可能是一个不正确的描述。一些理论将BESSI与成年期发生的正常压力性脑积水联系起来。这个概念还没有被广泛接受，但正在被积极研究，而且随着研究的继续，更多的人可能会知道。

同样重要的是，虽然BESSI通常在约6个月龄因为大头做检查被诊断出来，但是在还没有表现出大头的较轻情况下，也可能在3或4个月龄由于其他原因（例如癫痫发作或创伤）进行检查时，偶然被检出。

七、影像学技术

在新生儿期，经前囟超声检查是脑积水及相关异常（如生发基质出血）的诊断和随访主要手段。磁共振检查可以作为一种排除性技

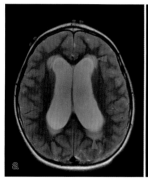
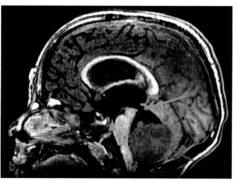

图11-13 脑室轴位间质性水肿。**a.**一名6岁男孩新发第四脑室肿瘤，轴位**T2WI**图像显示侧脑室增大，在毗邻前额角和侧脑室体后部（箭头）的白质中出现高信号，符合脑室周围间质性水肿；**b.**矢状**T1WI**图像显示肿块（红箭）阻塞导致导水管（绿箭）和第四脑室的上方扩张，以及终板前弓（红箭）、第三脑室底部下弓（绿色箭头）和第三脑室的松果体上隐窝张开（蓝色箭头）。这是导致急性脑积水的髓母细胞瘤

术，特别在是对于有包裹性脑积水（图11-7）或相关先天性异常患儿分流手术计划制订的时候。除非要对分流导管位置的紧急评估或详细描述，在新生儿群体中通常不需要CT。

由于在3或4个月龄以后前囟门开始闭合，超声成像技术效果不佳。此时，CT和MRI就成为脑积水评估的主要方法。过去CT用于脑积水儿童的紧急评估，以及评估导管的位置和完整性。MRI避免了电离辐射并提供更好的软组织细节。它可以在第三脑室底部造瘘前用薄层影像评估中脑导水管的通畅性，也可以进行脑脊液流动的心脏门控相位对比检查。目前MRI扫描可以在T2加权像或梯度回波图像上识别大多数分流导管，这在早期的MRI仪器不可能实现的。具有快速脑积水成像方案的磁共振成像仪器，使用部分傅里叶T2回波［例如，半傅立叶采集单次激发自旋回波（HASTE）或单次T2WI］，每个成像序列在10～20秒就可以获得脑部成像。可以在多个平面上采集图像，并且可以在患者没有镇静的情况下进行成像；如果患者移动，该序列需要重复扫描。

八、脑脊液动力学和Monro-Kellie假说

讨论CSF生理学时，Monro-Kellie假说是一个重要概念。它假设头盖骨具有固定的容积，其内部是脑实质、血液和脑脊液。因为没有任何组分是可压缩的，所以在心脏收缩期间，因为压力增加血管扩张，与血管扩张容积相等的CSF必须移位。发生这种移位的两个主要部位是视神经鞘和脊髓，其中的每一个部位都被脂肪和（或）可压缩的静脉丛环绕，容许颅骨所不能提供的扩张。这是引起CSF通过枕骨大孔动态流动的搏动来源，在Chiari I型畸形枕骨大孔变得阻塞。请注意，在颅缝关闭之前，特别是在出生后前6个月，Monro-Kellie假说并不成立，因为开放的颅缝提供了动态的颅骨容积。因此，在生命的这个时期内评估CSF流动，可能无法检测到颅骨发育成熟患者的典型流动速度，而在这个非常年轻的患者群体中，根据脑脊液流动成像，可能错误地认为中脑导水管狭窄。

（李　凯　张　俊　孔德生）

第12章 血管异常

一、概论

颅内血管可以存在先天性或后天性异常，可导致脑实质损伤。了解正常的颅内血管解剖、常见的发育异常以及后天性疾病情况，有助于明确脑损伤的原因，在造成不可逆转的损伤之前采取相应的治疗措施（图12-1）。

二、正常解剖

（一）动脉

脑动脉血流主要来自四根血管：双侧颈内动脉供应大脑前循环，双侧椎动脉则供应大脑后循环。颈内动脉穿过颞骨岩部、海绵窦，发出眼动脉，然后通过后交通动脉（PComA）

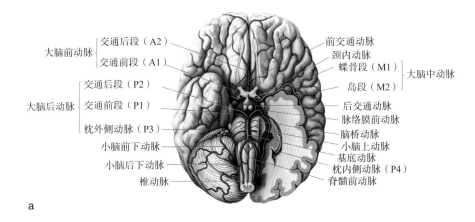

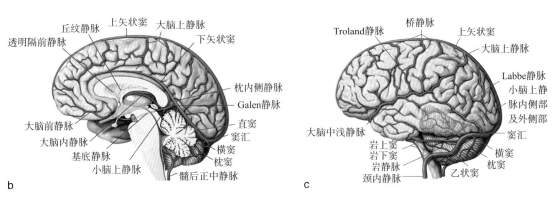

图12-1 血管解剖。a.脑动脉血供，包括前循环（大脑前动脉、大脑中动脉，起自颈内动脉）和后循环（基底动脉、大脑后动脉，起自椎动脉）形成Willis环；b.正中矢状位主要静脉窦及属支静脉解剖结构；c.侧位显示脑表面主要静脉结构。来源：**Atlas of Anatomy. ©Thieme 2012 作者 Karl Wesker**

与大脑后动脉（PCA）相通，继而发出脉络膜前动脉，最终在颈内动脉末端分为大脑前动脉和大脑中动脉（图12-2）。大脑前动脉依次分为A1，A2和A3三段，A1段起自大脑前动脉起始部，止于前交通动脉（ACOM）；A2段起自ACOM，止于额极动脉起始部；A3段起自额极动脉，止于胼缘动脉起始部；在此处，大脑前动脉（ACA）分为胼缘动脉和胼周动脉，分别走行在扣带回的上、下缘。

　　大脑中动脉（MCA）的分段按发出顺序依次命名，主要取决于每一分支的走行方向。M1段起自颈内动脉终点，水平向外走行；M2段在外侧裂内沿岛叶表面向上走行；此后大脑中动脉再次折向水平向外的方向延续为M3段走出外侧裂，进而向上延续为M4段分布于顶叶和后额叶表面（图12-2）。这种命名规范源自脑血管造影，MCA分支在不同的个体中有很大的变异。

　　椎动脉V4段（颅内段）发出供应小脑半球下方的小脑后下动脉（PICA）。两支椎动脉融合为基底动脉，基底动脉中段发出小脑前下动脉（AICA），为小脑中部供血，但小脑前下动脉变异较多。基底动脉远段发出小脑上动脉供应小脑上部。基底动脉终末段在桥前池分出双侧大脑后动脉（PCA），大脑后动脉围绕中脑沿大脑脚池和环池向后走行（图12-2）。P1段起自PCA起点，止于PCA和PCOM的汇合点；紧接着是P2段，走行在环池中；P3段和P4段是更远的分支，分别走行在四叠体池中并分布在枕叶。

（二）静脉

　　上矢状窦位于颅骨矢状缝下方、大脑镰的上方，是最重要的大脑浅部皮质静脉引流系统。大脑表面静脉引流主要经上矢状窦向后下引流汇入窦汇（图12-3）。在窦汇处，直窦与上矢状窦汇合后向外经双侧横窦引流。乳突气房后方有双侧乙状窦，是双侧横窦向下引流的延续。乙状窦穿过颈静脉孔汇入颈内静脉。双侧横窦/乙状窦发育并不完全一致，一般情况下，右侧横窦/乙状窦处于优势，较左侧横窦/

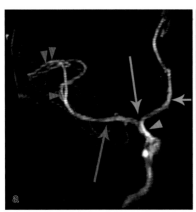
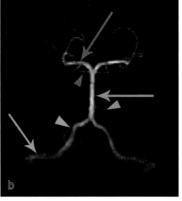

图12-2　动脉解剖。a.前循环磁共振血管成像（MRA）最大信号投影（MIP）显示颈内动脉床突上段（蓝箭头）在颈内动脉末段（蓝箭）分支，分别是位于内侧的大脑前动脉（绿箭）和外侧的大脑中动脉M1段（红箭）、M2段（红箭头）和M3段（双红箭头）；b.后循环MRA MIP显示椎动脉颅内段（绿箭）发出小脑后下动脉（绿箭头）。基底动脉（蓝箭）发出小脑前下动脉（蓝箭头）。基底动脉远端发出小脑上动脉（红箭头）和大脑后动脉（红箭）

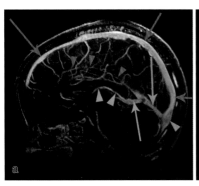
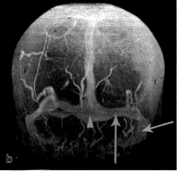

图12-3　静脉解剖。a.矢状位T1WI加权减影（增强图像减去平扫图像）显示大脑内静脉（绿箭头）延续为Galen静脉（绿箭）后和下矢状窦（红箭头）汇合形成直窦（蓝箭）；直窦和上矢状窦（红箭）汇合于窦汇（蓝箭头）。b.MRV MIP显示窦汇（蓝箭头），流入双侧横窦（蓝箭）、乙状窦（绿箭）

乙状窦引流更多的静脉血。

大脑深部的灰质核团主要经丘纹静脉引流。丘纹静脉与透明隔前静脉汇合后形成大脑内静脉，透明隔前静脉沿每侧大脑的前透明隔走行。大脑内静脉向后走行，与沿海马走行的Rosenthal基底静脉汇合。这四只静脉与上蚓静脉汇合形成Galen静脉。随后，Galen静脉与下矢状窦汇合形成直窦。随后如上所述，直窦汇入窦汇，经双侧横窦向外侧引流。

大脑的静脉引流中还包括两组海绵窦。海绵窦接受大脑中浅静脉（侧裂静脉）和眼上静脉的引流，并经岩上静脉向下流出。岩上静脉与近端乙状窦相通，而岩下窦汇入颈静脉球。颈静脉球是经颈静脉孔走行、乙状窦和颈内静脉连接处的静脉结构。

大脑皮质表面有许多静脉，且解剖变异较多。主要皮质引流静脉包括向上方引流的上吻合静脉（Trolard静脉）和向后方引流的下吻合静脉（Labbe静脉）。Trolard静脉位于双侧大脑半球的侧面，伴有多个分支向上汇入上矢状窦，Labbe静脉向后汇入双侧横窦。

三、影像学技术

（一）超声

尽管超声在评价颅内脑血管方面受到种种限制，它仍然是一个重要的影像学评价方法。多普勒超声可以在新生儿中枢神经系统（CNS）评价中发挥重要作用，如诊断Galen静脉动脉瘤样畸形（图12-4）。对新生儿ACA进行血流波形分析也有助于评价儿童颅内压（见第5章）。经颅多普勒对镰刀样红细胞贫血患儿随访有重要作用，有助于确定输血的时间。当此类患儿MCA血流速度加快时，卒中发生的风险明显增高，而输血可以减少卒中的发生。

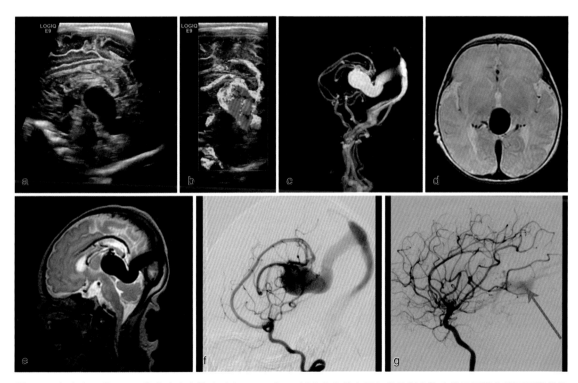

图12-4 超声发现的Galen静脉动脉瘤样畸形（VGAM）。a.新生儿自前囟行矢状位超声检查提示四叠体池可见囊状结构；b.多普勒超声提示病变为血管结构，供血动脉位于病变上方，证实VGAM的诊断；c.矢状位动态增强磁共振血管成像MIP，动脉期显示增粗的大脑前动脉/胼周动脉为动脉瘤样扩张静脉结构供血，动脉期在静脉系统内见到对比剂，而未见脑实质分支血管显影；d.轴位；e.矢状位T2WI显示动静脉扩张结构的血管流空信号；f.脑血管造影侧位像显示，颈内动脉注入对比剂后，扩张的静脉结构由于分流而导致在动脉期显影，伴少许实质血管显影；g.介入治疗后10个月随访脑血管造影侧位像见中线静脉结构少量显影（红箭），脑实质血管显影较前明显改善

（二）CT血管成像

CT血管成像利用碘对比剂和电离辐射进行血管成像。当对比剂团注进入血液后迅速成像，此时对比剂大部分仍然存留在动脉内，这样就可以对动脉腔内的异常结构、狭窄和闭塞进行评估。同理，如果延长注入对比剂和采集图像的时间间隔，就可以获得CT静脉血管成像。CT血管成像可进行多平面重建（MPR）和3D重建，但3D重建时可能由于颅底骨质结构的阻挡影响图像质量。

（三）MR血管成像

MR血管成像（MRA）通常使用3D时间飞跃法进行血管重建而不使用对比剂。这一技术可以采集血流信息，但由于成像时间较长，所以检查过程中患者的活动会影响图像质量。同时，湍流和高度狭窄也会形成伪影。MRA的优势在于无电离辐射，而且对于邻近骨质结构或被骨质结构包绕的血管显影清晰。与非增强MRA相比，增强MRA可以减少因湍流和慢速血流造成的伪影，同时能够更好地显示静脉结构，这也是增强MRA的优势所在。动态MRA可以从注射对比剂开始即进行无创、无辐射连续显像，也可提供传统脑血管造影的动态信息，但动态MRA空间和时间分辨率较低并且无法进行血管选择性显像。

（四）MR静脉成像

MR静脉成像技术可以用来评价颅内静脉结构。包括流动敏感非对比增强技术，如2D时间飞跃和相位对比。但这两种成像技术受到湍流和血管狭窄的影响，而且由于静脉血流明显慢于动脉，通过非强化技术获得的图像与MRA图像相比有更多的伪影。如果需要了解更详细的静脉结构，增强MRV可以提供更多的信息。

（五）数字减影血管造影

传统的评价血管结构的金标准是数字减影血管造影（DSA），也称为导管造影或传统血管造影。这是一项血管内有创技术，需要使用电离射线，儿童患者通常需要在镇静下才能进行，同时还可能会导致卒中和其他血管并发症。然而，DSA的空间和时间分辨率是其他无创检查技术所不能比拟的，同时DSA还可以进行选择性血管造影。DSA技术是血管内治疗的良好辅助手段；它通常只用于治疗过程规划或病变排除，不应该是主要的诊断工具。

（六）灌注成像

灌注成像技术能够评价脑组织血流灌注。最常用的办法是注射放射性核素后通过核医学检查评估放射性示踪剂的分布。这一检查可帮助评价脑血管疾病，如烟雾病（Moyamoya病）；癫痫患者发作时高灌注或发作间期低灌注（见第9章）；或评价怀疑脑死亡患者的脑血流（图12-5）。

近年来，很多其他方法被用来进行脑灌注的评估，其中CT灌注成像被广泛应用于成人急性脑卒中和血管痉挛的评估中，但由于成人和儿童疾病过程的差异和该技术所需较高的辐射剂量，限制了CT灌注成像在儿童患者中的广泛应用。

目前有3种MRI技术可用于评价灌注，动态磁敏感增强（DSC）MRI通过注射高剂量钆对比剂后的首过T2*效应分析血流参数。这一技术已经应用在脑卒中、脑血管疾病和肿瘤诊断。动态对比增强（DCE）成像是一种广泛用于肿瘤成像的动态T1加权技术，通过注射对比剂后连续进行T1WI成像。动脉自旋标记（ASL）是一种不需静脉注射对比剂的MRI技术。已经广泛应用于脑血管疾病的诊断，包括急性脑卒中、动脉粥样硬化性疾病、血管痉挛和烟雾病，此外还应用于偏头痛急性发作的检查。

四、颅内血管异常和后遗症

（一）动静脉畸形

动静脉畸形（AVM）是缠结在一起的血流量很大的发育不良的血管团，它会导致动静脉短路（图12-6）。AVM供血动脉和引流静脉可以是一支或多支，混乱的血管之间血流阻力很小，促进了短路。AVM发育不良血管的中心部分被称为"巢"，这也是产生动静脉短路的地方，通常巢内没有正常的脑组织。

AVM治疗包括注射液体栓塞剂的血管内

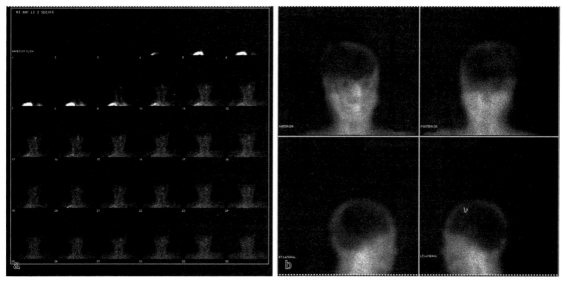

图12-5 脑死亡检查。a.11岁男孩脑外伤后状态，注射Tc-HMPAO后每间隔2秒进行冠状位扫描结果提示未见脑血流灌注；b.多平面采集提示脑组织内未见HMPAO聚集，而头面部软组织和头皮结构中可见药物聚集。与临床情况相适应，这些表现符合脑死亡标准

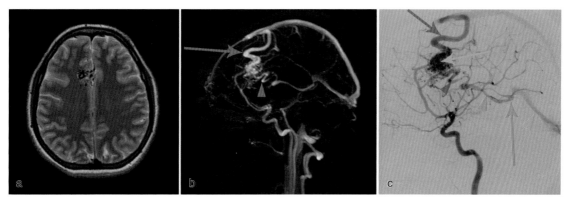

图12-6 动静脉畸形。a.轴位T2WI像显示右额叶中线旁明显纡曲流空信号；b.动态增强MRA矢状位MIP显示病灶主要由增粗的右侧大脑前动脉供血，主要经一支增粗的静脉直接引流至上矢状窦（红箭），同时小部分引流至大脑内静脉（红箭头）；c.侧位DSA证实病灶（绿箭）主要由表浅静脉引流（红箭），同时经深部静脉（红箭头）引流至大脑内静脉（蓝箭头）、Galen静脉（蓝箭）以及直窦（绿箭头）

栓塞、手术切除和放射治疗。很多AVM采取的是综合治疗方案。目前有一套评分系统用于评估AVM是否适合切除，它主要基于AVM体积大小、是否存在深部引流或皮质引流、是否位于/邻近脑功能区（表12-1）。评分越低，越适合手术切除。需要注意的是这一评分系统只能为手术提供一定的指导意义，并不能预测出血或卒中风险。AVM体积较大、随时间不断生长、引流静脉狭窄、存在静脉瘤和巢内血管纡曲这些特征会增加出血的风险。

表12-1 脑动静脉畸形Spetaler-Martin评分系统

动静脉畸形表现	评分
巢的大小	<3cm=1分
	3～6cm=2分
	>6cm=3分
邻近脑组织是否为功能区	位于功能区=1分
	非功能区=0分
静脉引流	浅静脉引流=0分
	深静脉引流=1分

AVM可以是无症状偶然发现的，也可以表现为癫痫发作或脑出血。

（二）动静脉瘘

动静脉瘘（AVF）是动静脉之间的直接短路，具有单一的供血动脉和引流静脉，动静脉之间通过瘘管连接，有时被称为"单一瘘"（图12-7）。通过外科手术或（和）介入的方式闭塞瘘口是治疗这种疾病的有效方法。AVF也可以有多个瘘管连接，这种情况下很难确定。若AVF由颅外动脉供血，同时经颅内静脉引流，则被称为硬脑膜动静脉瘘（dAVF）。

（三）动脉瘤

与成人相比，儿童颅内动脉瘤的发生率明显偏低，且经常与神经纤维瘤病1型以及Loewys-Dietz综合征等结缔组织及血管发育不良疾病并发。AVM和AVF中动脉瘤以及静脉系统内压力增高引起的静脉瘤的发生率较高。镰状细胞病患者颅内动脉瘤的发生风险较高。系统性感染患者容易发生感染性动脉瘤（真菌性动脉瘤），外伤患者容易发生夹层动脉瘤（假性动脉瘤）。

（四）Galen静脉动脉瘤样畸形

Galen静脉动脉瘤样畸形（VGAM）是一种可导致动静脉短路的发育异常，并向中线后部静脉结构引流（图12-4）。尽管它被称为VGAM，但在这种疾病中，静脉血管本身并未受累，短路导致血流量增大，Galen静脉和直窦扩张。

VGAM有两种亚型，一种是脉络膜血管的AVM（"脉络膜型"），另一种是存在AVF（"壁型"）。脉络膜型通常在围生期表现为高输出量性心力衰竭的症状，而在壁型这种情况可能会出现儿童期的后期。VGAM的壁型可以是单瘘或多瘘，瘘管越多越大，症状出现得越早。

向VGAM供血的脉络膜血管不仅包括常见的脉络膜前动脉，也包括来自PCA和ACA远端分支的脉络膜后动脉，以及ACA远端/胼周动脉，穿过脉络膜上动脉后方。尽管VGAM的供血可以来自ACA、PCA以及发自颈内动脉（ICA）的脉络膜前动脉，但大脑中动脉通常不会参与供血。

VGAM引起的动静脉短路导致引流静脉充血。实际上，引流静脉可能并不是Galen静脉本身，而是原始的中前脑Markowski静脉，但由于血流量过大，它不能最终发展为成熟的Galen静脉和直窦。通常经VGAM的动脉一侧

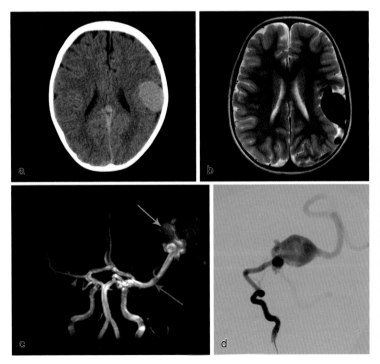

图12-7　动静脉瘘（AVF）。a.7岁男性患儿的头部轴位CT显示左侧顶叶下部表面的椭圆形、高密度、轴外占位，没有脑膜尾征；b.轴位T2WI MRI显示病变弥漫低信号，表示较大的血管流空；c.MRA的MIP显示左侧MCA（红箭）相对于右侧MCA（红箭头）不对称增粗，以及梭形的动脉瘤内的动脉血流（绿箭）；d.侧位DSA显示动脉期囊袋样静脉结构，与引流静脉直接相连，但无脑实质血管的显影，提示存在"盗血"现象。动静脉瘘由单支供血动脉通过单一瘘口与单一引流静脉相连，而缺少动静脉畸形那样的中间的毛细血管床或巢。此患者为AVF

的血管内介入治疗，已经革新了VGAM的治疗。在血管内介入治疗出现之前，该畸形的死亡率约为40%，现在该疾病的死亡率已下降为8%。此畸形儿童患者中有1/3 ~ 1/2神经发育是正常的。VGAM的治疗是在减少由畸形引起的短路和等待提供治疗之间的平衡，因为当患儿长大后，畸形的治疗会变得相对容易。有计划的分期治疗是治疗VGAM的最常用方法，可以根据Bicetre标准指导适当的治疗时机，该标准为早期/紧急干预和延迟计划干预患者进行观察的利与弊之间的平衡，提供了客观的评定方法。

在治疗VGAM时，重要的是要知道有这种畸形的儿童可能会出现脑室扩大和脑积水。这一现象的病理生理学是复杂的，部分是因为脉络膜血管丰富导致CSF产生增加，而静脉压力升高导致CSF吸收减少。脑室造瘘放置导管并不能缓解这两种异常情况，在VGAM高静脉压力的情况下，脑脊液压力的降低还会造成非常高的灾难性出血风险。因此，脑室造瘘放置导管不能用于治疗由VGAM引起的脑积水。相反，应当治疗VGAM本身从而降低静脉压力。

（五）发育性静脉异常

顾名思义，发育性静脉异常（DVA）是静脉发育过程中的变异，变异可以发生于皮质静脉向深静脉系统引流的过程中，也可发生于白质向皮质静脉的引流中（图12-8）。DVA的特征性表现是"海蛇头"征，但这种征象经常是偶然性表现。海绵状血管瘤（见下文）经常与静脉畸形并发，并且可能会有相应症状。

（六）海绵状血管瘤

海绵状血管瘤是一团发育不良的静脉，随着时间推移，有反复微出血的倾向，会导致畸形周围形成一圈含铁血黄素沉积，在T2WI和SWI序列上表现为低信号（图12-8），中心在T1和T2像上有时会表现为不均匀高信号。海绵状血管瘤可以是偶发的，也可以表现为家族性。海绵状血管瘤患者在接受放射治疗（如治疗脑肿瘤）后容易新发海绵状血管瘤。含铁血黄素环可能因刺激皮质而诱发癫痫。海绵状血管瘤通常与DVA并发（图12-8）。

（七）毛细血管扩张症

毛细血管扩张症是一团微小的静脉网，在MR常规序列上很难发现，但在SWI上显示为低信号，并且有轻度强化（图12-9）。脑桥是毛细血管扩张症的常见发病位置。该疾病可能具有类似于海绵状血管瘤的病理生理学进程。

（八）急性卒中

尽管儿童动脉粥样硬化性疾病的发生率远低于成人，但儿童同样会发生急性卒中。DWI是快速诊断急性卒中的金标准（图12-10）。卒中可能发生在先天性心血管疾病患者、溺水或接近溺死的状态、创伤（和血管夹层）、血管痉挛、烟雾病以及其他情况。复苏后的患者，可能会有全脑缺氧损伤，因为小脑经常不会受到影响，冠状位DWI更容易发现在轴位DWI上双侧对称性的广泛性脑损伤（轴位DWI这种表现称为DWI 超级影像）（图12-11）。（译者注：超级影像又称过度显像，是指出现弥漫性且相当均匀性高信号，易误认为是正常图像。）

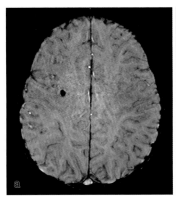
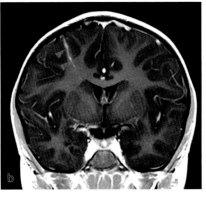

图12-8 发育性静脉异常/海绵状血管瘤。a.轴位磁敏感加权像显示10岁男孩右侧额叶后部局灶性低信号灶；b.冠状位增强T1WI图像显示一支延伸至边缘的增粗静脉（红箭头），符合发育性静脉异常，在磁敏感加权像上低信号表示海绵状血管瘤

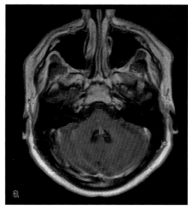
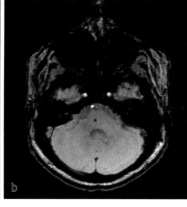

图12-9 毛细血管扩张症。a.15岁男孩的脑干轴位T1WI增强图像显示了点状轻度强化灶（红箭头）；b.轴位SWI图像显示此位置的点状低信号，表示脑桥毛细血管扩张症

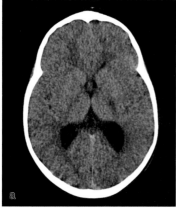
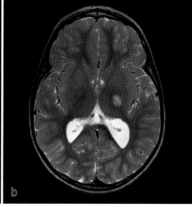
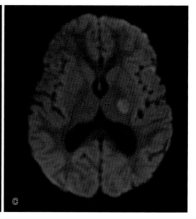

图12-10 急性卒中。a.3岁男孩急性右侧偏瘫，头部轴位CT显示左侧内囊后肢（PLIC）低密度灶（红箭头）；b.轴位T2WI图像显示在此位置的高信号，在（c）DWI被证实为扩散受限，表示急性卒中。尽管存在血管变异性，但是PLIC通常是由脉络膜前动脉供血

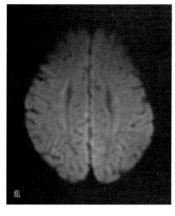
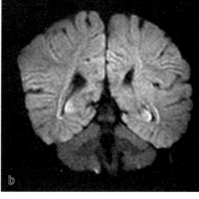

图12-11 a.3个月大的女孩因心脏骤停导致持续性缺氧后损伤，弥散加权图像（DWI）显示双侧大脑半球的均匀性表现；b.冠状位DWI显示相对于幕下脑实质，幕上整个脑实质的弥漫性高信号，表示整个大脑半球的细胞毒性水肿。轴位DWI图像表现为"超级影像"（superscan），说明只依靠定性方式判读图像有潜在的陷阱

　　低血压状态下的低灌注可导致在不同的血管供血区域之间的边缘地带受到损伤，这一模式被称为分水岭损伤（图12-12）。

（九）烟雾病

　　烟雾病是一组以血管狭窄、侧支血管形成为特点的脑血管病，最常见于颈内动脉末端（图12-13）。烟雾病是最常见于日裔患者中的一种特发性疾病，而烟雾综合征则是在后天性疾病基础上或伴发综合征相关疾病的表型。"Moyamoya"这个名字本身起源于日语单词，

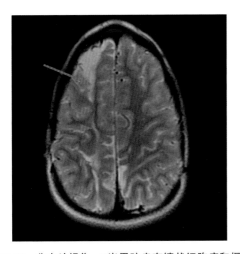

图12-12 分水岭损伤。7岁男孩患有镰状细胞病和烟雾综合征，轴位T2WI图像显示在右侧大脑前动脉和大脑中动脉交界区域的脑软化（红箭头），符合先前的分水岭损伤的后遗改变

意为"朦胧"或"虚无"，这是对这种疾病或综合征的侧支血管的血管造影表现的描述。不同于常见的误译，moyamoya并不是指"一缕烟"。

烟雾病的综合征相关疾病包括神经纤维瘤病1型、21三体综合征以及牵牛花视盘发育异常，21三体综合征可伴有单侧或双侧烟雾病发生，牵牛花视盘发育异常伴有同侧烟雾病。患有血红蛋白病，尤其是镰状细胞病的患者容易患烟雾病。对颅底中央部进行过放射辐照的患者，如颅咽管瘤患者，可产生辐射诱发的烟雾病。动脉粥样硬化引起的烟雾病在成人中很常见，但在儿童中还没有过报道。烟雾病偶尔也会累及后循环，但发生于颅后窝报道较少。

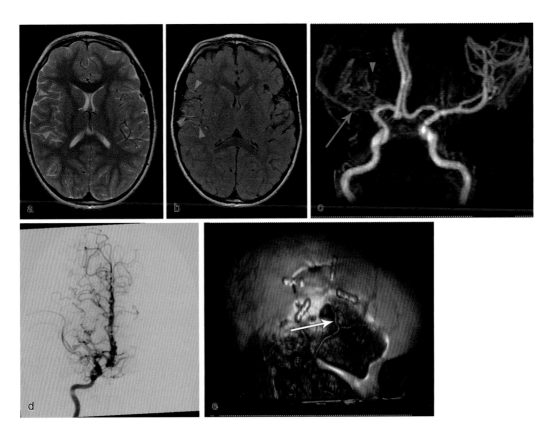

图12-13 烟雾病。a.6岁患儿主诉头痛，轴位T2WI像显示右侧外侧裂区大脑中动脉流空信号缺乏（红箭头）；b.轴位液体体衰减反转恢复图像显示在右侧大脑中动脉分支（MCA，红箭头）的高信号，提示这些血管内的血液流动缓慢；c.磁共振血管造影的正位最大强度投影显示右侧MCA（红箭）M1段纤细，有明显的豆纹动脉侧支（红箭头）；d.右侧颈内动脉注入对比剂后DSA动脉期正位像，显示右侧豆纹动脉边缘不清晰的血管网（红箭头），其代表的是烟雾病的侧支；e.血管重建术后，CTA 3D重建侧位图像显示右颞浅动脉的后支扩张（白箭），延伸至骨孔，表示脑膜血管融合术（间接性颅内外血运重建）后血管形成

通过影像学检查评估烟雾病，包括实质成像，以寻找先前卒中（局灶性与分水岭）或出血的征象。最近的研究使用了多次延迟ASL灌注来评估脑血管储备，可能确定未来卒中的风险。血管成像可以评价血管狭窄程度以及侧支循环形成的范围。数字减影血管造影选择性注射对比剂可评价侧支血流，包括内源性颈外动脉-颈内动脉侧支血管，如侧支来自脑膜中动脉。

烟雾病的手术治疗方案包括脑膜血管融合术，即颞浅动脉（STA）的一个分支通过钻孔直接进入颅内并固定于硬膜上。尽管此手术的血管重建需要几个月的时间才能形成，但它却会不断促进MCA区域多个血管吻合的发展。这不同于STA-MCA搭桥术，后者血管是立即形成的，但不会继续生长，由此产生的血流完全依赖于搭桥血管。

（十）血管炎

血管炎是一种累及血管壁的非感染性炎症过程，在结缔组织和（或）自身免疫性疾病患者中更为常见，诊断通常具有挑战性。数字减影血管造影对血管炎影像变化的观察比MRA或CTA更敏感，但有时也无法发现异常。偶尔进行的脑组织活检是为了寻找血管炎症的征象，但即使出现了血管炎症的征象，也不一定能肯定血管炎的诊断。血管炎的脑实质变化可以与ADEM和其他非感染性炎症过程类似。

（十一）血管痉挛

血管痉挛是指与继发性刺激有关的血管狭窄。在成人中，脑血管痉挛最常见的原因是蛛网膜下腔出血（SAH）引起的刺激。SAH在儿童中较少见，儿童血管痉挛最常见的原因可能是脑膜炎。许多患有脑膜炎的儿童存在血管分布区的扩散异常/卒中，推测可能是血管痉挛引起的。血管痉挛的管腔狭窄可能很难在影像学上辨别。治疗通常侧重于治疗潜在的感染过程。

某些偏头痛亚型可能与血管痉挛有关，而血管痉挛则可能由自主神经系统介导。证明偏头痛发作时血管痉挛是基于ASL灌注表现的，发作症状期可有灌注减少，而在治疗之后可发生逆转。

（十二）动脉夹层

头部或脊柱的动脉夹层通常与创伤有关。椎体骨折或半脱位时引起的椎动脉夹层可以发生在V2段，加速-减速损伤（包括推拿）时可以发生在V3～V4连接处（即硬膜界面）。椎动脉夹层可导致后循环血栓栓塞事件发生。

在前循环中最常见的夹层位置是颈内动脉进入颈动脉管处。除非有非常严重的外伤，否则颅内的动脉夹层十分少见，但可以在ACA沿大脑镰游离缘和（或）PCA沿小脑幕缘部位发生剪切伤。这些与剪切相关的动脉夹层可能会导致夹层动脉瘤（也称为假性动脉瘤）。

（十三）静脉异常

静脉窦血栓形成可由多种原因引起，全身高凝状态、受累血管创伤（手术操作）、外部血管压迫导致血流停滞以及继发感染的血栓等。静脉血栓会引起静脉梗死，经常导致出血（图12-14）。出血性静脉梗死是一种虽有出血

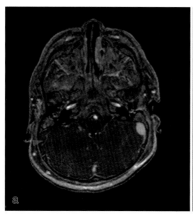
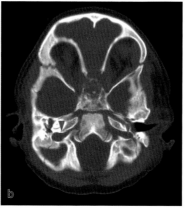

图12-14 静脉窦血栓形成（右侧乙状窦）。a.17个月白血病男性患儿的头部轴位强化MRA/MRV图像显示右侧乙状窦未显影（箭头），符合右侧乙状窦血栓形成。区分血栓还是先天发育不良的静脉是重要的。除了在MRI上看到血栓的轮廓外，b.轴位骨窗CT显示双侧颈静脉孔发育对称（箭头），这提示右侧乙状窦和颈静脉球正常发育，右侧乙状窦未显影不是乙状窦/静脉系统先天性发育不良

但可以用适当抗凝剂治疗的疾病，但必须谨慎处理。

与脱水或红细胞增多症相关的高红细胞压积的患者，其血液密度增加，在CT上表现为颅内血管高密度。但这种高密度是对称性的，并且所有血管均可见，并不代表急性血栓形成。

（十四）假性脑瘤

假性脑瘤，有时被称为特发性颅内压增高，是一种颅内压增高引起头痛和视盘水肿，而视盘水肿导致视物模糊的疾病。目前研究认为，横窦远端狭窄能够导致颅内静脉压增高，进而可以导致CSF压力增高。增高的颅内静脉压可以导致一侧或双侧展神经麻痹［表现为内斜视和（或）复视和侧方注视］，这是由于在海绵窦内穿行的展神经因周围压力增高导致麻痹所致。慢性增高的CSF压力以及假性脑瘤

的搏动经常导致垂体受压变扁（部分空蝶鞍），当然，部分空蝶鞍也可能是正常的变异。另外，急性静脉窦血栓形成也可以引起和假性脑瘤类似的症状。

假性脑瘤急性加重的治疗通常集中在降低CSF压力上。可以通过腰椎穿刺将CSF压力降至$16 \sim 20cmH_2O$。由于肥胖是假性脑瘤的主要危险因素，因而对于肥胖患者进行腰椎穿刺往往对经验不足（甚至经验丰富）的医生是一个挑战。这种情况下可以考虑进行影像引导下腰椎穿刺。由神经-眼科医生行视神经鞘开窗术或神经外科分流术可以降低脑脊液压力。近期研究显示，在横窦狭窄段放置支架可以缓解假性脑瘤的症状，但这一方法仍然有待于进一步研究，而且目前尚未用于儿童患者。

（金蔚涛　赵　阳）

第13章 蝶鞍/松果体

一、引言

垂体和松果体都是会有各种各样少见的正常或异常情况的小器官，因此解读有困难，诊断有困惑。了解正常解剖结构和胚胎起源，有助于识别它们可能表现出的病理情况特征和生理变异。

二、垂体和松果体的解剖

垂体是一个双起源的内分泌器官；实际上，可以认为它是由两个独立但相邻的器官组成。垂体前叶（腺垂体）由腺体组织构成，而垂体后叶（神经垂体）由神经起源。垂体位于蝶鞍内，蝶鞍位于蝶骨（基蝶骨）中心部分。垂体侧面以海绵窦为界（图13-1），以垂体柄（垂体柄被称为漏斗部）与下丘脑相连。

腺垂体来自口凹顶外胚层上皮的背侧下陷，即Rathke囊，经颅咽管通过基蝶骨。永存颅咽管罕见，而闭塞的残余颅咽管常见（图13-2）。腺垂体与神经垂体相结合，神经垂体为下丘脑正中部突起的尾状延伸。腺垂体产生和分泌激素，受下丘脑控制。下丘脑分泌的释放激素（表13-1）会经过位于垂体柄内的下丘脑-垂体门脉系统。正因为此血管系统，腺垂体表现为快速均匀强化。

三、垂体病变

尽管垂体内囊肿也表现为低强化灶，但垂体内的低强化可能是肿瘤，一般是微腺瘤。垂体囊肿分两种类型：包涵囊肿（图13-3）和Rathke囊肿（图13-4），前者位于腺垂体和神经垂体之间，称为中间部囊肿。两种囊肿均为偶然发现。通常，中间部囊肿诊断不困难，不需要随访和干预。Rathke囊肿有时与囊性肿瘤

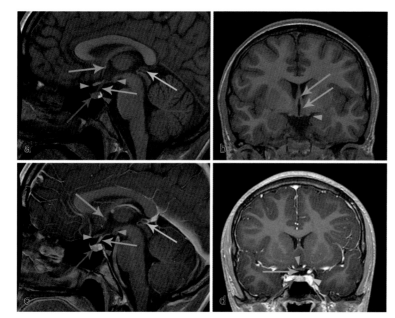

图13-1 垂体解剖。垂体T1WI。a.矢状位。b.冠状位图像示腺垂体（红箭）和神经垂体（红箭头）经垂体柄（绿箭）与下丘脑相连。垂体上方是视交叉（绿箭头）。也可见到乳头体（蓝箭头）、前联合（蓝箭）和松果体（黄箭）。c.矢状位（d）冠状位T1对比增强图像示腺垂体的正常强化表现。海绵窦内可见到颈动脉（黄箭头）

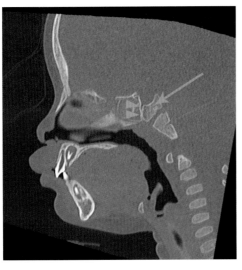

图13-2 蝶鞍矢状位骨窗CT图像示永存颅咽管（蓝箭头），为一种正常变异，但是由此可以理解腺垂体的发育过程。此发育阶段斜坡有两部分，分别由基蝶骨（蓝箭）和基枕骨（红箭）组成，其中基蝶骨包含蝶鞍，两者通过蝶枕软骨相连

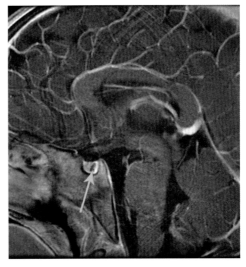

图13-3 中间部囊肿。3岁男孩，矢状位T1WI对比加强图像示腺垂体和神经垂体之间局限性低强化区（黄箭），代表位于中间部的一个囊肿

表13-1 腺垂体分泌的激素		
激素	刺激物	靶
促甲状腺激素	促甲状腺激素释放激素	甲状腺
生长激素	生长激素释放激素	内脏（生长）
促卵泡激素	促性腺激素释放激素	生殖细胞的成熟
黄体生成激素	促性腺激素释放激素	触发排卵
促肾上腺皮质激素	促皮质激素释放激素	肾上腺
泌乳素*		泌乳

*泌乳素通常在没有刺激的情况下分泌，多巴胺抑制它的分泌

难以鉴别，偶尔囊肿会增大并且产生肿瘤效应，从而需要手术干预。

垂体有一种变异表现，垂体扁平位于蝶鞍底部（图13-5）。在早期CT和MRI中，这种情况被称为空蝶鞍；然而，随着高分辨率图像的出现，众所周知垂体是存在的，只是扁平，因而使用"部分空蝶鞍"这一术语更适合此病变的表现。虽然这一般是垂体形状的正常变异，但一般见于临床上假性脑瘤情况下，因此需要考虑到这样一种可能性：评估头痛和第Ⅵ对脑

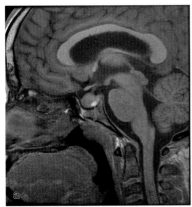
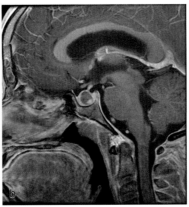

图13-4 Rathke囊肿。a.14岁男孩，蝶鞍矢状位T1WI图像示垂体增大，腺体上缘膨隆，垂体内局限性短T1（红箭头）；b.矢状位T1WI加强图像示短T1信号位于低强化灶内，低强化灶边界清楚，代表为Rathke囊肿

神经相关麻痹时，发现部分空蝶鞍。

儿童垂体原发肿瘤远远少于成人。成人的垂体原发肿瘤几乎总是起源于腺垂体。垂体瘤分为微腺瘤（小于10mm）和大腺瘤（大于10mm），但是区分病灶大小的重要性可能不如确定已知病灶为什么会引起症状的重要性。微腺瘤不会引起占位效应，因此会只表现为内分泌异常，如泌乳素水平升高。因为微腺瘤一般是分泌性腺瘤，所以手术切除最重要的要求就是病灶全部去除。

大腺瘤倾向于表现为占位效应，最常影响视交叉，可引起双侧颞侧偏盲。有占位效应的大腺瘤一般是无分泌功能腺瘤，手术目标主要是消除占位效应同时保留邻近结构的功能。虽然无分泌功能大腺瘤的次全切除术可能会使肿瘤复发，需要再次手术，但是可以适当地减轻患者的症状。然而一些分泌型大腺瘤，例如分泌生长激素的大腺瘤，优选肿瘤全切除。蝶鞍区的其他肿瘤，特别是颅咽管瘤，已在第8章中说明。

垂体增大增加了垂体肿瘤的可能性，这种情况下，需要做对比增强前后的垂体薄层扫描。然而，这需要确定是什么引起了垂体增大。粗略估计，垂体高度6～8mm是正常的。但即使垂体小，如果出现局灶性不规则或不对称也要提高警惕。因为激素的变化和月经初潮有关系，所以女性青春期初期，可以看到垂体轻微生理性肥大，接近9～10mm（图13-6）。垂体生理性肥大的另一种情况出现在新生儿，垂体上缘向上凸，这与母体激素刺激有关（图13-7）；这通常在出生后前两周发生复原，因此在新生儿出现可疑垂体肿块表现时应予以高度重视。

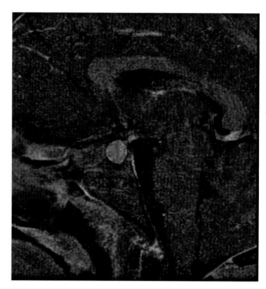

图13-6 月经初潮期垂体肥大。10岁女孩，头部矢状位T1WI加强图像示垂体上缘膨隆，垂体内没有散在病灶。腺体头尾向径线为9mm，体积增大与月经初潮腺体肥大有关

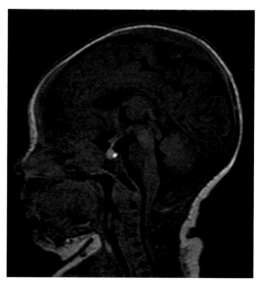

图13-7 母体激素刺激垂体。出生3天的婴儿，头部矢状位T1WI图像示母体激素刺激相关的垂体上缘凸出；通常在出生后头2周内复原

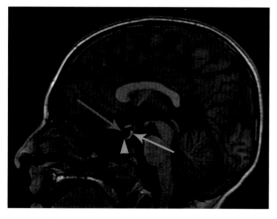

图13-5 部分空蝶鞍。12岁男孩，头矢状位T1WI图像示蝶鞍主要被脑脊液填充（红箭），鞍底可见扁平的腺垂体（绿箭头）和神经垂体（绿箭）。代表部分空蝶鞍

四、神经垂体

神经垂体或者垂体后叶，是与腺垂体不同起源的完全不同器官。神经垂体包括神经元细胞远端轴突，这些神经元细胞位于下丘脑的视上核和室旁核。这些神经细胞体合成多肽血管加压素（抗利尿激素）和催产素（表13-2）。这些多肽激素沿神经元轴突通过垂体漏斗部，然后储存在神经垂体的分泌颗粒内，等待释放。因为加压素和催产素是多肽激素，所以在平扫图像上神经垂体表现为特征性的短T1信号（"后部垂体亮斑"）。

表13-2 垂体后叶分泌的激素			
激素	刺激物	靶	作用
加压素（抗利尿激素）	渗透传感器	肾单元集合管 小动脉 血小板	水潴留 血管收缩 血小板聚集
催产素	下丘脑	子宫 乳房腺体 其他	子宫收缩 泌乳减压反射 社会行为改变

在一些情况下，神经垂体发育过程中不能适当地向尾侧移行至蝶鞍，而沿三脑室底分布。这称为异位神经垂体，异位神经垂体尾侧的垂体柄或者缺失或者发育不全。异位神经垂体表现为短T1信号，这一信号证实出现了垂体后叶激素以及神经垂体与下丘脑存在连接，有这些表现的患者，通常垂体后叶功能正常。然而，由于垂体柄缺失（下丘脑-垂体门脉系统发育不良），这些患者常常有腺垂体功能紊乱（最常见的为生长激素缺乏）。为了能够准确地向内分泌科医生、儿科医生以及患者/家属传递这种疾病的信息，恰当地理解这种关系很重要。

有时候异位神经垂体被误认为是肿瘤，比如生殖细胞瘤，但是正常位置上神经垂体短T1信号的缺失和垂体柄缺失/发育不良，使我们进一步认识到这种表现是异位神经垂体，而不是肿瘤（图13-8）。

相对于成人，儿童垂体磁共振的一个常见适应证是评估身材矮小。评估身材矮小的原因有两方面：①确定是否存在垂体或下丘脑内的

发育异常；②确定是否存在垂体肿瘤，垂体肿瘤是生长激素治疗的禁忌证。应注意避免偶然发现的、非病理性的垂体病变成为这种治疗的障碍。

五、松果体

松果体也被称为上丘脑，是间脑起源的脑室周围器官，位于第三脑室后部。松果体有一个起自于双侧丘脑缰的柄。虽然松果体的确切功能和重要性尚不明确，但是众所周知它与生理节律有关系，是通过分泌褪黑素来调节。在某些动物中，松果体有感光能力并能感知白昼，在视觉功能形成前，松果体行使第三只眼的功能，由此可知它与视网膜组织胚胎发育有相似之处。这一相似之处，似乎可以解释为什么患有遗传性视网膜母细胞瘤的儿童可以同时患有视网膜母细胞瘤/原始神经外胚细胞肿瘤相关性松果体瘤肿瘤。当双侧视网膜母细胞瘤合并视网膜母细胞瘤/原发性神经外胚细胞瘤相关性松果体肿瘤时，称为"三侧性"视网膜母细胞瘤。

松果体囊肿在儿科人群中普遍存在，并且在诊断和处理中会造成两难的境况（图13-9）。主要担心的是松果体囊肿提示可能存在松果体肿瘤，特别是囊肿大的时候。尸检显示在新生儿期甚至是宫内期，松果体内存在微囊肿。因

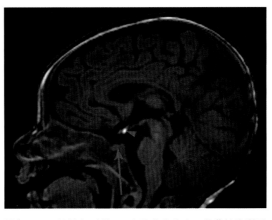

图13-8 异位神经垂体。2个月大小儿童，葡萄糖代谢受损病史，头部矢状位T1WI图像示三脑室漏斗隐窝处位置出现局灶性T1缩短（红箭头）。垂体柄发育不良，正常位置未见神经垂体（红箭），证明局灶性短T1信号代表异位神经垂体

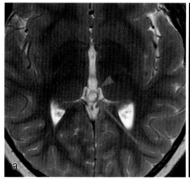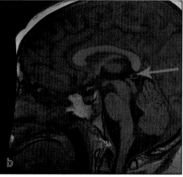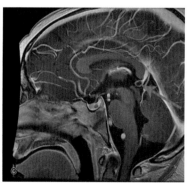

图13-9 松果体解剖。a.7岁男孩，头部轴位T2WI示松果体通过缰联合（箭头）与丘脑相连。松果体内见一囊肿（红箭），这是生理性表现。矢状位T1WI平扫（b）和增强扫描（c）示囊肿（红箭）内无强化，也没有壁结节，符合生理性囊肿

此，有可能松果体囊肿是生理性的，并且研究显示在行3T场强MRI检查的儿童中，超过50%出现了松果体囊肿。在液体衰减反转恢复图像（FLAIR）中信号不能完全被抑制说明囊肿内部含有蛋白成分，或许会显示层状物质。松果体囊肿一般建议：5mm或更小的囊肿影像报告中不要求描述；5～10mm的囊肿影像报告中可以描述，但在报告印象中不显示；大于10mm的囊肿应该在检查报告的印象部分描述，但对这种囊肿的随访建议尚不清楚。对于大于10mm的囊肿但诊断不明确的，通常会建议随访1年后行对比增强检查。在缺乏可疑表现的情况下，对脑干或其他结构没有占位效应的任何大小无症状囊肿都可能是偶然发现，即使囊肿达10～15mm。这些可疑表现包括局灶壁结节或者外周舒展样钙化（"爆炸样钙化"），以上两种征象都提示要提高对肿瘤的警惕。当怀疑松果体肿瘤时，对脑脊液样本进行生殖细胞标记物检查是必要的。

随着年龄的增长，松果体出现生理性钙化，到青春期半数以上的人在CT上会检出钙化（图13-10）。在以前的报道中，小于6岁人群的CT表现不出现生理性钙化，这提示小于6岁的人出现钙化应该怀疑可能是钙化的松果体肿瘤。然而，基于现代薄层CT，最新的报道已经证明了3岁的儿童会出现松果体钙化。松果体起源的肿瘤可能会使松果体钙化向周围扩展，而非松果体起源的囊肿和肿瘤会推挤松

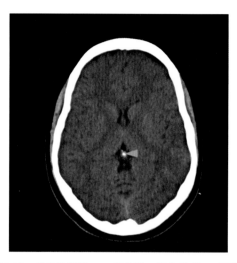

图13-10 松果体钙化。15岁女孩，轴位头部CT示松果体钙化，这是大约5岁以后的一种生理性表现

果体钙化而不会引起扩展（图13-11）。

当松果体区出现肿块时，扩散加权成像（DWI）能帮助鉴别松果体起源的肿瘤和生殖细胞瘤，因为前者表观弥散系数（ADC）值低。在缺少其他特征的情况下，准确预测松果体肿块的组织学特点是困难的，例如肉眼可见脂肪提示畸胎瘤（图13-12），或者已知有视网膜母细胞瘤患者出现一个新的肿瘤。松果体区生殖细胞瘤发生率男性远远大于女性（大约14：1），了解这一点对于疾病诊断也很重要。

与成人相比，儿童松果体起源的肿瘤往往是高级别的病变（松果体母细胞瘤）（图13-13）。松果体起源的肿瘤治疗通常是最大程度

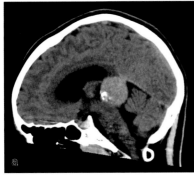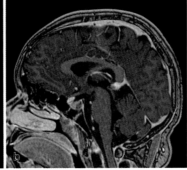

图13-11 生殖细胞瘤。a.11岁男孩，头部矢状位CT示松果体区肿块，伴病变前部局部区域钙化。活检证实为生殖细胞瘤，a.图像检查4个月后，b.矢状位T1WI加强图像显示放疗后肿瘤有显著消退

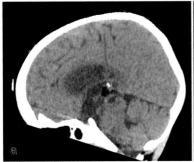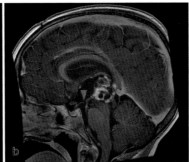

图13-12 松果体畸胎瘤。a.4岁男孩，头部矢状位CT示松果体区不均质肿块，伴局部钙化（红箭）和其他区域见脂肪密度（红箭头）。b.矢状位T1WI加强图像示不均质的多囊性病变，并可见由于之前行内镜第三脑室切开术在第三脑室底上出现的缺口（红箭头）。这代表畸胎瘤

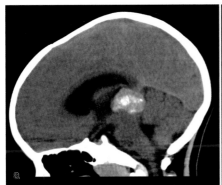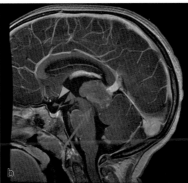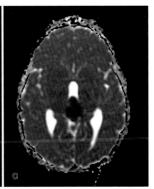

图13-13 松果体母细胞瘤。a.3岁女孩，头部矢状位CT示松果体区大肿块伴内部不均质钙化；b.矢状位T1W对比加强图像示病变轻度强化，肿块使导水管消失（红箭），引起第三脑室视隐窝和漏斗隐窝扩张（分别为绿箭头和红箭头）；c.轴位表观弥散系数（ADC）图显示病变呈低信号，ADC值约为$475\times10^{-6}mm^2/s$，这一图像特点代表松果体母细胞瘤

减瘤术。因为松果体生殖细胞瘤对非手术的辅助治疗反应良好，所以诊断生殖细胞瘤后往往是进行放疗而不是手术切除。可以依据组织活检结果或者脑脊液中生殖细胞标记物分析诊断生殖细胞瘤。松果体畸胎瘤治疗方法为手术切除，当肿瘤完全切除后可能不需要辅助治疗。

当发生在儿童的松果体瘤起源不明确时，可以行穿刺活检来帮助决定治疗方法。在组织活检的同时，行内镜第三脑室切开术可能会减轻或预防由肿瘤压迫使导水管闭塞引起的脑积水。

（曹沙沙 赵殿江）

第14章　代谢性疾病

一、前言

尽管代谢性疾病相对罕见，但多数的大型儿童医院却常常需要鉴别此类疾病。虽然有些疾病的临床及影像表现十分有特点，但它们中的大多数并无特异性表现。熟悉各种不同代谢性疾病主要的临床及影像学特点，以及熟悉各种不同的影像学检查技术，有助于缩小鉴别诊断的范围（表14-1）。因为有遗传基础，因此罕见的代谢性疾病也有家族聚集倾向，这一点在特定的临床背景下需要考虑到。考试中的多项选择题常涉及一些有特征性表现的疾病，尽管此类疾病罕见。虽然这一章节介绍了代谢性疾病在影像、诊断及治疗方面的一些基本概念，但在临床工作中，遇到代谢性疾病的病例时，仍要阅读大量的文献。

代谢性疾病及脑白质营养不良的数目及种类繁多，而其中的每一种疾病的临床及影像学表现又有很大的不同，这些内容足以写出一本书。因此，本章节不可能详尽描述各种代谢性疾病，但提供了一些参考文献作为查找各种代谢病的病因及临床表现的信息来源，主要还是希望本章节能提供一个合适的框架，便于在需要时收集到更多的信息。通常，为了最大程度的明确代谢性疾病的诊断，需要各个临床亚专业成员（如神经科医生、遗传学家及其他专家）进行密切的沟通。需要注意的是，即使是在三级医院，能够明确诊断的代谢性疾病或脑白质营养不良患者也不足50%。

二、术语

理解用于描述和定义代谢性疾病特征的术语很重要。白质脑病是一个影响白质的病理生理过程，许多遗传及获得性因素均可导致。灰质营养不良（勿与脊髓灰质炎混淆）是一种主要累及灰质的疾病。全脑营养不良则同时累及灰质和白质。

脱髓鞘疾病是一个已经髓鞘化的神经元损伤或异常的过程。脱髓鞘疾病与非感染性的、免疫介导的炎性过程相关，这一点已在第10章讨论。

髓鞘形成不良是指髓鞘化过程本身出现异常。

先天性代谢障碍是指代谢通路缺陷导致某种基质生成障碍，或是一种有毒物质不能及时清除而异常聚集，或是两种情况都存在。这类疾病常以有机酸血症、氨基酸血症、溶酶体贮积病或是过氧化物酶贮积病的形式存在。

线粒体病是线粒体呼吸链功能障碍导致细胞内能量合成减少所致。由于灰质的能量需求比白质大，因此线粒体病主要影响灰质。

三、影像学工具

尽管对于急性起病的患者CT检查是首选，且有助于显示钙化，但磁共振成像（MRI）仍是评价代谢性疾病的主要影像学技术。磁共振波谱（MRS）尤其有助于评估代谢性疾病。这一技术类似于分析有机化学的磁共振波谱（也许是有机化学在医学生涯中唯一一次开始发挥作用的时期）。磁共振波谱以单体素和多体素的形式存在。单体素波谱分析是从单个解剖区域提供高分辨率波谱，而多体素波谱分析则是从一个更大的区域提供较低分辨率波谱。多体素波谱在肿瘤影像及活检定位中更有优势，而单体素波谱则有助于分析代谢性疾病。波谱可用短（约35msec）、中（约144msec）及长

表14-1 代谢性疾病总结		
疾病	影像学主要特征	关键点
枫糖尿病	在髓鞘化的白质区域出现髓鞘水肿。新生儿期从内囊后肢周围延伸到脑干，此后范围逐渐扩大。MRS显示在1.9ppm处有BCAAs峰（以及在1.3ppm处有乳酸峰）	BCAAs代谢障碍 毒性代谢产物损伤髓鞘 控制BCAAs饮食后脑内病灶可消退，如果不能继续控制饮食，可出现急性的神经系统功能障碍
Canavan病	巨脑，病灶无强化，NAA峰升高	巨脑，髓鞘形成不良性白质脑病，氨基酰化酶2缺乏
亚历山大病	巨脑，病灶有强化，无NAA峰	巨脑，髓鞘形成不良性白质脑病
X-连锁肾上腺脑白质营养不良	胼胝体压部受累，自后向前逐渐进展融合	无法代谢长链脂肪酸
MLD	U形纤维不受累，虎斑样T2信号，脑神经/马尾强化	髓鞘形成不良性溶酶体贮积病，累及2岁以内幼儿，尿液检测芳香硫酸酯酶可能存在假阴性结果
佩-梅病	虎斑图案，出生时髓鞘发育停滞或无髓鞘	脑白质营养不良伴髓鞘发育停滞，X-连锁，2岁以内出现
非酮症高甘氨酸血症	弥散受限，MRS上3.56ppm处有甘氨酸峰	血液和尿液中甘氨酸水平升高
戊二酸尿症 I 型	巨头畸形，额顶岛盖发育不全，蛛网膜囊肿	类似NAT（硬膜下血肿），赖氨酸、羟基赖氨酸及色氨酸水平升高
L-2羟基戊二酸尿症	异常信号呈向心性及前后梯度变化，小脑齿状核受累	有发生颅内肿瘤的倾向，小脑齿状核受累有助于与其他疾病相鉴别
Menkes综合征	扭曲的血管，硬膜下血肿，额颞叶白质异常	类似于非意外创伤，查体可见头发打结，铜缺乏，X-连锁遗传
Krabbe病	除非到了疾病晚期，否则皮质下U形纤维不受累，CT上丘脑密度高，马尾/视神经强化	类球形细胞脑白质营养不良，巨细胞，疾病的3个临床阶段，伴发癫痫，最终发展成为植物状态
Fahr病	深部灰质核团的对称性钙化	十几岁少年出现运动障碍及精神症状
黏多糖贮积症	多发扩大的血管周围间隙，视网膜异常	许多亚型，包括Hunter综合征，Hurler综合征，以及Sanfilippo综合征；尿液中硫酸皮肤素及硫酸乙酰肝素的排泄增多（Morquio综合征除外）
Leigh病	深部灰质的弥散受限，MRS上出现乳酸峰	缓慢进展，导致呼吸衰竭，难治性癫痫；进展速度与发病年龄相关
Zellweger综合征	生发中心溶解性囊肿，髓鞘化停滞，多小脑回及巨脑回；亦会累及肝肾	血浆中长链脂肪酸水平升高，肝内胆道发育不良，多囊肾，黄疸，1岁以内死亡
MELAS	皮质/周围弥散受限	线粒体病，发病年龄为2～11岁
Wilson病	熊猫脸征（中脑内黑质及红核周围长T2信号）（豆状核T2高信号）	铜代谢异常，肌张力障碍，肝功能不全，精神异常
神经元蜡样质脂质褐质沉积症	影像学无特异性表现	根据发病年龄可分为四种类型：1型（6个月至2岁），2型（2～4岁），3型（5～8岁），4型（青少年至成年早期）
一氧化碳中毒	苍白球T2高信号	临床上可能没有明显的一氧化碳中毒史

BCAAs.支链氨基酸；CT.计算机断层扫描；MELAS.线粒体脑病伴乳酸酸中毒及卒中样发作；MLD.异染性脑白质营养不良；MRS.磁共振波谱；NAA.N-乙酰天冬氨酸；NAT.非意外创伤

（约288msec）回波时间完成（图14-1），回波时间指的是磁共振射频脉冲使化学物质中原子核自旋磁化再聚焦的时间。

MR波谱能够识别脑内三种主要代谢产物是胆碱（在3.2ppm处）、肌酸（在3.0ppm处）及N-乙酰天冬氨酸（NAA，在2.0ppm处）。胆碱，是一种有机阳离子，以卵磷脂及鞘磷脂的形式存在于细胞膜内，胆碱浓度升高见于增殖性的肿瘤。肌酸，与能量代谢有关，而NAA是神经元完整性的标记物。刚出生时，人脑内的NAA浓度很低，在6个月至1岁期间开始增加。最终，在MR波谱上，胆碱、肌酸

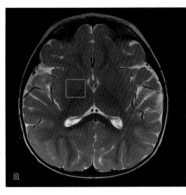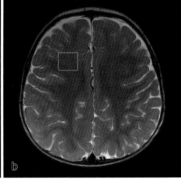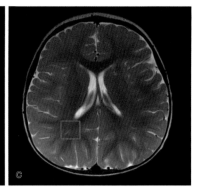

图 14-1 体素定位。3 幅轴位 T2WI 显示单体素 磁共振波谱的体素定位，包括：a.右侧豆状核；b.右侧额叶白质；c.右顶叶白质的体素。需要放置饱和带以避免邻近结构信号的干扰，尤其是颅骨，在板障内的骨髓含有丰富的脂肪信号

及 NAA 的峰值逐渐增加，若将这些峰值连接起来会得到一条上升的直线，这条直线的角度不断增大，这就是众所周知的 Hunter 角。其余需要注意的代谢峰值包括乳酸峰，为 1.33ppm 处的双峰，以及肌醇峰，为 3.55ppm 处的单峰。若要详细评估其他代谢产物则需要一个高精度 MR 系统，这也超出了本章的内容范畴。把体素中心放置在深部灰质核团及深部白质（额叶或顶枕叶）也能获得磁共振波谱（图 14-1）。

四、受累模式

通过分析中枢神经系统（CNS）的受累模式可以缩小包括代谢性疾病在内的鉴别诊断范围（表 14-2）。尽管诊断一个具体的代谢性病例具有挑战性，但是根据受累的部位及类型去分析结果能够明确诊断和治疗，并得到一个更加合理的解释，而非随意猜测。表 14-3 列举了诊断脑白质营养不良时应分析的特征。

五、代谢性疾病——具体疾病

（一）枫糖尿病

枫糖尿病（MSUD）是一种由于支链氨基酸（BCAAs：亮氨酸、异亮氨酸、缬氨酸）代谢障碍导致的疾病（图 14-2）。BCAAs 代谢障碍导致神经毒性代谢产物堆积，伴髓鞘损伤及髓鞘水肿。髓鞘水肿是由于髓鞘层内水分流通受阻，弥散明显受限，ADC 值降低。弥散受限并不总是意味着卒中或细胞毒性水肿，髓

表 14-2 代谢性疾病的异常影像表现及定位
中央白质受累为主
异染性脑白质营养不良
X-连锁肾上腺脑白质营养不良
白质消融性白质脑病
神经元蜡样质脂褐质沉积病
苯丙酮尿症
非酮症性高血糖症
灰质和白质均受累（全脑营养不良）
Canavan 病
亚历山大病
Krabbe 病
枫糖尿病
Leigh 病
尿素循环障碍
戊二酸尿症
前头部受累为主
亚历山大病
L-2-羟基戊二酸尿症
后头部受累
X-连锁肾上腺脑白质营养不良
黏多糖贮积症
强化
Krabbe 病（脑神经、马尾神经）
异染性脑白质营养不良（脑神经、马尾神经）
X-连锁肾上腺脑白质营养不良
亚历山大病
弥散受限
Leigh 病
线粒体病
枫糖尿病
Canavan 病
异染性脑白质营养不良
X-连锁的肾上腺脑白质营养不良
非酮症性高血糖症

表14-3 疑诊为脑白质营养不良的影像学表现分析

表现	考虑
对称性	病灶是否相对均衡的累及双侧大脑半球？
前部 vs. 后部	病灶是以前部（额叶）为主，还是后部（顶叶）为主，还是全脑，或是某种程度上随机分布？
连续或不连续受累	不连续的多灶性受累，还是连续病灶？
灰质、白质或均有	病灶主要累及灰质、白质还是均有？
皮质下U形纤维受累	如果病灶主要累及白质，皮质下U形纤维是否受累？
弥散	信号异常区是弥散受限还是容易扩散？
强化	是否有增强后强化，如果有，是否有特定的强化模式？*
小脑 vs. 大脑	是小脑受累，还是大脑受累，还是均受累？
大头 vs. 小头	患者是大头畸形，还是小头畸形，还是头围正常？
发病年龄	患者出现症状的年龄（出生后不久还是儿童期？）
进展	连续检查显示病灶是否进展？
发育里程碑迟缓 vs.无发育里程碑	如果患儿没有与年龄相匹配的发育里程碑，是由于发育里程碑迟缓，还是由于没有先前应出现的里程碑？

*见图14-4

鞘水肿也是可能的原因之一。因为髓鞘水肿一定累及髓鞘化的区域，所以MSUD患儿在出生后早期的MRI，出现弥散受限的区域与早期髓鞘化的区域是一致的，如豆状核后部、丘脑腹外侧以及内囊后肢（图14-2）。一种特殊的饮食可以治疗和预防MSUD的髓鞘水肿，这种饮食是为避免消耗BCAAs而专门设计的。

（二）Canavan病

Canavan病是一种与氨基酰化酶-2缺乏相关的伴有儿童大头畸形的髓鞘形成不良性白质脑病，致病基因位于17号染色体，该酶的缺乏导致髓鞘磷脂变性。本病表现为弥漫的T2高信号，累及脑前部和后部白质及颅后窝，伴皮质下U形纤维受累（图14-3）。无异常强化。MRS上N-乙酰天冬氨酸（NAA）明显升高是本病的特征性表现。在评估怀疑Canavan病的新生儿的MR波谱时需要谨慎，因为正常情况下新生儿NAA水平非常低，而患有Canavan病的新生儿脑内NAA聚集的时间不足够长，因此水平仅有轻度升高。患有Canavan病的新生儿的NAA峰值低于正常成年人。

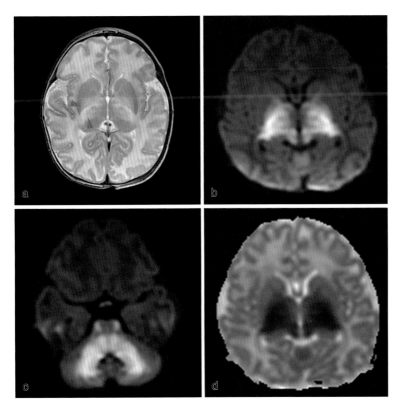

图14-2 枫糖尿病（MSUD）。a.12天大的男婴表现为昏睡及肌张力异常，其轴位T2WI显示内囊后肢、豆状核后部及丘脑腹后外侧核高信号，与早期髓鞘化预期区域一致；b.轴位弥散加权像显示上述区域高信号；c.脑干及小脑高信号；d.上述区域在ADC图呈低信号，证实MSUD患者存在与髓鞘水肿相关的弥散显著受限

（三）亚历山大病（Alexander病）

亚历山大病是一种伴有大头畸形的髓鞘形成不良性白质脑病，以额叶受累为主，增强后可有强化。本病是由17号染色体上的胶质纤维酸性蛋白（GFAP）基因突变导致，呈常染色体显性遗传。在青少年/成年早期型可有脑干受累早于幕上受累。与Canavan病（另一种伴有大头畸形的髓鞘形成不良需鉴别的疾病）相比，亚历山大病在MRS上NAA峰无升高。

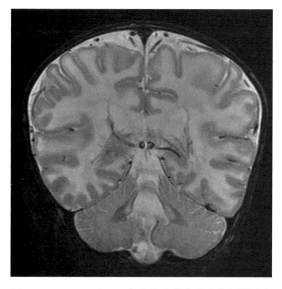

图14-3　Canavan病。18个月的女婴出现发育迟缓及大头畸形，Canavan病患者头部冠状位T2WI显示大脑白质弥漫高信号

（四）X-连锁肾上腺脑白质营养不良

X-连锁肾上腺脑白质营养不良（X-ALD）是一种先天性的髓鞘形成不良性疾病，其遗传方式决定年轻男性发病（图14-4）。本病脱髓鞘改变首先见于大脑后部，包括特征性的胼胝体压部受累，病灶连续分布并向前头部扩展。当发展到足够靠前时，前联合常被累及。

X-ALD有3个不同的受累区域，前部是活动性髓鞘损伤区域的边缘，呈长T2信号，无强化，其后是一个环形区域，其损伤程度导致血脑屏障完整性受损，故增强后有强化，最后是无强化的胶质增生区。X-连锁肾上腺脑白质营养不良是由于极长链脂肪酸代谢障碍所致，治疗主要依靠不含此类脂肪酸的饮食。1992年电影"罗佐伦的油"就是根据一个X-ALD患儿的真实故事改编的。

（五）异染性脑白质营养不良

异染性脑白质营养不良（MLD）是一种髓鞘形成不良性的溶酶体贮积病，一般于1～2岁出现症状（图14-5）。本病由芳香基硫酯酶A缺乏所致。对于疑诊MLD的患者，尿液检测芳香基硫酸酯酶A是一种无创、价格相对低廉、并有助于诊断的方法，但偶尔也会产生假阴性结果。MLD在影像学上的异常主要集中在侧脑室周围白质，而皮质下U形纤维不受累。T2WI上可见水平方向的条纹，称之为虎斑图案。增强后可见脑神经及马尾强化。

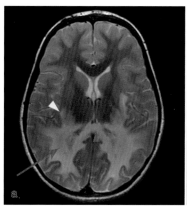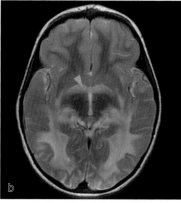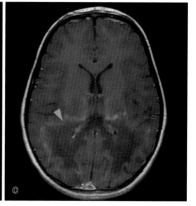

图14-4　X-连锁肾上腺脑白质营养不良。a.5岁男孩轴位T2WI显示T2高信号主要位于大脑后部（红箭），包括胼胝体压部（红色箭头），并向前扩展至岛叶下白质（白色箭头）；b.轴位的下一个层面显示呈T2高信号的轻度膨胀区，扩展至前联合（蓝色箭头）；c.轴位T1增强显示病灶边缘出现环形强化，与活动性炎症伴血脑屏障破坏的区域相对应（蓝色箭头）

（六）佩-梅病（Pelizaeus-Merzbacher病）

佩-梅病是一种髓鞘发育停滞的脑白质营养不良。该病表现为大脑白质弥漫性T2高信号，有类似MLD的虎斑图案。大脑白质体积减小导致脑沟明显。脑干及小脑亦可受累。

（七）非酮性高甘氨酸血症

非酮性高甘氨酸血症是一种甘氨酸代谢障碍的常染色体隐形遗传疾病（图14-6）。过多的甘氨酸蓄积在中枢神经系统（CNS），也可在血浆和尿液里检测到。甘氨酸较高的神经毒害使脱髓鞘区水分子的弥散受限，特别是内囊后肢。非酮性高甘氨酸血症在磁共振波谱分析中可见增高的甘氨酸波峰大约出现在3.55ppm的化学位移内，但这要在长回波时间成像上才

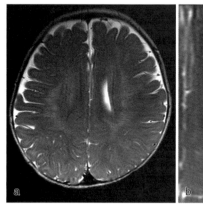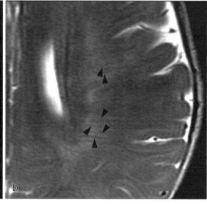

图14-5　异染性脑白质营养不良（MLD）。a.8个月大发育迟滞的女性患儿，其头部轴位T2WI显示脑白质呈T2高信号，近皮质的白质相对不受累。b.放大的图像显示水平方向的条纹（黑色箭头），代表未受累区域（虎斑图案）

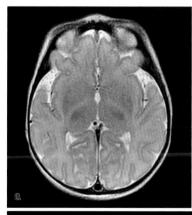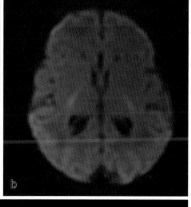

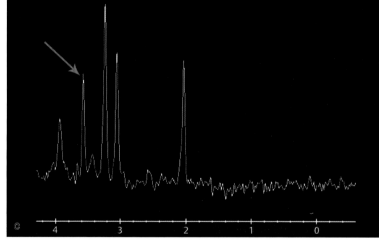

图14-6　非酮性高甘氨酸血症。a.患有脑病的4天大的婴儿，其轴位T2WI显示内囊后肢非膨胀性高信号；b.轴位DWI显示内囊后肢高信号；c.右侧深部灰质核团的单体素磁共振波谱（回波时间144ms）显示在3.5ppm处有异常高峰（红箭），符合非酮性高甘氨酸血症的甘氨酸聚积

能确切地做出诊断，因为在短回波时间成像中，甘氨酸和肌醇的波峰会出现重叠。

（八）戊二酸血症Ⅰ型

戊二酸血症Ⅰ型（GA-1）是一种源于赖氨酸、羟赖氨酸和色氨酸代谢受阻的代谢疾病。GA-1特征性影像表现为大头畸形，额顶岛盖发育不全，导致外侧裂增宽并且岛叶暴露在外（图14-7）。患GA-1的人群更容易患多发性颅内蛛网膜囊肿，包括脑室内囊肿。在大头畸形基础上，GA-1的患者可发展为硬膜下血肿，会发生在各个年龄段，应注意与可疑虐待性脑外伤相鉴别。

（九）Menkes综合征

Menkes综合征是一种铜运输障碍导致铜缺乏的X-连锁隐性遗传病。这种疾病的特征性表现是毛发粗糙，暗淡无光，或像钢丝一样的颜色，且卷曲易断，因此该综合征有时也被称为"Menkes卷发综合征"。患Menkes综合征的患者更容易患硬膜下血肿，和GA-1一样，应注意与多发性硬膜下血肿和可疑虐待性脑外伤相鉴别，尽管它可通过在体格检查中利用对毛发的判断做出排除诊断。

（十）Krabbe病

Krabbe病，也被称为类球形细胞脑白质营养不良，是一类神经鞘脂代谢障碍的白质脑病。它是由14号染色体上的GALC基因编码的半乳糖脑苷酶缺乏引起的。在MRI上，Krabbe病特征性的表现为脑室周围白质弥漫性T2WI高信号，后期会累及皮质下U形纤维。CT显示深部灰质核团密度增加，特别是丘脑

和小脑，增强扫描没有强化。Krabbe病通常在2岁以前发病，但是也存在晚发型的类型。

（十一）Fahr病

Fahr病是一种先天性疾病，可导致深部灰质核团、脑白质、皮质和小脑的营养不良性钙化，钙化的形式多种多样，但是通常在同一个患者身上都是对称的。虽然Fahr病常发生在成年后，但也可以出现在青少年。

（十二）黏多糖贮积症

黏多糖贮积症（MPS）是一组由于溶酶体缺乏或功能障碍导致的代谢性疾病，这种溶酶体可促进像黏多糖一类碳水化合物的分解，而黏多糖在骨骼、皮肤、结缔组织和角膜等结构的合成过程中发挥重要作用。黏多糖贮积症可引起多种症状，但是如出现多发显著的血管周围间隙（Virchow-Robin间隙），就应该怀疑是否应该归属于这类疾病。黏多糖贮积症根据不同的临床表现分为不同的亚型，甚至最近可根据其分子遗传特征进行分型。Hurler综合征是一种黏多糖贮积症Ⅰ型（MPS-Ⅰ）亚型，它会引起脑萎缩导致脑室扩大，MRI上表现出异常信号。其他亚型MPS的影像学表现是高度可变的。

（十三）Leigh病

Leigh病也被称为亚急性坏死性脑脊髓病，是由线粒体功能障碍导致的神经退行性疾病，它有不同的遗传病因和影像学表现，但是都会不断进展最终导致患者死亡（图14-8）。不同类型的Leigh病具有不同的遗传方式，包括一些线粒体DNA的突变。Leigh病影像学的异

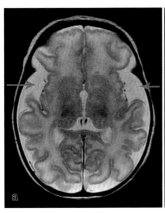 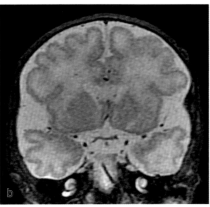

图14-7　戊二酸血症Ⅰ型（GA-1）。**a.**一名**8**天大的女婴在新生儿代谢筛检中发现异常结果，在头颅轴位**T2WI**显示，两侧大脑外侧裂增宽（红箭），岛叶暴露在外。**b. STIR**冠状位显示GA-1中扩大的大脑外侧裂与萎缩的岛盖部有关

常表现通常是双侧的，包括水分子弥散受限，T2上高信号，CT上低密度影，最终导致受累区域坏死和萎缩。

（十四）Zellweger综合征

Zellweger综合征是一类中枢神经系统、肝脏和肾脏功能障碍的过氧化物酶疾病，又称为脑肝肾综合征。这类患者可能会出现脑白质髓鞘减少（T2延长）、脑室扩大、侧脑室旁生发中心溶解性囊肿。该综合征包括：皮质发育畸形，包括以外侧裂为主的多小脑回和中央区的巨脑回。

（十五）线粒体脑病伴乳酸性酸中毒及卒中样发作

线粒体脑病伴乳酸性酸中毒及卒中样发作

（MELAS）是一种母系遗传的线粒体疾病（图14-9）。MELAS显著特点是多相病程，即在疾病静止的间歇期可出现偶然急骤发作。病情加重期间，受累区域可能完全恢复、部分恢复或完全不能恢复。急骤发作的特点就像卒中样发作，却以非血管模式发生。患者合并此类脑病，可能会导致癫痫发作，并有乳酸积聚在血液和脑脊液里。严重者可导致痴呆。疾病在遗传方面有多种外显率，主要依据异常DNA在线粒体中所占百分比。在急性发作时，脑回肿胀并显示T2高信号和增强后可强化。像大多数线粒体疾病一样，MELAS主要累及灰质（皮质），虽然皮质下白质也可受累。在急性发作时，弥散加权成像（DWI）可能会呈高信号，

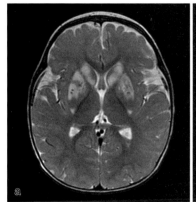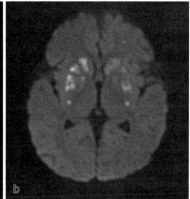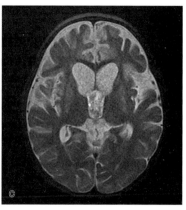

图14-8　Leigh病。a. 发育迟缓的8月大的女孩，头颅轴位T2WI在壳核、尾状核和苍白球显示对称性斑片状T2高信号影；b. 轴位弥散加权成像（DWI）显示多灶性弥散受限区。轴位DWI（b）1年后进行了轴位单次激发序列的T2WI（c），显示出明显的萎缩，这在以前异常的区域最为明显。这代表Leigh病

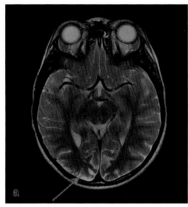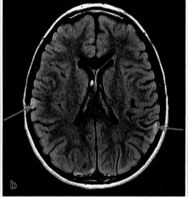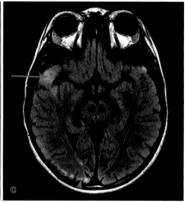

图14-9　线粒体脑病伴乳酸性酸中毒及卒中样发作（MELAS）。a. 有癫痫病史的8岁男孩，头部轴位T2WI显示右枕叶萎缩（红箭）；b、c.FALIR轴位图像显示多灶性高信号区域（红箭），代表癫痫持续发作或代谢异常的皮质水肿，并显示右枕极高信号（红色箭头），符合既往损伤导致的神经胶质增生。这与MELAS有关

但是通常表观弥散系数（ADC）并不降低。在这种情况下，如果ADC降低，就意味着细胞毒性水肿，那就是真正的卒中，而不是"卒中样"病变了。

（十六）Wilson病

Wilson病是铜代谢异常的常染色体隐性遗传疾病，累及豆状核和肝脏，因此也被称为肝豆状核变性。此类患者有肌张力障碍，症状类似帕金森综合征，出现小脑功能障碍和精神异常。CT通常不会表现出任何明显的异常，但MRI会显示豆状核在T2WI上呈现高信号。Wilson病的中脑内出现一种被称为"熊猫脸征"的影像学表现，它由黑质、红核被中脑其余部分T2高信号环绕而成。

（十七）神经元蜡样质脂褐质沉积病（NCL）

是一组关于溶酶体储存障碍的神经退行性病变，它具有不同的遗传病因和临床表现（图14-10）。不同亚型的NCL的好发年龄段和区域也不同。值得注意的是，最初被定义的四种NCL分型是依据发病年龄的分型，也是最常见的分型。Ⅰ型（婴儿型NCL）在2岁内发病，Ⅱ型（晚期婴儿型NCL）在2～4岁发

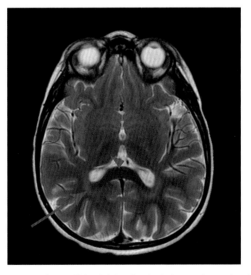

图14-10 神经元蜡样质脂褐质沉积病（NCL）。一个3岁的男孩有癫痫发作和明显发育迟滞，在轴位T2WI显示丘脑体积减小（红色箭头）和侧脑室周围白质脱髓鞘（红箭）。尽管这些影像上的表现不具有特异性，但基因检测可诊断NCL

病，Ⅲ型（少年型NCL，或Batten病）发病年龄在4～8岁，Ⅳ型（成人NCL）在青少年或成年早期发病。神经元蜡样质脂褐质沉积病特点是脂褐质异常沉积，这些脂褐质有神经毒性。既往研究，NCL的丘脑在T2WI中呈现低信号，但这可能不是诊断该病的可靠征象。相反，NCL的影像学为神经退行性疾病表现（脑萎缩），并不具特异性，诊断主要依据临床表现和（或）基因检测。

（十八）L-2-羟基戊二酸尿症

这是一种有机酸代谢障碍和脑白质病变，它更易发生脑肿瘤，通常是高级别肿瘤，比如间变性星形细胞瘤、胶质母细胞瘤、原发性神经外胚瘤。因此，如果患者被确诊或怀疑为L-2-羟基戊二酸尿症，应严格检查可能罹患的肿瘤，此时可能会运用先进的成像技术。L-2-羟基戊二酸尿症的影像学特征是T2高信号呈向心性及前后梯度变化，苍白球、尾状核和壳核均对称受累。此外，双侧齿状核受累是一个特征性表现，提示可能是L-2-羟基戊二酸尿症，需要行实验室检查加以明确。齿状核、尾状核和壳核均受累，可以帮助鉴别海绵状脑白质营养不良。

六、获得性代谢疾病

虽然获得性代谢脑病通常不在儿童代谢疾病讨论范围内，但是获得性代谢疾病的表现远比先天性代谢疾病常见。了解这些疾病将有助于对一些临床还未考虑到的情况进行预判。

（一）一氧化碳吸入

吸入一氧化碳会导致水肿（CT上呈低密度影，T2或FLAIR上呈现高信号），苍白球弥散受限。这些表现往往孤立地发生在苍白球，因此很重要的一点是应该避免将其描述为基底节区的异常信号。基底节区其他部位的异常应该考虑为其他疾病。

（二）低血糖

严重的围生期低血糖的典型表现主要累及枕叶，这可能会导致水肿和潜在的弥散异常（图14-11）。患病儿童影像上未来会在这些区域出现脑软化。

（三）Wernicke脑病

维生素B₁缺乏可导致代谢性脑病，影像学上表现为内侧丘脑、中脑导水管周围灰质和乳头体T2WI/FLAIR高信号（图14-12）。这种不足也许可以通过给予维生素B₁（在葡萄糖之前给予）来治疗。虽然维生素B₁缺乏症在成年人中更为常见，特别是营养不良和（或）酗酒者，它也可能发生在儿童身上。考虑到维生素B₁治疗的成本和风险较小，在任何原因不明的双侧丘脑异常患者中，它应被视为一种治疗可能性。

（四）药物相关性代谢病

服用抗癫痫药物氨己烯酸后，在苍白球、下丘脑和脑干的中脑被盖上可出现脱髓鞘样水肿。认识到这种关系很重要：①避免误认为是先天性代谢病或缺血性损伤导致的水肿；②提醒神经专科医师评估氨己烯酸的毒性作用以及是否需要减少剂量或停止使用（见第9章）。

（五）渗透性脱髓鞘症

血浆渗透压的快速变化可对髓鞘造成渗透性的损伤，它通常由快速地纠正低钠血症或高钠血症引发。脑桥中央最容易受影响（"脑桥髓鞘溶解症"）；然而，幕上深部灰质核团也可累及（"脑桥外髓鞘溶解症"）。渗透性髓鞘溶解症的异常信号区域是相对对称的，这些区域可有轻微的肿胀甚至不肿胀，无强化，没有弥散受限（可能促进扩散）。临床病史是做出和（或）确定渗透性髓鞘溶解症诊断的关键。

（六）衰老性矿化

苍白球的衰老性钙化常见于成人神经影像学中，在苍白球中显示高密度影。这种表现在儿童中并不正常，应该评估是否是代谢疾病，例如Fahr病，或者是卒中或感染的影像学表现。除了苍白球以外的深部灰质核团的钙化发生在任何年龄都是病理性的。

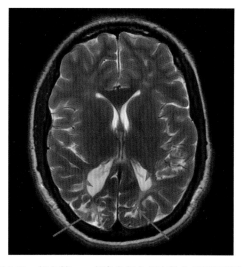

图14-11 低血糖。一名青少年头颅在轴位T2WI显示双侧枕叶体积缩小，皮质变薄，白质萎缩（红箭），导致侧脑室枕角明显外拉性扩张（红色箭头），其表现形式符合围生期低血糖后遗症

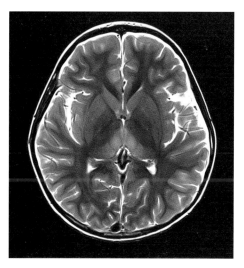

图14-12 Wernicke脑病。一名5岁的儿童，既往有脑肿瘤和共济失调病史，在长期肠外营养支持后头颅轴位T2WI显示双侧丘脑内对称的高信号。这被证实是Wernicke脑病，它与患者肠外营养治疗所造成的维生素B₁缺乏有关

（赵丹华 梁慧荟）

第15章 颅骨和头皮

一、引言

脑是重要的生命器官。包括脑膜、颅骨和表面的头皮软组织在内的骨与软组织覆盖物保护脑免于物理性损伤。整个儿童期都可能发生颅骨与头皮发育或获得性异常。其中有很多在成人中并不常见，造成很多影像学医生和临床医生对此可能不太熟悉。

二、正常颅骨

颅骨和颅底由多块骨骼组成，每一块骨骼都有几部分。这些骨骼分为脑颅和面颅，脑颅由筛骨（筛状板）、额骨、枕骨、顶骨、蝶骨和颞骨组成；面颅由筛骨、舌骨、下鼻骨、泪骨、蝶骨（蝶骨突）、颞骨、下颌骨、上颌骨、鼻骨、腭骨组成。

注意上面提到的一些骨既是脑颅又是面颅（如筛骨主要为面颅骨，蝶骨大部分是脑颅，蝶骨均分为脑颅和面颅）。胚胎学和颅骨发育对于正确认识病理情况是很重要的，也能避免将正常的发育模式诊断为病理改变。理解发育中颅骨的解剖可能比从成熟颅骨（图15-1）开始理解要简单。在生命早期，颅骨骨骼之间的缝隙未融合（图15-2），一般按一定顺序对称地发育成熟，但有一定程度的可变性。虽然三维（3D）CT重建能很好地帮助理解颅骨解剖，但是熟悉颅骨在二维CT（和X线平片）的解剖能帮助识别异常病变。

因为颅骨起源时没有明显的板障间隙，所以出生时颅骨在CT上表现为单独的皮质层（图6-9）。随着颅骨的生长成熟，板障间隙也生长成熟，不同的皮质发育为内侧皮质和外板皮质，板障间隙内形成骨小梁和含骨髓间隙。

新生儿颅骨比年长的颅骨更容易骨折，部分是因为新生儿颅骨薄，也是因为新生儿颅骨只有单层骨组成。随着颅骨的生长，被骨小梁板障间隙分开的独立两层皮质骨的形成提高了颅骨的稳定性，这比颅骨增长的厚度更重要。骨小梁板障间隙的支撑作用好比瓦楞纸板中心的支撑作用，比相同厚度纸层的支撑更强。由于易骨折，所以要密切关注新生儿颅骨，即使看上去是微小的创伤，但如果不了解正常小儿头盖骨解剖结构，那么发生的任何骨折都可能很难发现。

在出生后3～6个月，两侧额骨之间的额缝闭合，最终在2岁之内前囟门消失。矢状缝闭合时间多变，通常在2岁以后。其余的颅缝有一定程度的变异，但是如果头的周长和形状正常，那么颅缝的成熟可能是正常的。

三、颅缝早闭

任何颅缝早期闭合或异常闭合均称为颅缝早闭，可能会导致头部形状异常（图15-3）。最常见的颅缝早闭是矢状缝提前闭合（矢状缝早闭），这妨碍颅骨的增宽，并导致颅骨前后（AP）径代偿性增加。这种颅盖骨外形成为舟状头畸形（也称为长头症）（图15-4）。如果舟状头颅畸形患者有症状，可以进行手术，以提供颅骨穹窿扩张的能力。扩张手术既能改善外观达到美容效果，又能防止颅内压升高。单独的矢状缝早闭通常认为是散发表现；其他的颅缝早闭，伴或不伴有矢状缝早闭，要进行遗传学评估。

额缝提前闭合使额骨呈龙骨样外观，称为三角头畸形（图15-5）。没有先天畸形的相关临床症状，就它本身而言，影像上轻度的三角

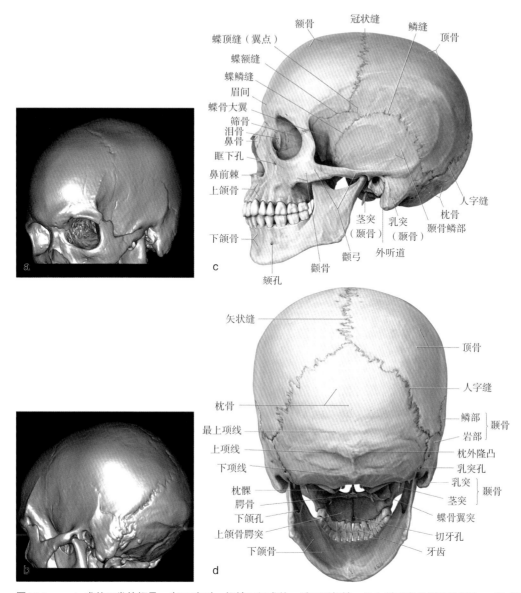

图15-1　a，b.成熟正常的颅骨。在17岁时，颅缝已经成熟，看不到额缝、枕中裂或者枕横裂的痕迹；c.艺术家描绘的颅骨侧面投影，显示头颅和面部的骨骼和颅缝；d.艺术家描绘的颅骨的后方投影，显示顶骨和枕骨的关系。"c"和"d"来自 **Atlas of Anatomy，©Thieme 2012，Illustration by Karl Wesker**

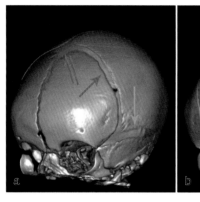
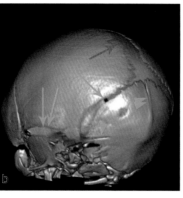

图15-2　新生儿正常颅骨。1天大的女孩颅骨CT扫描三维（3D）重建图像（a）显示典型的新生儿颅缝图，有未闭的额缝（红箭头），在前囟门（双红箭）处与冠状缝（红箭）相交。顶骨和颞骨鳞部之间向后延伸的是鳞缝（绿箭）。b.后方的3D投影显示鳞缝（双绿箭）。矢状缝（红箭）向后延伸与人字缝（绿箭）相交。枕中裂从矢状缝和人字缝连接处向下延伸（双绿箭头）。枕横裂（绿箭头）从枕骨侧面延伸，将枕骨的枕上部和顶间部分开

头畸形可能是一种正常的变异。冠状缝和人字缝早闭可以是单侧的或者双侧的。单侧人字缝早闭可能导致不对称地顶枕部扁平。斜头畸形，或者单侧头扁平，可能与那一侧的压力有关，通常是由于小儿总是在受压侧睡觉影响的结果。姿势性斜头畸形与颅缝早闭引起的颅骨形状异常的鉴别诊断是儿童颅骨X线平片或CT检查的一个常见指征。姿势性斜颅畸形

较单侧人字缝早闭常见的多，在姿势性斜颅畸形中颅缝成熟模式是正常的（图15-6）。双侧冠状缝早闭常与颅面综合征有关，像FGFR2基因突变相关的Apert综合征和Crouzon综合征。在上述两种颅面综合征中双侧颅缝早闭使颅骨前后径线的生长受限，导致短头畸形（图15-7）。颅面综合征和FGFR基因将在第18章中更详细地讨论。

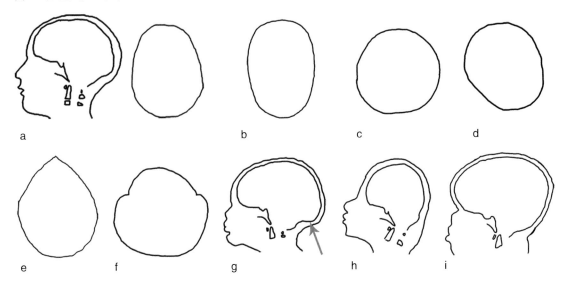

图15-3　头外形异常的概要。a.正常头外形（对比用）。b.舟状头/长头症，即头前后（AP）尺寸超过横向尺寸（在轴位图像寻找可能的矢状缝早闭）。矢状缝早闭是通常是散发的。c.短头畸形，即头前后尺寸大约等于横向尺寸；轴位图像观察最好（寻找可能的冠状缝早闭，一些个案中可能没有病理性表现）。d.斜头畸形，或者颅骨扁平。这种畸形通常在轴位图像观察最好。当没有颅缝早闭却在顶枕区出现斜颅畸形，那么可能是头部姿势影响的结果。单侧顶枕部姿势性斜头畸形重要的鉴别考虑是单侧人字缝早闭。e.三角头畸形，即由于额缝早闭致额部龙骨样改变，在轴位图像观察，通常在出生后前几个月诊断，因为额缝一般在6个月左右闭合。f.苜蓿叶状头颅或者"三叶草"颅骨，可能有双侧冠状缝和人字缝早闭。苜蓿叶状头颅在轴位图像和三维重建图像上观察最好，并且常常伴发多发性其他的骨与中枢神经系统病变。g.梯形头，即局限性枕部突出。这种异常在矢状位图像上观察最好，并且可能是散发的。h.尖头畸形，即很高的颅骨（"塔形"外观）。这种异常在矢状位图像观察最好。在尖头畸形的病例中，应寻找双侧冠状缝和人字缝早闭。i.额部凸起。额骨凸起超出眼部和鼻梁。在矢状位观察最好。见于骨发育不良，特别是因为中面部发育不良引起的软骨发育不良

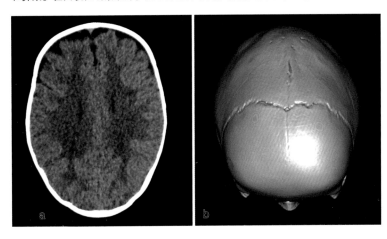

图15-4　矢状骨性连接。a.轴位CT示颅骨前后尺寸远远大于横向尺寸，代表舟状头；b.患有舟状头畸形和前囟门早闭的8个月男孩头三维CT示矢状缝融合，代表矢状缝早闭

发育中的颅骨正常情况下可以有骨缝间小骨（也称为缝间骨），在人字缝最常见（图15-8），通过高分辨率CT扫描它们被检出的频率已经提高。过多的骨缝间小骨有代谢性骨病的

可能，例如成骨不全（图15-9）。与系统性和（或）代谢骨病相关的小儿颅骨其他异常，包括永存额缝伴多生牙和颅骨锁骨发育不全的锁骨缺如。

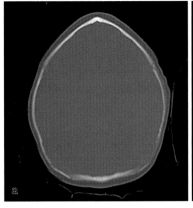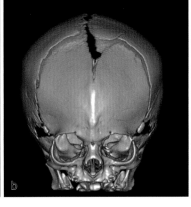

图15-5　三角头畸形。a.1天女孩，前额部轮廓不规则，轴位骨窗CT示额骨中线融合并成角表现，代表额缝早闭所致三角头畸形；b.三维CT重建显示三角头伴额缝下半部分闭合

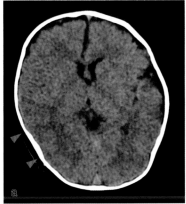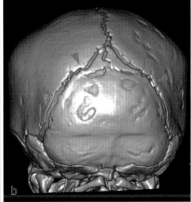

图15-6　斜头畸形。a.2个月，女性，为评估头外形异常做的头部轴位CT图像示右侧顶枕部扁平（红色箭头）；b.患者颅骨后方投影三维CT示人字缝（红色箭头）未闭，提示头外形异常与姿势性斜头畸形有关，与双侧人字缝早闭无关

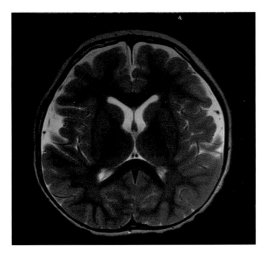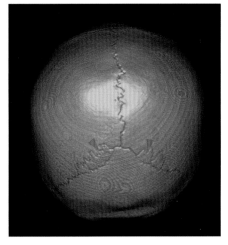

图15-7　短头畸形。4岁患者，有癫痫和小头畸形病史，轴位T2WI显示颅骨前后尺寸约等于横向尺寸，形成有点圆的外形，称为短头畸形

图15-8　骨缝间小骨。3岁男孩，头三维重建图像示双侧人字缝上部数个骨缝间小骨（红色箭头），代表正常变异

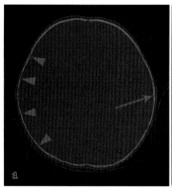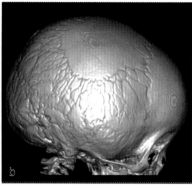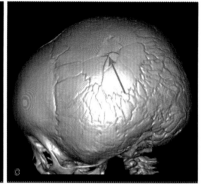

图 15-9　成骨不全症。a.29 个月，女孩，轴位骨窗 CT 示左侧顶骨局灶性微小凹陷骨折（红箭），右侧顶骨多发非凹陷的透亮影；b.三维 CT 重建图像右侧位投影示在图 a 中的右侧颅顶透亮线与不计其数的缝间骨有关；c.左侧投影显示类似骨缝并与骨缝重叠的局灶性凹陷骨折（红箭），伴有向外的放射状的骨折

额骨突出（额部隆起）和枕骨大孔狭窄是骨骼发育不良的表现，特别是软骨发育不良（图 15-10），也以面中部发育不良和颈静脉孔狭窄为标志。在软骨发育不良的病例中，颈静脉孔狭窄可以导致颅内静脉压升高和交通性脑积水。

四、颅骨缺损

脑脊膜和脑脊液（CSF）通过颅骨或者脊柱缺损处突出称为脑脊膜膨出（图 15-11）。脑实质通过缺损处突出称为脑膨出（图 15-12）。脑实质通过缺损处突出并包括部分脑室系统称为积水性脑膨出。先天性脑膨出通常位于中线处，白种人血统的患者先天性脑膨出最常见于后方（枕部），而东亚血统的患者前方/额部脑膨出更常见（图 15-13）。非中线部位的脑膨出最常见的原因是蝶骨翼的缺损（图 15-14）。

与获得性病变有关的脑外脑脊液聚集，可能是术后缺损，此处脑脊液聚集不受脑膜限制，叫作假性脑脊膜膨出（图 15-15）。外伤导致的假性脑脊膜膨出可能会妨碍骨折愈合，这种情况常常被认为是一种伴有"生长性骨折"的软脑膜囊肿（图 15-16）。

朗格罕细胞组织细胞增多症（组织学上也称为嗜酸性肉芽肿和 Hand-Schuller-Christian 病）是由骨髓产生的异常朗格罕细胞迁移到其他部位并增殖的过程。这种病可以引起颅骨溶

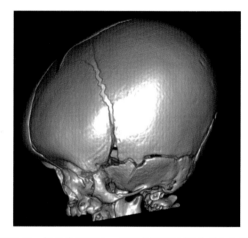

图 15-10　软骨发育不良。患有软骨发育不全的 3 个月大的男孩，颅骨侧位三维 CT 示中面部发育不良并前头突出（额部隆起）

骨性改变，一般边缘光滑，有时边缘呈斜行，是因为颅骨内板和外板受累程度不同引起的，无骨膜反应（图 15-17）。

皮肤发育不全是一种颅骨表面覆盖的皮肤局限性发育不全疾病，病情严重程度不等，通常位于中线和后顶枕区。可以表现为轻度局部秃头，但是也可以表现为皮肤缺失伴皮下软组织裸露，在一些病例中可以有颅骨缺失。根据病情的严重程度，有些患者可能没有潜在的神经系统异常，通常是为了美观和预防感染而进行皮肤缝合治疗。

神经管局灶性不闭合可能会导致皮肤窦道。最常见的发生部位是后方（图 15-18），但

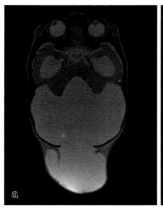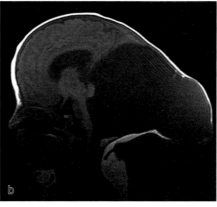

图15-11　脑脊膜膨出。**a.** 1天大的女孩，头（**a**）轴位**T2WI**和（**b**）矢状位**T1WI**图像示双侧小脑半球张开伴蚓部发育不良并升高，符合**Dandy-Walker**畸形。囊状扩张的颅后窝通过颅骨的缺损处向外突出，合并脑脊液和脑膜通过缺损处突出，但不合并神经组织突出，符合脑膜膨出

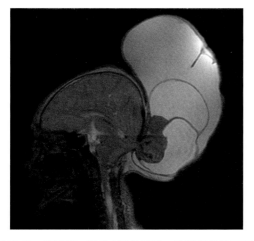

图15-12　脑膨出。出生1天的男孩，头部矢状位T2WI图像示脑实质通过枕骨缺损处突出，周围环绕巨大的脑脊液聚集灶，代表枕部脑膨出

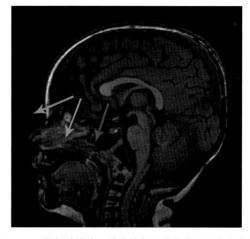

图15-13　额部脑膨出。前中线部位脑膨出可以发生在鸡冠前部向前至筛板的区域（蓝箭，额鼻脑膨出），通过筛板（绿箭，额筛脑膨出）和蝶骨平台（额蝶脑膨出）

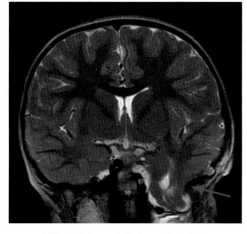

图15-14　蝶部脑膨出。4岁男孩，头部冠状位STIR图像示左侧蝶骨翼缺失，伴脑膜和左颞叶通过蝶骨缺失处向尾侧突出，代表蝶翼部脑膨出

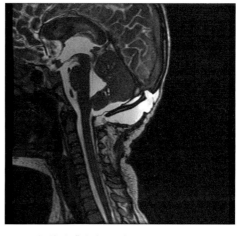

图15-15　假性脑膜膨出。5岁女孩，因第四脑室髓母细胞瘤切除行后下枕部颅骨切开术，颅颈结合处FIESTA图像示硬膜外/颅外脑脊液聚集，代表假性脑膜膨出。在第三脑室漏斗隐窝处亦可见一结节状肿块，代表转移瘤

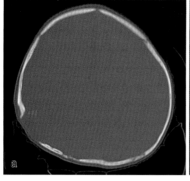
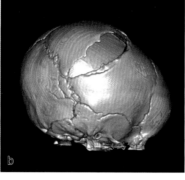

图15-16 软脑膜囊肿。a.6个月大男性，外伤病史，轴位骨窗CT示右侧顶骨后部边缘光整的缺口，骨质缺口的前侧边缘向外延伸（红箭头）；b.三维重建的侧位投影图像示软脑膜囊肿相关的"生长性骨折"发展而来的宽间隙

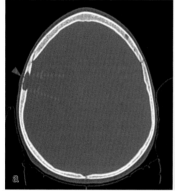
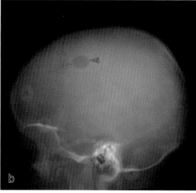
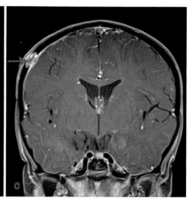

图15-17 朗格罕细胞组织细胞增生症。a.轴位骨窗CT示右侧顶骨溶骨性病变，穿通了颅内板，伴锐利的"斜面"的边缘（红箭），并可见早期通过颅外板的表现（红箭头）；b.模拟颅骨侧位片，CT扫描后的矢状位厚层重建图像示：右侧顶骨内界线清晰的溶骨性病变（红箭头）；c.冠状位T1WI对比加强图像示强化的软组织成分引起溶骨性改变（红箭），伴此区域内反应性硬脑膜增厚（红箭头）

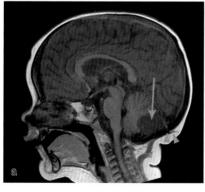
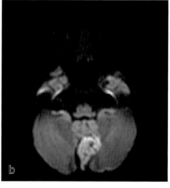

图15-18 皮肤窦道。a.矢状位轴位T1WI显示邻近枕骨的轴外肿块，通过颅骨缺损延伸，与皮肤窦道相连（蓝色箭头）；b.轴位DWI显示病灶扩散受限，这是表皮样囊肿的表现

是前鼻腔鼻窦缺损可发生在不同位置（图15-13）。在东亚血统的患者中，额部脑膨出较常见。皮肤窦道可能会导致上矢状窦局部开窗，并且可能与脑外脑脊液聚集（脑脊膜膨出）、发育不良性残余组织（闭锁性脑膨出）、或者包涵体（皮样或者表皮样囊肿）（图15-18）有关。通常，可以通过联合超声成像和磁共振图像（MRI）来评估这些病变，可能会用到磁共振（MR）静脉成像来评估上矢状窦，有时也会用CT判断骨质缺损范围。

正常情况下，头部有横穿颅盖骨的导静脉，汇入头皮静脉系统。这些静脉常与小的皮质静脉有关，不会导致头皮静脉明显扩张。然而，大的颅内静脉或者静脉窦有时穿过颅盖骨并且主要引流至颅外，这种情况称为颅骨膜血窦。

与其他骨骼一样，颅骨也是一个动态变化的结构，可以因为长期受压而重构，邻近的蛛网膜囊肿压迫可以看到这种变化。随着时间推移，脑实质容量缺失区域的颅骨也会局限性增厚（图15-19），这个过程称为Dyke-Davidoff-Masson现象，这一线索说明颅骨下脑容量缺失为慢性过程。

Chiari畸形Ⅱ型患者，颅内板膜性化骨发育不良发病率很高（约80%），形成所谓的Luckenschadel颅骨（图15-20）。有时这也会引起颅骨外板发育不良，形成所谓的颅骨陷窝症（Craniolacunae）。长期脑积水的患者颅骨内板后天性地形成扇贝形，类似Luckenschadel头颅，但是两者是不同的，因为前者是后天重构形成的而不是发育不良。在这种后天性改变的情况中，因为颅骨的脑回压迹使颅骨外形类似捶打的铜炊具的多层面外观，所以称此形状的颅骨为铜器击打样颅骨。

虽然婴儿期蛛网膜下腔的良性增大似乎与颅骨发育过程有关系，相关内容已在第11章中进行了讨论，因为它最常见于巨头畸形和可疑脑积水。

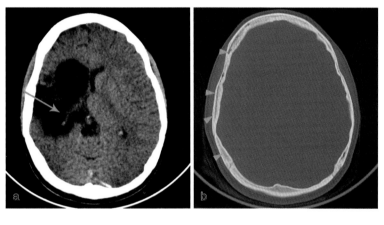

图15-19　Dyke-Davidoff-Masson现象。a.16岁女性患者。头部轴位CT显示右侧大脑中动脉供血区的脑软化灶（蓝箭）；b.轴位骨窗CT显示同侧颅骨板障间隙明显增厚（蓝色箭头），符合Dyke-Davidoff-Masson现象

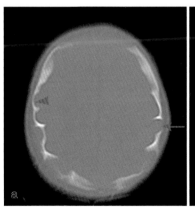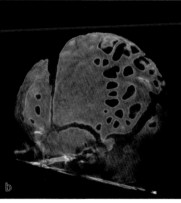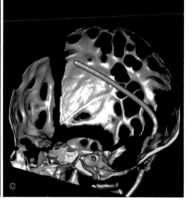

图15-20　Luckenschadel颅骨。a.1岁男孩Chiari畸形Ⅱ型。轴位骨窗CT显示颅骨内板多发扇贝形区域（红箭头），伴有全层非骨化区（红箭），符合Luckenschadel颅骨伴有颅骨骨窗；b.颅骨表面重建显示多发颅骨陷窝；c.颅骨三维影像，从内部观察可见颅骨骨窗区域，也可见脑室造瘘术导管

（曹沙沙　赵殿江）

第16章　颅底和脑神经

一、前言

脑神经对神经系统功能起着重要作用，与颅底关系密切。一根脑神经的病变会影响其他脑神经。脑神经有特定的功能，脑神经功能异常可以表现为特异或非特异性的临床体征。脑神经和颅底结构的解剖知识有助于确定很多神经系统病变的起因。每一个脑神经的功能可能包括传入（感觉）、特殊感觉（味觉）、传出（运动）、副交感神经功能。

在节段性的基础上（有微小的变异），每个脑神经有一个神经核（图16-1）、轴内（束）段、脑池段、硬膜内段、孔内段和孔外段（图16-2）。一些病理过程独特地影响特定的脑神经，而其他受累脑神经则更多地是非特异性的。本章将讨论12对脑神经中每一对神经的

功能、解剖特点及影响脑神经的特征性病理疾病，也复习那些累及脑神经但对一根或另一根脑神经没有特殊累及倾向的疾病。本章首先简要复习一下颅底解剖。

二、颅底解剖

颅底定义多变，由几块骨组成，最主要的是蝶骨和颞骨，外加部分枕骨和额骨（图16-3）。颅前窝包括筛板（由部分额骨和筛骨组成），嗅神经分支（第一对脑神经，CN Ⅰ）经此处穿出，是眼眶顶壁（由部分额骨和蝶骨组成）。蝶骨的中央部即蝶骨基底部包含蝶鞍。蝶骨基底部和枕骨基底部通过蝶枕软骨结合在一起，蝶枕软骨最终融合形成骨缝称为斜坡。在蝶骨基底部与蝶骨小翼之间是视神经管（容纳CN Ⅱ）。在蝶骨基底部与蝶骨大翼之间是眶上裂（容纳CN

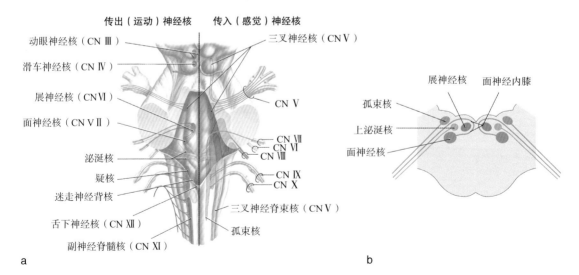

图16-1　脑干解剖。**a.**示意图显示脑干内涉及多组脑神经的神经核，并描写了一边的传出（运动）神经核和另一边的传入（感觉）神经核。**b.**脑桥中部轴位示意图显示面丘下的展神经核。在腹侧可以看到第Ⅶ对脑神经（CN）运动神经核，运动神经纤维绕过 CN Ⅵ神经核，紧接着加入到孤束核和上泌涎核的神经纤维。**Atlas of Anatomy，**©**Thieme 2012，插图：Karl Wesker**

Ⅲ、Ⅳ、V₁和Ⅵ）。在蝶骨大翼内有指向前方被称为"圆孔"（容纳V₂脑神经）的管道和指向下方被称为"卵圆孔"的管道。卵圆孔的侧后方是蝶骨的棘孔，容纳脑膜中动脉。

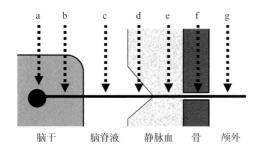

图16-2　Blitz分段。脑神经分段方法。每一个脑神经有一个神经核（a）、轴内束支段（b）、脑池段（c）、硬膜腔段（d）、硬膜外部分（e）、孔内段（f）和孔外段（g）。虽然不同神经之间存在轻微差异，但是这种节分段方法能有助于理解不同脑神经的组成部分以及病变如何影响它们。经Blitz AM，Choudhri AF，Chonka ZD等允许使用

在颞骨岩部内有内听道，其内有CN Ⅷ达内耳结构，并且还起到面神经（CN Ⅶ）管道的作用。在含有内耳的颞骨部分与斜坡之间是颞骨岩尖，是一个可能会气化的结构，可能会形成感染/炎症称为岩尖炎（见本章CN Ⅵ部分的Gradenigo综合征）。在胆固醇肉芽肿的病例中，颞骨气化的部分内也可能会含有慢性阻塞性液体和碎片聚集。在MRI上，岩尖的不对称气化可能会被误诊为颅底强化的病变，这是因为与平扫图像和脂肪饱和图像比较，非气化一侧的骨髓在T1WI上表现为高信号。当条件允许时，CT扫描能帮助确认岩尖的假病灶并且能避免不必要的手术干预。颞骨岩部内也含有颈动脉管。

颈静脉孔位于颞骨岩部、乳突和枕骨之间，容纳颈静脉球，即乙状窦和颈内静脉的移行部。颈静脉孔被分割为后部的血管部（容纳CN Ⅹ和CN Ⅺ）和较小的前内侧的神经部

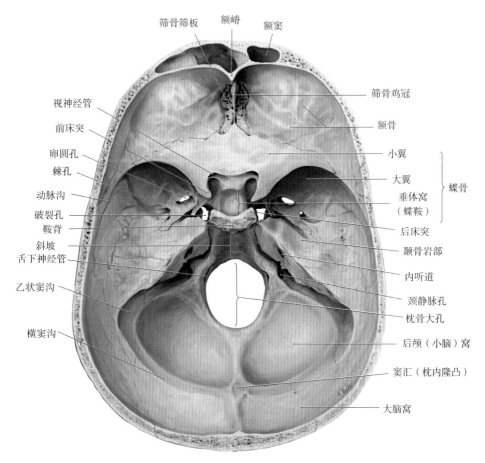

图16-3　颅底解剖。Atlas of Anatomy，©Thieme 2012，插图：Karl Wesker

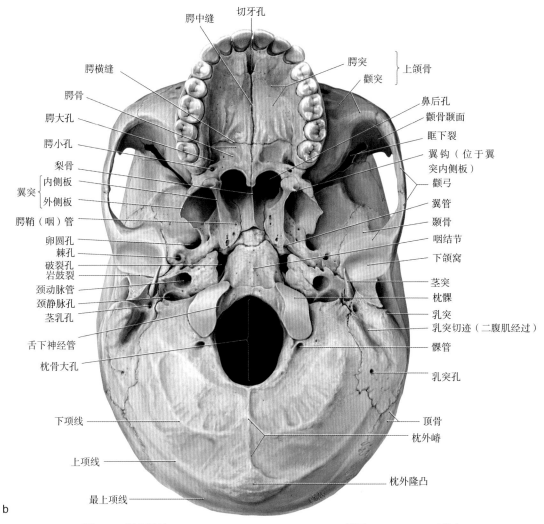

图16-3　颅底解剖。Atlas of Anatomy，©Thieme 2012，插图：Karl Wesker（续）

（容纳CN Ⅸ）。在枕骨外侧部有舌下神经管，容纳右侧和左侧舌下神经（CN Ⅻ）。

（一）海绵窦

海绵窦是沿蝶鞍两侧边缘分布的静脉结构网，并且颈内动脉的几段穿过这个静脉网。CN Ⅲ、Ⅳ部分节段，并且CN Ⅴ的眼支和上颌支在海绵窦侧缘穿过（图16-4）。展神经（CN Ⅳ）在海绵窦内穿过。

（二）翼腭窝

翼腭窝是颅底一个值得具体讨论的区域，翼腭窝位于蝶骨大翼和蝶骨翼突之间（图16-5）。多个神经和血管穿过此区，沿周围神经向远处面部、颅底和脑部扩散的疾病可以累及翼腭窝。翼腭窝有两个后方接入点，由容纳

CN V₂的圆孔和容纳翼管神经的翼管组成。翼管神经是由来自CN Ⅶ的岩浅大神经（GSPN）的节前副交感神经纤维和来自岩深神经的节后交感神经组成。翼腭神经节内的副交感神经纤维突触与节后纤维束一起向下穿过眶下裂到达眼眶后部。翼腭窝的前部出口在眶下裂，眶下裂内容纳CN V₂眶内分支。下方是两个神经管，容纳支配腭部的神经，即腭大神经和腭小神经，分别穿过腭大管和腭小管。翼腭窝的外侧通路是翼上颌裂，颌内动脉经此处进入翼腭窝。内侧是蝶腭孔，沟通翼腭窝与鼻窦鼻腔，颌内动脉远端分支延伸向鼻黏膜供血。蝶腭孔也是青少年鼻纤维血管瘤的特定原发部位，这种肿瘤血管极其丰富，发生于青少年男性，伴

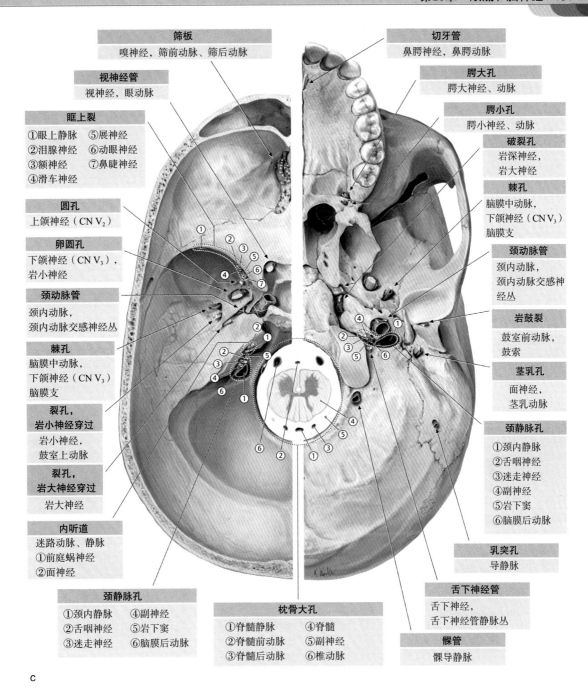

筛板
嗅神经，筛前动脉、筛后动脉

视神经管
视神经，眼动脉

眶上裂
①眼上静脉　⑤展神经
②泪腺神经　⑥动眼神经
③额神经　　⑦鼻睫神经
④滑车神经

圆孔
上颌神经（CN V₂）

卵圆孔
下颌神经（CN V₃），
岩小神经

颈动脉管
颈内动脉，
颈内动脉交感神经丛

棘孔
脑膜中动脉，
下颌神经（CN V₃）
脑膜支

**裂孔，
岩小神经穿过**
岩小神经，
鼓室上动脉

**裂孔，
岩大神经穿过**
岩大神经

内听道
迷路动脉、静脉
①前庭蜗神经
②面神经

颈静脉孔
①颈内静脉　④副神经
②舌咽神经　⑤岩下窦
③迷走神经　⑥脑膜后动脉

枕骨大孔
①脊髓静脉　④脊髓
②脊髓前动脉　⑤副神经
③脊髓后动脉　⑥椎动脉

切牙管
鼻腭神经，鼻腭动脉

腭大孔
腭大神经、动脉

腭小孔
腭小神经、动脉

破裂孔
岩深神经，
岩大神经

棘孔
脑膜中动脉，
下颌神经（CN V₃）
脑膜支

颈动脉管
颈内动脉，
颈内动脉交感神
经丛

岩鼓裂
鼓室前动脉，
鼓索

茎乳孔
面神经，
茎乳动脉

颈静脉孔
①颈内静脉
②舌咽神经
③迷走神经
④副神经
⑤岩下窦
⑥脑膜后动脉

乳突孔
导静脉

舌下神经管
舌下神经，
舌下神经管静脉丛

髁管
髁导静脉

图16-3　颅底解剖。**Atlas of Anatomy**，©Thieme 2012，插图：**Karl Wesker**（续）

有反复的单侧鼻出血。

三、神经解剖学和特异神经病理学

（一）第 I 对脑神经——嗅神经

嗅神经是参与气味感觉的传入神经。在形式上，它是一束神经纤维束并且是中枢神经系统（CNS）的一部分，由少突胶质细胞形成髓鞘。嗅神经在沿筛板上面的嗅沟内走行（图16-6）。中央的颅底骨骨折时，嗅神经易受损伤。先天性嗅神经缺失导致嗅觉缺失症（不能闻到气味），可能与 Kallman 综合征的低促性腺激素性性腺功能减退症有关。在视隔发育不良的患者

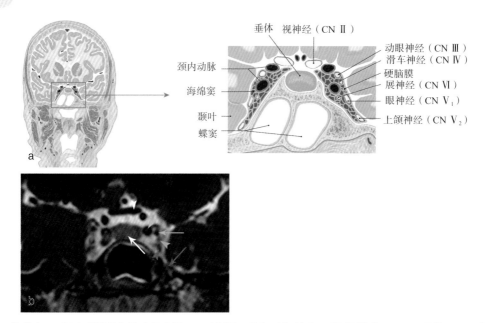

图16-4　海绵窦。a.画家所绘的海绵窦示意图。b.对照图，注入对比剂后，采用冠状位FIESTA图像显示，海面窦位于垂体（白箭）外侧。海绵窦内示颈内动脉（蓝色箭头）和展神经（CN Ⅵ）。在外侧缘是CV Ⅲ（绿箭）、CN Ⅳ（绿箭头）、CN Ⅴ₁（红箭头）和CN Ⅴ₂（红箭）。标记了视交叉（白色箭头），以供参考；然而视神经不在海绵窦内走行。图a来自Atlas of Anatomy，©Thieme 2012，插图：Karl Wesker

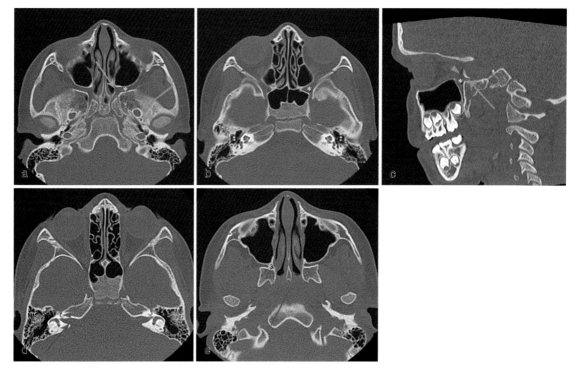

图16-5　颅底孔和翼腭窝。a.轴位CT示翼腭窝（白色星号），通过翼管（红箭头）通向后方，通过翼上颌裂（红箭）通向外侧，通过蝶腭孔（绿箭）通向内侧。也能见到卵圆孔（蓝箭）和棘孔（蓝箭头）。b.轴位CT示翼腭窝（白色星号），通过圆孔（蓝箭头）通向后方。c.矢状位CT示翼腭窝（白色星号），通过圆孔（蓝箭）通向后方，向上通过眶下裂（蓝箭头）与眶尖相通，向下通向腭孔（红箭）。d.轴位CT示内听道（红箭）和面神经管，后者内容纳面神经迷路段（红箭头）。e.轴位CT示舌下神经管（红箭），也能见到位于蝶骨翼突前方的翼腭窝（白色星号）

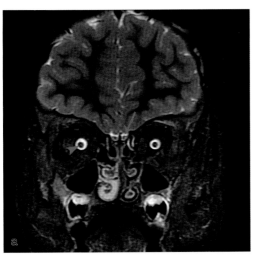
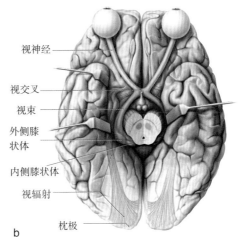

视神经

视交叉

视束

外侧膝状体

内侧膝状体

视辐射

枕极

图16-6 第 I 对脑神经（嗅神经；也可见到 CN Ⅱ）。a.眼眶的冠状位 STIR 图像示视神经（CN Ⅱ，红箭头）的眶内段在视神经鞘内被 CSF 包绕。在筛板的上缘可见到左侧嗅神经（CN Ⅰ）。b.大脑下面示意图显示视束从外侧膝状体核向前延伸，视神经从视交叉向前延伸。嗅神经贴着直回走行。图 b 引自 Atlas of Anatomy，Thieme 2012，插图：Karl Wesker

可伴发嗅神经发育不良。嗅神经传导通路异常可以出现味觉障碍（味觉异常或消失）。

（二）第 Ⅱ 对脑神经——视神经

视神经内含有视觉传入纤维（图16-7）。视神经起始于眼球后方的视神经盘，在眼眶后方走行，通过视神经管，到达视交叉。在视交叉内，一侧眼的鼻侧视网膜区（颞侧视野）的视神经纤维交叉加入到对侧眼的颞侧视网膜（鼻侧视野）纤维，颞侧视网膜纤维不进行交叉。在视交叉处，由一侧眼的颞侧视网膜纤维和对侧眼的鼻侧视神经纤维组成的纤维束，分别向后外侧延伸成为右侧和左侧的视束，到达右侧和左侧的外侧膝状体核。

在形式上，视神经是 CNS 的一部，因为髓鞘是由少突胶质细胞形成而不是由施万细胞形成。因此，视神经肿瘤是胶质瘤而不是视神经施万细胞瘤。另外，视神经容易受 CNS 统疾病如多发性硬化、急性播散性脑脊髓炎（ADEM）、视神经脊髓炎（NMO）的影响，而发生炎症和脱髓鞘疾病（视神经炎）。像垂体大腺瘤、颅咽管瘤等蝶鞍以及鞍上肿块推挤视交叉会影响视神经纤维在视交叉处的交叉，造成两颞侧偏盲。

（三）第 Ⅲ 对脑神经——动眼神经

动眼神经有躯体运动和副交感神经功能，

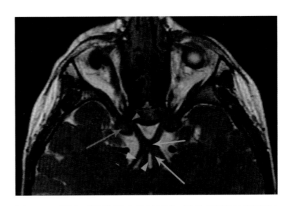

图16-7 第 Ⅱ 对脑神经（视神经）。轴位 FIESTA 图像显示视神经（CN Ⅱ，红箭头）的视神经管段，紧贴前床突（红箭）走行。其后方为视交叉（绿箭）。从视交叉向后外侧延伸的为视束（绿箭头）。下丘脑（蓝箭）沿第三脑室视隐窝的侧面（蓝箭头）与视交叉联系

神经核位于中脑的中部（图16-8）。动眼神经沿大脑脚内侧缘从中脑发出，脑池段在大脑后动脉和小脑上动脉之间走行，与后交通动脉平行，通过动眼神经池、海绵窦硬膜腔，进入海绵窦的外上壁。动眼神经从海绵窦穿过眶上裂进入眶内，支配六条眼外肌中的四条肌肉（上直肌、内直肌、下直肌和下斜肌）和上睑提肌（它使眼睑上提）。动眼神经的副交感神经纤维支配睫状神经节，发出神经控制瞳孔和睫状肌的功能。脑池段动眼神经邻近颞叶的钩部，因

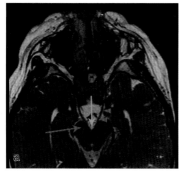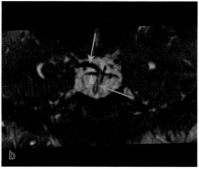

图16-8 第Ⅲ对脑神经（动眼神经）。a.中脑轴位FIESTA图像显示动眼神经的脑池段（红箭头）起自大脑脚边缘（红箭）和脚间窝（绿箭）。b.冠状位FIESTA图像显示动眼神经脑池段（红箭头）走行于大脑后动脉（绿箭）和小脑上动脉（绿箭头）之间，小脑上动脉起源于基底动脉（蓝箭）末端的基底动脉尖（蓝箭头）

此钩回疝的局灶性神经症状首先表现为动眼神经麻痹。动眼神经完全性麻痹导致受影响的眼向外下偏移，伴瞳孔扩大（"下、外和扩大"）。在成人，动眼神经麻痹的病例中主要关注的是后交通动脉瘤，而这种情况在儿童罕见。动眼神经的副交感神经纤维在神经束的外周，易因为外压而受损。动眼神经的运动神经纤维位于神经束中央，易由于血供减少而受损（例如，这种情况见于糖尿病缺血性神经病变）。

（四）第Ⅳ对脑神经——滑车神经

如果不使用精细的高分辨率图像或者运气不佳，在MRI上几乎见不到滑车神经（图16-9）。然而，了解滑车神经的走行很重要。滑车神经是唯一起自脑干背侧的脑神经，是唯一交叉的脑神经，并且在所有的脑神经中有最长的脑池段。除了这三个特点外，滑车神经的走行还有实践意义。滑车神经起自中脑背侧，交互对生，在中脑周围走行，然后延伸至海绵窦外侧壁，刚好在动眼神经下方。由于长的脑池段，头外伤时滑车神经易受损伤，无论是直接外伤或者是加速/减速伤。滑车神经支配上斜肌（上斜肌在滑车处折返，因此命名了这个神经），滑车神经麻痹会导致眼睛向内上运动无力（不能向上和向内看），造成眼睛扭转失调。一种称为Brown综合征的上斜肌异常病变，可以是先天性的，也可以是获得性的，会限制患眼上转。这种综合征的获得性病变是由于上斜肌和（或）其肌腱的瘢痕或者纤维化导致的。

（五）第Ⅴ对脑神经——三叉神经

三叉神经（CN Ⅴ）是最粗大的脑神经并

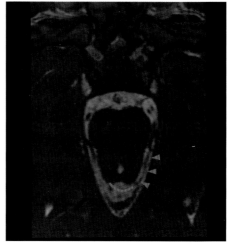

图16-9 第Ⅳ对脑神经（滑车神经）。中脑斜轴位FIESTA图像显示左侧环池内的左侧滑车神经脑池段（红箭头）。在此图像上神经近段不可见，但它沿细红线所示的预期线路走行

且在脑干内有多个核团（包括那些向尾端延伸到上颈髓的神经核团）（图16-10）。三叉神经有运动和感觉功能，虽然有来自其他脑神经的副交感神经纤维加入CN Ⅴ，三叉神经并没有固有的副交感神经功能。三叉神经沿脑桥侧面自脑干发出，多发小神经组成神经纤维束。在脑池段，这些神经开始分为三个独立的纤维束。神经束穿过三叉神经孔后进入梅克尔腔，此腔是脑神经中最大的硬膜腔。三叉神经发出的三个主要神经束在这里分开。眼神经或三个神经束中的第一分支（V_1）沿海绵窦外侧面走行（滑车神经下方）并穿过眶上裂进入眼眶。眼神经提供上面部和额部的感觉。上颌神经即起自三叉神经的三个神经束中的第二分支（V_2）沿海绵窦外侧面（V_1下面）走行，

穿过圆孔进入翼腭窝。在翼腭窝处，上颌神经发出多个分支，但是最大的是眶下神经，它从眶下管延伸到达眶下孔。眶内神经的分支提供中面部的感觉。在翼腭窝，其他的分支向尾侧延伸成为腭大神经和腭小神经提供硬腭和软腭的感觉。三叉神经的第三分支，即下颌神经（V₃），从Meckel腔延伸至卵圆孔，开始与海绵窦分开。下颌神经从卵圆孔进入颞下窝并分成几支，最大的成为下牙槽神经，它穿过颞下窝延伸至下颌体后部的内面，进入下颌管。在颞下窝内，舌神经有鼓索（来自CN Ⅶ）加入，舌神经内有传入神经纤维，传入前2/3舌的感觉。V₃其他分支支配咀嚼肌（颞肌、咬肌、翼内肌和翼外肌）及辅助咀嚼肌（下颌舌骨肌和二腹肌前腹）。

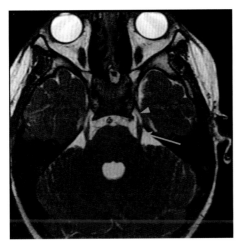

图16-10　第 V 对脑神经（三叉神经）。轴位 FIESTA 图像显示三叉神经脑池段（蓝箭）从脑桥延伸至 Meckel 腔（蓝箭头）

如第9、10章提到的，存在于Meckel腔内的三叉神经半月神经节可能是单纯疱疹病毒1型（HSV-1）感染作用的部位，邻近内侧颞叶的部分成为HSV脑炎早期易累及的部位。三叉神经分支提供颅前窝和颅中窝硬脑膜的感觉神经，可能和某种类型的头痛有关。

（六）第Ⅵ对脑神经——展神经

展神经起自脑桥背侧的神经核，即在脑桥后面轮廓底下的一个称为面丘的不规则核团（或者是四脑室底的不规则团块）（图16-11）。展神经纤维向前外侧走行，在延髓脑桥沟出脑干（图16-12）。从这里开始，展神经池段沿前、上外侧路线走行，沿斜坡背面穿入硬脑膜，沿岩下窦走行，然后在称作Dorello管的间隙内经过岩蝶韧带（Gruber韧带）下面之后，向前走行于海绵窦内。从这里，神经穿过眶上裂而支配外直肌。展神经损伤导致受影响的眼睛外展无力，临床上表现为内斜视（内斜眼），当患者看向患侧时伴有复视（双重视觉）。先天性展神经损伤称为Duane综合征。它具有一只或两只眼睛向内或者向外旋转困难的特点，并且有非常具体的眼科标准。

展神经在海绵窦内走行使其在海绵窦压力升高的情况下易受周围压迫，例如假性脑瘤或者静脉窦血栓。因此，假性脑瘤可能表现为"展神经麻痹""内斜视"或者"复视"的临床症状。先天性内斜视可以通过擅长斜视治疗的眼外科医生［尤其是小儿眼外科医生和（或）神经眼外科医生］通过进行患眼外直肌复位和（或）缩短手术而得到治疗。

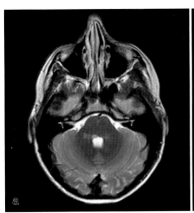
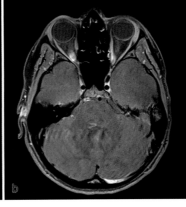

图16-11　面丘的多发硬化（MS）斑块。a.患有MS的15岁女孩，伴新发的右侧展神经麻痹，头轴位T2WI显示累及右侧面丘的局限区域的高信号（红箭头）。b.T1WI增强图像上有强化，符合活动性脱髓鞘病变

展神经的斜坡背面段邻近岩尖，岩尖的病变会导致同侧展神经麻痹，而斜坡内的病变可能导致双侧展神经麻痹。岩尖含气腔内的感染会引起展神经麻痹（常伴有疼痛和发热）三联症，称为Gradenigo's综合征，即单侧眶周疼痛、复视和耳漏。

（七）第Ⅶ对脑神经——面神经

面神经在脑干内有三个独立的神经核团（图16-13），因此有运动、副交感和感觉功能。面神经运动神经核提供传出神经功能支配面部表情肌肉并且位于脑桥中央，神经纤维于面丘水平在展神经核周围走行。面神经的上泌涎核发出副交感传出纤维，面神经孤束核是味觉传入纤维的起源神经核。后两组纤维在展神经核周围弯成钩形，之后加入面神经内脏运动纤维。因此，面丘水平的病变会导致同侧展神经麻痹和面部运动减弱，但是可能不影响第Ⅶ对脑神经的味觉和副交感功能。

面神经出脑干后横穿桥小脑角池（脑池段），然后经过内听道（IAC）（内耳道段），位于内听道的前上方。沿内听道底的前上面，面神经在耳蜗和前庭（迷路段）之间出面神经管到达膝状神经节。来自上泌涎核的面神经副

交感神经纤维，穿过膝状神经节（无突触），然后成为岩浅大神经，在邻近颈动脉管前内侧走行。岩浅大神经纤维加入岩深神经节后交感纤维形成翼管神经，穿过翼管进入翼腭窝。面神经副交感纤维在翼腭神经节处换元后，节后纤维向下穿过眶下裂，在此处加入V_2纤维进入眼眶控制像流泪这样的功能。

面神经躯体运动纤维在膝状神经节换元后，沿鼓室上面向后走行（鼓室段），之后在颞骨乳突部内向尾侧走行（乳突段），然后穿过茎乳孔（在乳突尖和茎突之间）出颅。面神经颅外段进入腮腺，分支支配面部表情肌。在腮腺内，面神经把腮腺分为深叶和浅叶，但深叶和浅叶不是解剖学上的划分；因为面神经很难（但也不是不可能）见到，所以邻近的下颌后静脉被用于面神经定位的替代标志。

从下行的乳突段开始，提供舌前三分之二味觉的面神经开始分开，作为鼓索支穿过鼓室，最终加入舌神经［三叉神经下颌支（CN V_3）的分支］的纤维。鼓索的节前副交感纤维在下颌下神经节内换元，之后加入舌神经（CN V_3的分支）进入舌内。面神经另外一小分支从CN Ⅶ下行的乳突段发出，支配镫骨肌。

在对比增强MRI，面神经的膝状神经节和鼓室段（或可能为下行的乳突段）都可以有正常强化（不总是强化）。膝状神经节强化是因为无血脑屏障，鼓室段和乳突段的明显强化是因为周围的静脉丛（不是真正的神经强化）。面神经任何其他段或者任何其他脑神经的强化均认为是异常的（注：不同的扫描器和成像/对比加强方案得到的图像表现不同，这使得用户在他们自己的扫描器上确认这点变得很重要）。面部肌肉无力的患者可能是在面神经

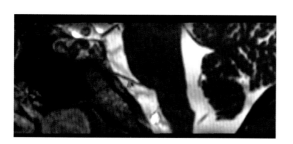

图16-12   第Ⅵ对脑神经（展神经）。斜矢状位稳态进动结构相干（CISS）图像显示展神经池段（红箭头）从脑桥延髓沟延伸至斜坡背面

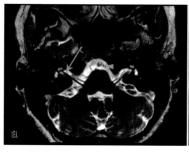
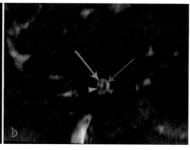

图16-13   第Ⅶ对脑神经（面神经）和第Ⅷ对脑神经（前庭蜗神经）。a.内听道（IAC）轴位CISS图像显示展神经（绿箭头）的池段，CN Ⅶ/Ⅷ复合体（红箭头）。也能见到内听道段（绿箭）。b.IAC斜矢状位FIESTA图像显示内听道前上部的面神经（蓝箭）和前下部的蜗神经（蓝箭头）。后面为上（红箭）和下（红箭头）前庭神经

内的病毒被激活形成炎症，称为Bell's麻痹，常常造成面神经迷路段和远端内听道管段的强化，边缘光整（无增厚）。虽然Bell's麻痹的症状可能为单侧，但是强化可能是双侧的，提示对侧亚临床病变（图16-14）。

Mobius综合征被认为是一种罕见但令人感兴趣的先天性疾病，患有这种综合征的患者双侧CN Ⅵ和CN Ⅶ先天性缺失（或者发育不良）。

（八）第Ⅷ对脑神经——前庭蜗神经

第Ⅷ对脑神经有两种不同的成分：①蜗神经，它将听觉信息从耳蜗传入脑干；②前庭神经（通常分为上支和下支），它涉及平衡（图16-13）。蜗神经在桥小脑角池（池段）起自脑干，沿内听道前下部走行（内听道段），进入蜗孔；蜗神经的螺旋神经节位于耳蜗轴内。蜗孔变窄（蜗孔狭窄，见第22章），一般蜗孔直径小于1mm，提示蜗神经发育不良或者不发育。认识这点很重要，因为蜗神经不发育的患者不可能从同侧耳蜗移植装置中获益。

与蜗神经一样，前庭神经在桥小脑角自脑干发出，但沿内听道后面走行。通常蜗神经有两个分支，上支和下支，但是它们看上去像一个大的前庭神经。认识到前庭位于IAC的后方有助于记住前庭神经在内听道内的后方位置。面神经迷路段起源于内听道底部的前上部，这有助于认识到面神经位于前庭神经的上方（因为脑神经是按从上到下的位置顺序进行编号，

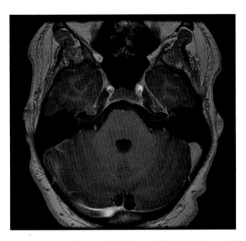

图16-14　Bell麻痹。17岁男性，左侧面部无力，内听道轴位T1WI增强图像显示左侧面神经迷路段（红箭）异常强化，代表Bell's麻痹的影像表现

所以CN Ⅶ在CN Ⅷ上方是有意义的）。

在神经纤维瘤2型（NF2）的患者，前庭神经易形成神经鞘瘤。这些良性肿瘤一般被命名为"听神经瘤"，却很少累及"听"（蜗）神经，其与神经鞘有关而与神经本身无关，因此并不是真的神经瘤。双侧前庭神经鞘瘤的出现符合NF2的诊断标准，一级亲属中证实患有NF2的患者出现单侧前庭神经鞘瘤也符合NF2诊断标准（见第7章）。

（九）第Ⅸ对脑神经——舌咽神经

舌咽神经起源于延髓外侧，神经的脑池段走行于延髓外侧池，然后穿过颈静脉孔的神经部出颅，颈静脉孔神经部是岩下窦加入颈静脉球的位置（图16-15）。舌咽神经有副交感传出神经纤维支配腮腺，向茎突咽肌提供传出躯体运动神经纤维，茎突咽肌参与吞咽动作。舌咽神经也有其他功能，包括从舌后1/3传入味觉和从舌后1/3、鼓膜、口咽传入躯体感觉。舌咽神经在脑干内有多个神经核，使其功能较多。舌咽神经和迷走神经一起组成咽丛支配口咽黏膜。第Ⅸ对和第Ⅹ对脑神经参与咽反射，CN Ⅸ参与颈动脉体反射。在Eagle综合征中茎突延长可能会引起舌咽神经痛，表现为耳痛、颈痛和吞咽困难。

（十）第Ⅹ对脑神经——迷走神经

迷走神经（CN Ⅹ）起源于延髓外侧，紧邻CN Ⅸ起源处的尾端，从颈静脉孔血管部出颅（图16-15）。迷走神经提供副交感神经，支配几乎全部颈部、胸部、腹部和盆腔。另外，它还提供运动神经支配腭、咽和喉，传送来自外耳道、鼓膜、颅后窝脑膜的躯体感觉以及来自会厌的味觉。喉返神经是迷走神经的一个重要分支，向尾侧延伸至上胸部，然后上升深入甲状腺并且支配喉部。右侧喉返神经延伸至右锁骨下动脉下方，左喉返神经延伸至主动脉弓下方（患者左位心、左位主动脉弓）。纵隔肿瘤（成人多见）或者甲状腺/甲状旁腺区的手术（也是成人多见）损伤喉返神经，会导致同侧声带麻痹。

（十一）第Ⅺ对脑神经——副神经

副神经（CN Ⅺ）起源于颈髓上部，神经

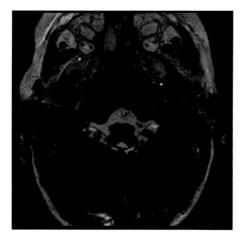

图16-15　第Ⅸ对脑神经（舌咽神经）和第Ⅹ对脑神经（迷走神经）。延髓轴位FIESTA图像显示第Ⅸ对脑神经和第Ⅹ对脑神经脑池段（红箭头）延伸至颈静脉孔

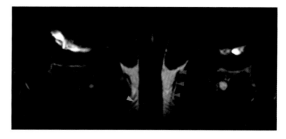

图16-16　第Ⅺ对脑神经（副神经）。枕骨大孔冠状位CISS图像显示CN Ⅺ在延伸至颈静脉孔之前的上升段（红箭头）。可见到第一颈神经的一些神经根（绿箭头）

纤维向上穿过枕骨大孔然后穿出颈静脉孔的血管部（图16-16）。副神经参与支配斜方肌和胸锁乳突肌。胸锁乳突肌功能障碍导致头转向受损侧的对侧。

（十二）第Ⅻ对脑神经——舌下神经

舌下神经（CN Ⅻ）起源于延髓的前外侧面，有一个短的脑池段，然后向外侧穿过舌下神经管（图16-17）。舌下神经支配同侧半舌内肌，舌下神经功能障碍导致同侧伸舌偏差。急性去舌下神经作用导致半舌水肿，慢性去舌下神经作用导致同侧半舌脂肪变性。

四、病理学（概述）

除了前面章节讨论的那些病理疾病外，各种脑神经还可以发生很多病理疾病。莱姆病（由伯氏疏螺旋体引起）感染可引起多发脑神经池段的轻度强化。类似的表现可以发生在Miller-Fisher综合征，一种免疫介导的非传染性的病毒感染后的疾病，代表了古兰-巴雷综合征的脑神经变异型。这些疾病发生的临床情况可以对他们进行鉴别。这些疾病的表现中出现任何局灶性的增厚或结节样改变都要引起注意是否存在其他疾病，包括肉芽肿病变（例如，结节病）或者肿瘤。

虽然众所周知在NF2情况中存在前庭鞘瘤，但是任何由施万细胞形成髓鞘的神经都

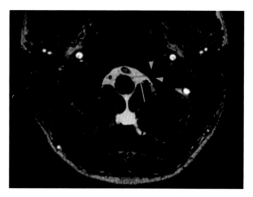

图16-17　第Ⅻ对脑神经（舌下神经）。延髓轴位CISS图像显示左侧舌下神经脑池段（CN Ⅻ，绿箭）向舌下神经管（绿箭头）延伸。可见到副神经（CN Ⅺ，红箭头）穿过枕骨大孔的上升段

会有神经鞘瘤。NF2的患者易在多个脑神经发生神经鞘瘤，而不是仅仅发生在前庭神经。中枢性髓鞘（由少突胶质细胞形成）和外周性髓鞘（由施万细胞形成）交汇处，不会发生在脑神经起始部，但是会发生在起始部远端的几毫米处，知道这一点很重要。中枢性髓鞘和外周性髓鞘交汇处，被称为Obersteiner-Redlich带，施万细胞瘤不会发生在这个带的近端。在所有Obersteiner-Redlich带中，CN Ⅷ的Obersteiner-Redlich带是离脑干最远的（通常＞10mm），这就是为什么前庭神经鞘瘤总是孤立地累及IAC而不累及CPA池。

无论是因为外伤、生发基质出血、动脉瘤、血管畸形还是既往手术导致的出血，之后脑神经脑池段（也可能在内听道）可能含有含铁血黄素沉着而导致非特异性脑神经病变。这被称为表面铁沉积症，在磁敏感加权像上最易观察。

（曹沙沙　赵殿江）

第三部分
头颈部影像

第17章　颈部软组织

一、引言

颈部软组织的影像学评估是比较困难的。然而，儿童颈部许多先天性和获得性的异常在断层成像上有其特征性的表现。熟悉这些疾病的解剖、疾病过程和临床处理将有助于对儿童颈部和软组织疾病进行系统性的影像学分析。

二、解剖

许多对颈部软组织研究的关注都源自于颈部解剖的不确定性。用不同的成像方式来显示正常的颈部解剖对于减轻这种不确定性来说是一个好的开始。用于分析颈部解剖结构的方法有很多种，包括描述颈部筋膜、手术以及将颈部的解剖结构与其他结构的关系相结合的技术。头部和颈部的解剖可以是（并且是）整本教科书的主题，而本章简要介绍了与儿科影像相关的头颈部的解剖（图17-1）。

有些教科书根据颈部肌肉的解剖界线将颈部空间划分为多个三角形。在这个系统中，颈前三角是由颈前正中线、后方的胸锁乳突肌（SCM）、下方的锁骨以及下颌骨下缘来定义的。颈后三角根据SCM、斜方肌和锁骨定义。前后两个三角形通过颈深部肌肉组织，尤其是肩胛舌骨肌和二腹肌来进一步划分成更小的三角形，这些三角形有助于更进一步地定义颈前亚三角形（颏下三角、下颌下三角、颈动脉三角）及颈后亚三角形（锁骨上三角、枕三角）。这个体系是可描写的，但由于这些三角形的深度是可变的，所以它们在断层成像中并不总是很有用。通常都是由浅到深根据不同的解剖分类将颈部不同的组织器官定位到不同的筋膜层面内。

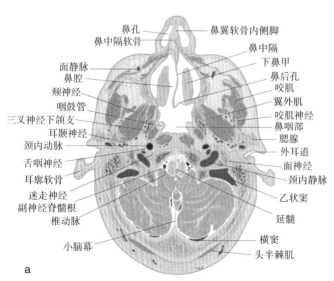

鼻孔　　　　　　鼻翼软骨内侧脚
鼻中隔软骨　　　　鼻中隔
面静脉　　　　　　下鼻甲
鼻腔　　　　　　　鼻后孔
颊神经　　　　　　咬肌
咽鼓管　　　　　　翼外肌
三叉神经下颌支　　咬肌神经
耳颞神经　　　　　鼻咽部
颈内动脉　　　　　腮腺
舌咽神经　　　　　外耳道
耳廓软骨　　　　　面神经
迷走神经　　　　　颈内静脉
副神经脊髓根　　　乙状窦
椎动脉　　　　　　延髓
小脑幕　　　　　　横窦
　　　　　　　　　头半棘肌

a

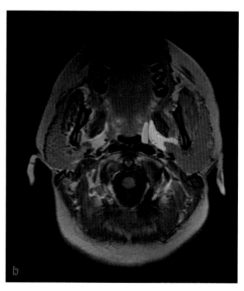

b

图17-1　**a.**艺术家绘画的鼻咽部水平颈部横轴位像；**b.**同一水平（角度稍有不同）横轴位T1WI增强扫描显示咽旁间隙（绿色区域）、咽黏膜间隙（黄色）、腮腺间隙（红色）、咀嚼肌间隙（紫色）和咽后间隙（灰色）。**a**图来自HIEME解剖图谱，头部和神经解剖，**Thieme 2010，Marcus Voll**插图

三、筋膜

颈部的浅筋膜包裹着皮下结缔组织、神经和皮下血管。和身体的其他部位不同，头颈部皮下筋膜还包着面部表情肌和颈阔肌，浅筋膜的深处是颈深筋膜的最外层，称为封套筋膜。封套筋膜完全包围着下颌下腺、胸锁乳突肌和斜方肌，并与面部咬肌腮腺筋膜相连。颈动脉鞘位于封套筋膜深部，颈动脉鞘包含颈动脉、颈静脉和迷走神经。内脏或气管前筋膜位于颈筋膜深部和内侧筋膜，包绕气管、食管和甲状腺。其次，脊椎筋膜环绕脊柱和相关肌肉。椎前筋膜和内脏之间的空间是从口腔到纵隔的感染扩散的重要通路（将在第23章讨论）。

根据颈部疾病的性质，在成像和疾病描述时，参考筋膜平面、解剖三角形或特定结构（如颈动脉分叉）也许是有道理的。放射科医生可以利用上面提到的解剖描述作为定位颈部软组织影像学位置的工具。

四、先天性病变

儿童颈部最易发生的先天性病变是先天性鳃裂囊肿，其在标准化考试中比在临床实践中更常见。鳃器共六个组成部分（表17-1），值得注意的是，一些力求标准的解剖者使用的术语是"咽"而不是"鳃"，两种术语基本上是可以通用互换的，而在临床实践和医学文献中"鳃"使用的更频繁一些，本章使用它的原因也是基于此。

这6个鳃弓中，前四个可引起先天性囊肿。

和囊肿相伴发的，通常会有一个窦道将第一和第二个鳃器囊肿连接到皮肤表面，或将第三和第四个鳃器囊肿连接到上消化道黏膜。先天性囊肿的窦道可能是相对闭塞的，仅表现为一个小的皮肤凹陷，或者也可以与囊肿自由沟通。鳃裂囊肿可因肿块效应、触及/看到肿胀，或因为表现为感染而被发现。在急性期，很难区分这是脓肿（表现为化脓性淋巴炎、软组织脓肿）还是感染性鳃裂囊肿。一个受感染的囊肿看起来像脓肿，但比起淋巴结坏死引起的脓肿，它通常表现的更局限、更类似球形。可能需要随访来确定抗感染治疗后病灶是否消退。

第一鳃器囊肿在胚胎学上与外耳道（EAC）相关，窦道可以延伸到EAC本身（第一个鳃器囊肿A型）或延伸至耳前凹陷（第一个鳃器囊肿B型）。囊肿可以发生于腮腺内。

第二个鳃器囊肿在下颌角下方的上颈部有一个皮肤的凹坑，但是它部位变化较大。第二鳃器囊肿的亚类型是基于它们与其他结构的关系，最常见的分类系统有四个亚类型。尽管第二个鳃裂囊肿的亚类型通常被描述为Ⅰ～Ⅳ型，但笔者喜欢将其称为A～D型。使用2A型和1B型囊肿分别代替第二鳃裂囊肿Ⅰ型和第一鳃裂囊肿Ⅱ型描述病变，就避免了混乱。因为第二鳃器囊肿占所有鳃裂囊肿的近95%，所以熟悉这些分类并描述清楚是很有必要的。

第二鳃器囊肿（也称为第二鳃裂囊肿）根据囊肿距皮肤的深度，从最外侧到最内侧分四种亚型，A型囊肿是最表浅的，D型囊肿是最深的（图17-2）。A型囊肿深至胸大肌和胸锁

表17-1　起源于鳃器的结构

鳃的组成	肌肉	神经	血管	骨/软组织
第一（下颌弓）	咀嚼肌、下颌舌骨肌、二腹肌前腹、鼓膜张肌、腭帆张肌	三叉神经（脑神经Ⅴ）	上颌动脉	上颌骨、下颌骨、颧骨、砧骨、锤骨
第二（舌弓）	面部表情肌	面神经（脑神经Ⅶ）	镫骨动脉、舌动脉	镫骨、茎突、舌骨（部分）
第三	茎突咽肌	舌咽神经（脑神经Ⅸ）	颈总动脉、颈内动脉	舌骨（部分）、胸腺、下甲状旁腺
第四	环甲肌、软腭肌肉（除外腭帆张肌）	迷走神经（脑神经Ⅹ）	锁骨下动脉（右）、主动脉弓（左）	上甲状旁腺、甲状软骨
第六	喉内肌（除外环甲肌）	迷走神经（脑神经Ⅹ），喉返神经	肺动脉、动脉导管（左）	环状软骨、杓状软骨

乳突肌前面，B型囊肿是最常见的，毗邻颈内动脉和颈内静脉，C型囊肿位于颈内、外动脉之间，而D型囊肿位于颈内、外动脉内侧，并且紧靠咽壁。

有些病变与鳃裂囊肿类似，尤其是淋巴结囊性转移，认识到这一点至关重要。虽然转移性淋巴结在儿童中不常见，但在青年和老年人中很常见，特别是甲状腺乳头状癌或与人乳头状瘤病毒（HPV）感染相关的头颈部癌症导致的淋巴结转移。因此，应避免在青少年以外的患者诊断鳃裂囊肿，除非在儿童期已经知道囊肿的存在。此外，即使是青少年中后期的患者，也应考虑其他病因。

第四鳃裂囊肿会与甲状腺上叶一起形成，这个囊肿的窦道延伸到左侧梨状隐窝的顶端。第四鳃裂囊肿（罕见）最常见表现是一个位于甲状腺左叶上极内的脓肿（图17-3）。当对于这种诊断有疑虑时，对梨状隐窝顶端的评估可以提供确诊的信息。这可以通过直接喉镜观察进行耳鼻咽喉科评估，也可以者通过严格的钡剂造影检查进行评估。最近一些学者推测甲状腺内囊肿实际上来自第三鳃器，而不是第四鳃器。

了解三种非鳃起源的先天性囊性病变是很重要的。第一种是重复囊肿，它可以来源于肠道或呼吸道，不对囊肿上皮进行组织学分析就很难区分两者。当确切起源不清楚时，重复囊肿可以统称为上呼吸消化道重复囊肿。这些囊肿将与食管、咽部或气管支气管树毗邻。它们可能被偶然发现，也可能在发生感染时以脓肿的形式出现。囊肿可能与呼吸消化道的内腔相通，这会导致可能作为感染源的碎屑积聚。

甲状舌管是一种胚胎管，从舌根后方的盲孔向尾侧延伸，沿着舌骨中部的前方，向下达甲状腺预期位置。甲状舌管的囊性残余物可以沿着其行程内任何一点形成（图17-4）。在舌骨之上，囊肿总是位于中线，但在舌骨下方，它可能会略微偏离中线。在怀疑是囊肿时，寻找可能的异位甲状腺组织以及确认具有正常表现的原位甲状腺组织的存在是很重要的。如果在囊肿内存在有异位甲状腺组织，并且没有原位甲状腺组织，切除该囊肿（和伴发的异位组

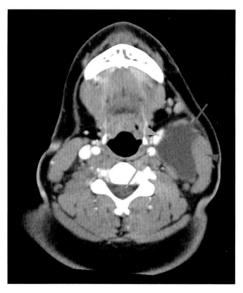

图17-2　第二鳃裂囊肿。17岁女孩，头部的轴位增强CT图像显示一个边界清楚，低密度的，无强化的囊性病变（红箭），胸锁乳突肌深部（红色箭头）以及颈内静脉浅部（绿色箭头）和颈总动脉（绿箭），符合第二鳃裂囊肿B型

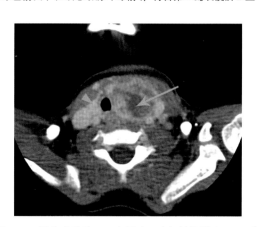

图17-3　甲状腺脓肿。三岁男孩，头部轴位增强CT图像显示在甲状腺左叶有液体聚集（绿箭），周围有不均匀强化（绿色箭头），符合甲状腺脓肿。甲状腺右叶是正常的（绿色箭头）。甲状腺左叶脓肿应及时检查是否有第三/第四鳃裂囊肿经窦道延伸至左侧梨状窝顶点

织）将导致永久性甲状腺功能减退。正常甲状腺组织的存在和分布可以用^{99m}Tc-sesta-mibi扫描确定。当沿舌骨中部1/3手术切除甲状舌管囊肿时，必须切除整个管道以防复发，这称为Sistrunk手术。

先天性胸腺囊肿也可以在下颈部出现。它通常被偶然发现，但它具有双重感染的潜在危险，在这个部位形成的先天性胸腺囊肿通常是

单房的，在囊壁上有胸腺组织。如果出现多房囊肿，并且没有感染的病因学征象，则应该考虑是血管源性病变，如淋巴管畸形（又名淋巴管瘤或囊状水瘤）或静脉畸形（以前称为海绵状血管瘤），有关这些疾病的进一步说明，请参阅第19章。

五、获得性疾病

虽然颈部的先天性病变在鉴别诊断、手术规划和考试中是很重要的，但在临床实践中颈部最常遇见的异常是获得性疾病，儿童感染是获得性疾病的重要组成部分。尽管颈部的任何结构都会受到创伤，但本节主要侧重于感染疾病方面。

大多数颈部感染都会伴有淋巴结的反应性肿大。反应性淋巴结改变的详细测量对成人的头颈部癌症分期有很大意义，而在评估儿科头颈部感染方面没有任何用处。另外，头颈部淋巴结数量与头颈部癌症的分期以及手术计划关系密切，而与感染没有直接关系。

淋巴结感染可能会发生化脓性改变（图17-5），表现为中心低密度的球形影，这不是脓肿，而是化脓性淋巴结炎。这种淋巴结的感染可能会突破淋巴结的被膜，并且导致感染淋巴结聚集，称为蜂窝织炎（图17-6）。蜂窝织炎影像可表现为模糊不清，但是也可表现为强化区域伴边界不清非强化的液体密度影，这种表现不应

被认为是脓肿，因为液体散在、不可引流或没有组织轮廓影。最终随着蜂窝织炎聚集了更多的散在液体后，也被认为是一种脓肿。蜂窝织炎和脓肿的区别是很重要的，因为蜂窝织炎吸收或放置引流后不会产生明显的引流物或大小的改变。无论是感染发展哪个阶段，都可能影响毗邻的结构。例如感染可导致颈内静脉的部分（或完全）闭塞。在某些情况下，感染可导致颈内静脉的脓毒性血栓性静脉炎，这通常与口咽部厌氧菌（坏死梭杆菌）感染有关，患者

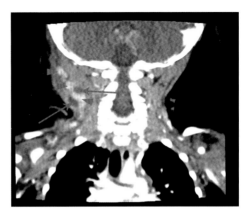

图17-5　化脓性淋巴结炎。4个月女孩，颈部肿胀，头颈部冠状位增强CT图像可见右侧多个强化的淋巴结影（红箭头），还有两个低密度的淋巴结影（红箭），该表现为化脓性淋巴结炎，而不是一个脓肿

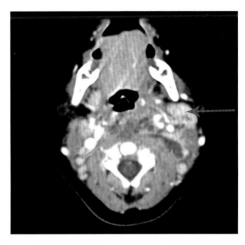

图17-6　颈部蜂窝织炎。5个月男孩，颈部肿胀伴发热，颈部CT增强扫描轴位图像显示咽后间隙增厚（绿箭），有液体延伸到颈部的深层软组织内（绿箭头），周围环绕不均匀强化。没有散在液体的聚集，没有完整的边缘强化，说明这是蜂窝织炎而不是脓肿。注意左侧下颌下腺的反应性涎腺炎（红箭）

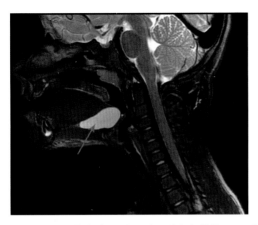

图17-4　甲状舌管囊肿。5岁女孩，头部矢状位T2WI脂肪饱和图像显示舌根后部边界清楚的囊性病变，表现为一个大的甲状舌管囊肿

可能会有感染性血栓进入肺部的风险，这种疾病称为Lemierre综合征（图17-7）。与颈动脉及其分支相邻的感染可能导致血管痉挛。

咽后肿胀可导致气道变窄。有时在颈部的侧位X线片上看到这种情况时，做出最初判断时鉴定病因是很重要的。有时这种放射学表现可能是呼吸、吞咽的时相或颈部软组织不对称造成的假象，但是当发现气道狭窄时，需要关注的是是否有咽后脓肿。如果确定有咽后脓肿，应密切注意颈椎骨窗图像，以确定是否有骨髓炎、椎间盘狭窄或暗示椎间盘炎的不规则改变的征象。也可能看到硬膜外脓肿（详见第25章）。像大多数的脓肿一样，咽后脓肿有强化的外围环伴中央低密度。可以看到咽后壁增厚，伴不强化的低密度影，可能与水肿和（或）蜂窝织炎有关，也可能是脓肿的前兆。

软组织感染覆盖唾液腺可能会导致继发性涎腺炎（唾液腺的炎症）（图17-6）。胸锁乳突肌深面脓肿，与融合性乳突炎（伴骨质破坏）向尾侧蔓延有关，这种疾病称之为Bezold脓肿，

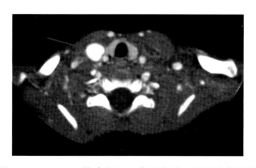

图17-7　Lemierre综合征。11个月女孩，躯干上部和颈部轴位增强CT图像上可见左侧颈内静脉区低密度影（红箭头）以及扩张的右侧颈内静脉（红箭）。这表示为左侧颈内静脉的脓毒性血栓性静脉炎或者是Lemierre综合征

治疗时需同时处理肌肉深面脓肿和乳突炎。

位于茎突后咽旁间隙的脓肿是一种颈深部脓肿，对其处理是一种挑战。由于腮腺（支撑面部神经）的覆盖使治疗这种脓肿的直接手术入路变得复杂化，而经口方法无法提供直接的入路。可以使用下方入路，但是这个区域重要动脉和静脉使情况变得复杂。在这种情况下可以考虑CT引导下引流。咽旁间隙的感染有时也称作"扁桃体周围"脓肿，但是"扁桃体周围"这一术语在确认颈深部间隙病变的位置并不恰当，所以应当避免使用这种定义不一致的术语。本书第23章将进一步描述累及腭扁桃体的感染过程。

六、颈纤维瘤病

发生于先天性斜颈婴幼儿的特发性纤维瘤病，被认为与胸锁乳突肌中的非感染性炎性纤维瘤病有关。超声成像是对这种疾病最合适的检查方法。超声显示受累胸锁乳突肌增厚，没有独立的肿块（图17-8）。斜颈将使患者的视野偏离病变一侧。当超声检查发现纤维瘤病灶的特征性表现时，便可确诊，不再需要进一步的影像检查。

七、甲状腺

正常的甲状腺位于下颈部的前方，两个叶通过峡部在中线部位相连。储存在腺体内的碘使腺体在非增强CT扫描中表现为高密度。通常在甲状舌管路径中，舌甲状腺和（或）甲状腺组织形成过程中有些患者患有先天性甲状腺缺如。即便可以通过超声检查、计算机断层扫

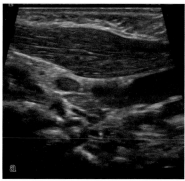
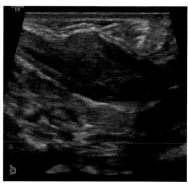

图17-8　颈纤维瘤病。右侧胸锁乳突肌（a）、左侧胸锁乳突肌（b）的矢状位超声图像显示左侧胸锁乳突肌肥大、信号不均匀的特征，符合颈纤维瘤病，右侧胸锁乳突肌可见正常的纵行肌肉条纹

描或磁共振成像（MRI）发现一个正常形态的甲状腺进而可以免除 ^{99m}Tc-sesta-mibi 扫描，但后者可以帮助判断异位甲状腺患者的原位甲状腺组织目前是否还存在功能。虽然甲状腺内小囊肿和结节在成年人中很常见，但在儿童中却很罕见，局灶性病变需要行甲状腺功能检查，可能也需要选择超声检查评估甲状腺实质，并进行影像随访。有时 Graves 病和桥本甲状腺炎可以发生在儿童中，并具有与成人相似的成像特点和临床表现。

八、肿瘤

除了 1 岁内出现婴儿毛细血管瘤外，儿童颈部软组织肿瘤很罕见（详见第 19 章）。可能发生的肿瘤有：转移性神经母细胞瘤，表现为软组织肿块，在计算机断层扫描（CT）上常可以看到钙化，且在 MRI 上表现为弥散受限；横纹肌样肿瘤，有许多不均质病灶，表现各异；肉瘤，也有多种表现。

九、霍纳综合征

霍纳综合征的三个临床症状表现为上睑下垂、瞳孔缩小和无汗，这与支配眼睛的交感神经受损有关。上睑下垂是眼睑下垂，在这种情况下，由于上睑肌肉的功能受损，故也称为 Müller 肌。瞳孔缩小是虹膜的放射状瞳孔开大肌功能受损引起的瞳孔不正常的非对称性缩小。霍纳综合征患者的无汗症表现为同侧面部出汗减少，这是由于控制出汗的交感神经纤维受损所致。交感神经纤维从脑干下降到上胸髓，在上胸髓节前纤维连接交感神经丛。神经纤维突触连接星状神经节，并且节后神经纤维随颈动脉上升。岩深神经的一些纤维加入到岩浅大神经（源自面神经的节前副交感神经纤维）内，形成翼管神经，最终通过眶下裂从翼腭窝上升到达眼眶。其他纤维与颈动脉一起走行进入海绵窦，通过眶上裂延伸到眼眶。交感神经链的任何部分的异常都可能导致霍纳综合征，评估霍纳综合征选择的检查方法是脑、颈部/颈椎和上胸部的 MRI（见 MRI 协议附录）（图 17-9）。

需要注意的是，动眼神经麻痹也可能导致上睑下垂，这是由于该神经支配上睑提肌，也可能由于虹膜括约肌的圆形纤维功能受损，导致散瞳症或瞳孔放大。另外，动眼神经麻痹通常会导致眼睛位置异常（下外侧偏差），这些功能由动眼神经的副交感神经纤维介导；交感神经纤维在眼睛运动中不起直接作用。

十、其他疾病

磨牙过度的人（夜间磨牙症）由于肌肉的过度活动使得其颞肌和咬肌肥大（图 17-10），这可能会引起头痛。夜间磨牙症的患者下颌骨髁突和关节盘具有退变的风险，可能会导致颞下颌关节的严重疼痛。

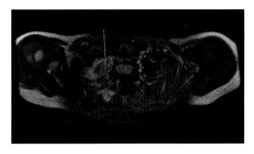

图 17-9　霍纳综合征。16 个月男孩，右侧霍纳综合征。颈部和躯干上部轴位 T1WI 脂肪饱和及增强图像显示右肺尖部肿块（红箭），确诊为神经鞘瘤。霍纳综合征的影像评估需要脑、颈椎、颈部和上胸部（下到主动脉弓水平），因为交感神经链的任何部分的异常都可引起该综合征

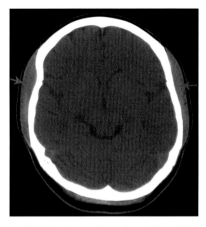

图 17-10　夜间磨牙症。16 岁女孩，头痛，头部 CT 轴位图像显示其双侧颞肌肥大（红箭），这是夜间磨牙症的相关表现

（李晶英　赵殿江）

第18章 颅面畸形

一、引言

获得性和先天性颅面部畸形的确诊常常令人感到困难，主要原因在于其本身解剖结构的复杂性以及许多畸形在临床和影像表现方面存在明显的重叠。但是，无论诊断结果是否正确，识别颅面部畸形具体特点的能力对于临床及基因信息的正确获取仍是一种重要的补充。

二、解剖

尽管了解颅面部胚胎学对于了解解剖学并不是必须的，但是对于颅面部胚胎学的掌握，可以帮助我们更好地认识解剖学异常和畸形。例如，妊娠第4～6周胎儿的第1腮弓会与鼻额突正常融合发育，如果融合过程失败就会引起唇裂的发生。胚胎学与颅面部异常之间的关系另一个很好的例子见于腮裂囊肿，这已在第17章中进行了讨论。尽管这里没有具体的讨论颅面部胚胎学知识，但胚胎学与解剖学之间的关系及相关性应该被理解和重视。

最终，胚胎及产后胎儿的共同发育产生了人类相似的颅面部结构。本章主要关注这些结构中的骨性解剖。

面部的主要骨性结构是上颌骨和下颌骨（图18-1a）。眼眶由多个骨结构组成，其中包括上颌骨、额骨、颧骨、筛骨、蝶窦、泪骨和腭骨（图18-1b）。鼻部由上颌骨、鼻骨及鼻中隔构成，鼻中隔由犁骨、筛骨及部分软骨组成。额部主要由额骨及双侧颞骨的鳞部构成。脸颊部主要由颧骨支撑，颧骨结构非常重要，分别与上颌骨、颞骨、额骨及蝶骨紧密连接。颅骨主要由扁骨构成的颅顶部结构（颅盖）和一系列不规则骨构成的颅底结构组成。颅骨、

眼眶及口腔解剖结构分别在第15、21、23章节中进行了详细讨论。

三、面部创伤

儿童的面部创伤具有与成人方面相似的特点，但是识别儿童发育中骨骼的异常将会比成人更加困难。另外，辐射最优化法则在儿童影像诊断方面是非常重要的。

由于下颌骨骨折通常并不孤立的发生，所以当发生下颌骨骨折后，寻找隐匿性继发骨折同样是非常重要的。或者说，颞下颌关节的断裂/脱位应视为下颌骨骨折引起的继发性改变，而不应该被视为第二部位骨折（图18-2）。下颌骨骨折常与脊柱骨折联合发生。另外，与四肢骨一样，儿童面部的青枝样骨折同样会发生。

复杂的颌面部创伤有时用Le Fort分类系统进行描述，它描述了面部骨骼创伤的常见类型，为外科医生提供了非常有用的描述。由于在Le Fort系统的所有骨折亚型分类中均包含了对翼板骨折的描述，所以对这种骨折应该引起高度的重视。其他部位的骨折决定了Le Fort的骨折类型。例如，Le Fort Ⅰ型骨折的骨折线是从梨状孔边缘，向外后通过上颌窦、颧牙槽嵴，延伸到翼板下部。从脸的正面观来看，Le Fort Ⅰ型骨折可以说是沿着胡须的走行而发生的。Le Fort Ⅱ骨折累及鼻梁，向外侧通过眼眶，在眼眶下缘走行，向后通过颧牙槽嵴到翼板。从脸的正面观来看，Le Fort Ⅱ型骨折沿着一副眼镜鼻桥的走行发生。Le Fort Ⅲ型骨折也累及鼻梁，从鼻骨向外侧通过眼眶，但是继续通过眼眶外侧壁，向下累及颧弓和翼板。从脸的正面观来看，Le Fort Ⅲ骨折是沿着一副眼镜的走行发生的（图18-3）。

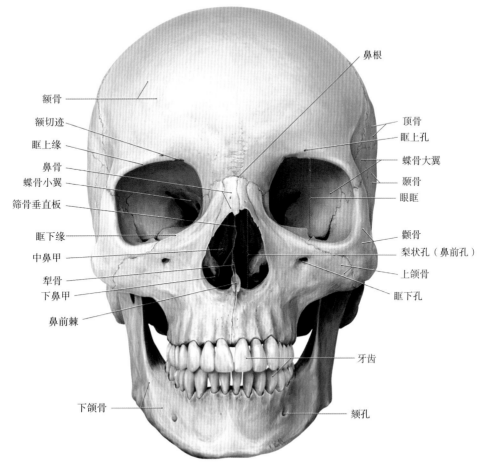

额骨
额切迹
眶上缘
鼻骨
蝶骨小翼
筛骨垂直板
眶下缘
中鼻甲
犁骨
下鼻甲
鼻前棘
下颌骨

鼻根

顶骨
眶上孔
蝶骨大翼
颞骨
眼眶
颧骨
梨状孔（鼻前孔）
上颌骨
眶下孔

牙齿

颏孔

a

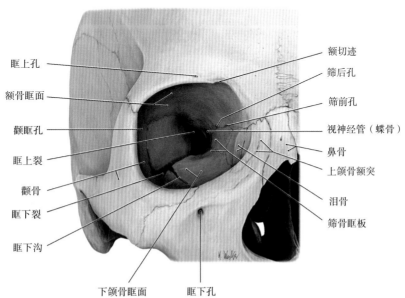

眶上孔
额骨眶面
颧眶孔
眶上裂
颧骨
眶下裂
眶下沟

额切迹
筛后孔
筛前孔
视神经管（蝶骨）
鼻骨
上颌骨额突
泪骨
筛骨眶板

下颌骨眶面   眶下孔

b

图18-1 （a，b）面颅骨。颅面骨的描绘图像，以及眼眶组成骨结构的放大图像。解剖学图谱，©Thieme 2012，插图 Karl Wesker.

经典的 Le Fort 骨折是双侧的，单侧 Le Fort 这一术语用于单侧骨折的描述。总而言之，所有类型的 Le Fort 骨折都涉及翼状板。Le Fort 系统骨折独特的分类中包含了下列受累骨质：梨状孔边缘（Ⅰ型）、下眶缘（Ⅱ型）、侧眶壁以及颧弓（Ⅲ型）。

另一种重要的骨折方式是骨折累及了颧上颌骨复合体（ZMC），有时被称为"三脚架"骨折，事实上这是一个误称，因为这种骨折的损伤方式有三个以上部位。正如前面所述，颧骨与其他四块面骨相连接。在直接创伤的情况中，骨折可发生在这四条骨缝中的任何一处，这四条骨缝是：①颧额缝（眶外侧壁）；②颧蝶缝（眶底）；③颧颞缝（颧弓）；④颧上颌缝（上颌窦和眶下缘）。如果看到这种骨折改变，便可诊断为 ZMC 型骨折，也提供了一些额外信息，包括每处骨缝部位的移位程度以及邻近软组织损伤情况。

眼眶创伤，包括眶底骨折和眶内壁骨折的内容将会在第 21 章进一步讨论。

四、颜面部综合征

先天性颅面部发育综合征在骨组织及软组织发育方面具有特征性的表现。半侧颜面（或颅面）短小畸形特点是半侧起源于第一、二鳃弓的结构发育不全。Goldenhar 综合征是半侧颜面短小畸形的一种类型，伴发椎体异常。受

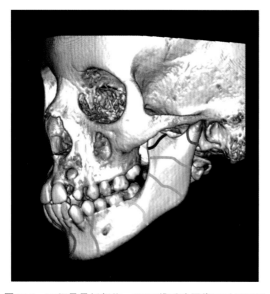

图 18-2　下颌骨骨折部位。CT 三维重建图像可以显示不同位置的下颌骨骨折，包括颏中缝区骨折（红线）、旁颏中线区骨折（橙线）、下颌体骨折（黄线）、下颌角骨折（绿线）、下颌支骨折（蓝线）、髁突/髁下骨折（紫线）和冠突骨折（黑线）

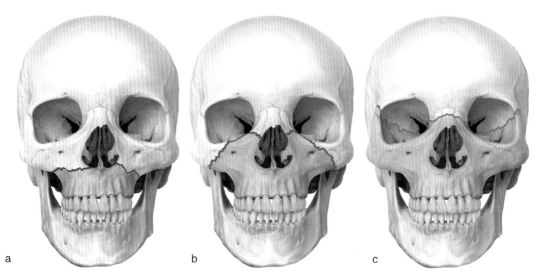

a　　　　　　　　　　　b　　　　　　　　　　　c

图 18-3　Le Fort 骨折。a.Le Fort Ⅰ型骨折，骨折线呈横向走行，通过上颌骨和腭板，产生"浮腭"改变。b.Le Fort Ⅱ型骨折，骨折线成角改变，通过上颌骨和眶下缘，越过中线并累及腭板。c.Le Fort Ⅲ型骨折，骨折线呈横行走行，通过颧弓、外侧眶壁，越过中线并通过筛窦，同时累及翼板。最终导致颅面骨的分离（浮面）。引自解剖学图谱，Thieme 2012，插图 Karl Wesker.

累结构包括下颌骨、上颌骨、眼眶、外耳、面部软组织和第Ⅶ对脑神经（图18-4）。由耳板起源的内耳系统通常在Goldenhar综合征中常表现正常。OMENS是首字母缩略词，分别代表"眼眶""下颌骨""耳""神经（Ⅶ）"和"软组织"，OMENS是用于评估半侧颜面短小畸形外科评分系统的基础（表18-1）。

Treacher-Collins综合征（TCS）是一种先天性颧骨及下颌骨发育不全疾病，合并外耳及中耳异常。这种疾病耳部发育异常常导致传导性耳聋，同时也增加了腭裂畸形的发生率。与双侧颜面短小畸形不同，面神经（CN Ⅶ）的功能在TCS中是正常的。TCS的面部畸形通常双侧对称发生，这将进一步与双侧颜面短小畸形进行区分。

Pierre-Robin综合征（PRS）有一系列发育畸形，包括腭裂、小颌畸形和舌下垂（图18-5）。其中小颌畸形被认为是最主要的，可引起舌后坠并进一步阻碍了硬腭的发育。这种疾病被认为是按顺序发生的系列事件（有时简称为Robin系列），可能由不同病因导致下颌发育不良引起。

软骨发育不全会引起中面部组织发育不良，伴发其他表现，包括额部隆起、枕骨大孔和颈静脉孔狭窄以及腰椎管狭窄。

最近的遗传基因学研究可以作为与成纤维细胞生长因子受体（FGFR）异常相关的许多骨骼发育不良的分类，其中包括Pfeiffer综合征、Apert综合征、Crouzon综合征和软骨发育不全（图18-6）。与FGFR异常相关的几种颅

表18-1 半侧颜面短小畸形的OMENS外科评分系统[a]		
眼眶		
O0		眼眶大小、位置正常
O1		眼眶大小异常
O2		眼眶位置异常
O3		眼眶大小、位置异常
下颌骨		
M0		正常下颌骨
M1		下颌骨和关节窝小，下颌支短
M2		下颌支短，形态异常
	2A	关节窝在正常位置
	2B	颞下颌关节向下、内、前移位，髁状突严重发育不良
M3		下颌升、关节窝及颞下颌关节支完全缺如
耳		
E0		正常耳
E1		耳结构轻度发育不全
E2		外耳道闭锁伴不同程度耳廓发育不全
E3		耳廓缺如，耳垂残留部分位置异常，通常向下前方移位
面神经		
N0		面神经不受累
N1		面神经上段受累（颞支或颧支）
N2		面神经下段受累（颊部、下颌或颈部）
N3		所有分支受累
软组织		
S0		无软组织或肌肉缺陷
S1		轻度软组织或肌肉缺陷
S2		中度软组织或肌肉缺陷
S3		重度软组织或肌肉缺陷

[a]OMENS: orbit, mandible, ear, nerve (CN Ⅶ), soft tissue.

经允许引自Vento AR等的半侧颜面短小畸形的O.M.E.N.S分类，1991，颅面部腭裂，J 28，p.68-76.

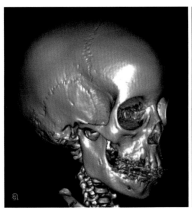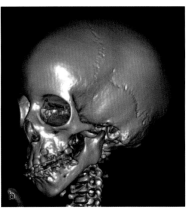

图18-4 半侧颜面短小畸形。CT三维重建图像，右额斜位（a）和左额斜位（b）投影显示左下颌骨发育不全

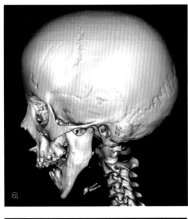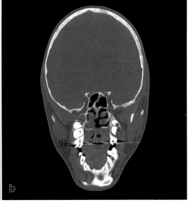

图18-5 Pierre-Robin 综合征。a.男，11岁，Pierre-Robin 综合征，CT三维重建图像显示下颌骨发育不全，伴反颌改变。b.CT骨窗冠状位图像显示硬腭的中线裂（红箭头）

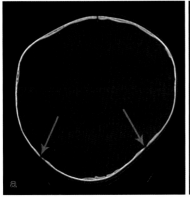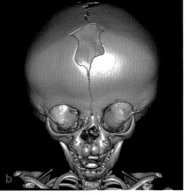

图18-6 双侧颅骨冠状缝早闭。a.女孩，10个月，Crouzon综合征，CT图像轴位显示双侧人字缝（红箭）和额缝未闭，然而冠状缝未见明确显示。b.同一患者的颅骨三维图像正面观显示由于冠状缝早闭引起的轻微的骨脊/成角样改变。额缝未闭，前囟还是宽大未闭

面部畸形综合征见于表18-2，但也有许多其他综合征。这些综合征影像学表现的主要特点，包括下颌骨、上颌骨、眼眶和颞骨的发育异常，联合其他肌肉骨骼表现的骨放射学检查，有助于临床对特殊综合征进行分类。

许多颅面部发育异常可以导致眼眶位置的改变，导致眼眶间距过窄或过宽的发生。近似地，双眼眶内侧壁间距与眼球宽度大致相当被认为是正常距离。然而，眼眶间距存在较大变异，面部特点在临床上比影像上表现得更加明显，正因如此，影像学检查不应成为诊断颅面发育异常的主要手段。

五、裂

许多面部裂已经被描述过。其中最常见的是唇裂（伴或不伴腭裂）。不伴唇裂的孤立腭裂畸形，被认为是一种有不同的含义独立病症，其可以发生遗传综合征，可以伴发一些异常。唇裂可以是单侧或双侧发生，也可以是完全或不完全畸形。完全的唇裂累及上颌骨牙槽嵴和上唇，并延伸至鼻底。

面部其他部位骨骼、软组织的裂隙畸形在Tessier分类系统中进行了描述，但这些分类畸形非常罕见，不属本章的讨论范围

（李晶英　赵殿江）

表18-2 影响颜面部发育的综合征		
综合征名称	特征	相关基因
Pfeiffer	颅缝早闭，手足发育异常	FGFR1 和 FGFR2
Apert	颅面部发育异常（第1、2腮弓），手/足（并指/趾畸形）	FGFR2
Crouzon	颅面部发育异常，腭裂，手足常正常	FGFR2
软骨发育不全	长骨发育迟缓	FGFR3
Goldenhar	颅面部发育异常（第1、2腮弓），软腭和唇部异常，椎体异常，颜面部短小畸形亚型	
Treacher-Collins	颅面部异常，包括小颌畸形和耳道闭锁，面神经（Ⅶ）未累及	TCOF1

第19章　头颈血管异常

一、引言

颈部的多发性血管畸形和血管性肿瘤在儿童人群中相对少见，但值得临床来熟悉掌握。用于描述这些血管畸形和肿瘤的术语最初是比较混乱的，但由于这些疾病的发病年龄、成像特征和治疗方面是不同的，因此对其用正确的术语来描述是非常重要的。另外，创伤性和感染性并发症可影响颈部较大动脉和静脉结构，故也应该被认识和掌握。

二、解剖

颈部大动脉结构是双侧颈动脉和椎动脉（图19-1）。颈总动脉在颈中部水平进一步分出颈内动脉和颈外动脉。颈内动脉主要供应颅内结构，而颈外动脉主要供应面部和颈部结构。

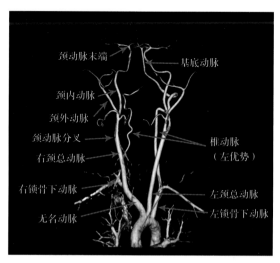

图19-1　颈部动脉解剖。头颈部CTA三维成像正面观显示从主动脉发出3支血管，分别是头臂干、左颈总动脉和左锁骨下动脉。头臂干进一步分出右锁骨下动脉和右颈总动脉。左右颈总动脉在中颈部分别分出颈内动脉和颈外动脉。左右锁骨下动脉分出椎动脉

椎动脉主要供应颅后窝结构，包括脑干、小脑、丘脑和枕叶部分，并对颈髓进行供血。

三、婴儿血管瘤

头颈部的血管畸形常见于儿童，包括在出现症状后确诊的畸形以及由于其他原因而在检查过程中偶然发现的畸形。这些病变可以表现为肿胀，对其他结构产生占位效应，有时是皮肤变色。然而，在临床检查确诊的多是小的血管瘤，不需要进行影像评估。

被称为毛细血管瘤的病变实际上是血管性肿瘤，而不是分类为血管畸形。毛细血管瘤与"海绵状血管瘤"不同，例如，"海绵状血管瘤"见于成年人眼眶，并且是静脉畸形而不是血管性肿瘤（因此"海绵状血管瘤"不是血管瘤，同时应该避免使用"海绵状血管瘤"的称谓），因此应使用前缀"毛细血管"来描述这些病变以将其与描述为血管瘤的其他病变区分开来。

毛细血管瘤有多种表现形式。婴儿血管瘤有时被称为"草莓标记"，是毛细血管瘤，它在婴儿出生时并不存在，但在出生后6～12个月开始生长（增殖期），之后表现一定时期的相对稳定（平稳期），最后甚至消失（消退期）。毛细血管瘤在T2WI图像上具有特征性高信号表现，可能伴随内部的流空信号，并在增强像呈弥漫性强化（图19-2）。在动态成像中，增强扫描可见动脉期明显的血流进入。多普勒超声提示弥漫性血管化结构。

尽管毛细血管瘤可以最终自发的退化，但通过使用β受体阻滞剂（普萘洛尔）治疗可以加速其退化过程。是否需要使用普萘洛尔干预要根据几个指征。一种指征可能是毛细血管瘤体积较大或过速生长和（或）肿瘤对周围重要

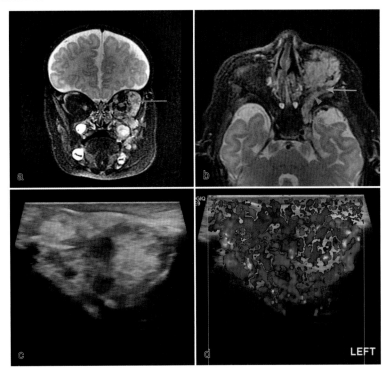

图19-2　毛细血管瘤的 MRI 和超声图像。a.女孩，1个月，冠状位 T2 压脂图像提示眼眶部位高信号病灶（红箭），延伸至咀嚼肌间隙（红箭头）。b.轴位 T2 压脂图像提示病变向后生长填充翼腭窝区（红箭头），经圆孔延伸至海绵窦区（红箭），向外经翼上颌裂累及翼腭窝（绿箭）。灰阶（c）和多普勒超声（d）图像提示眶下部不均质软组织肿块影，其内可见弥漫性血管显示。这是毛细血管瘤（婴儿）的相关表现

的结构产生了占位效应影响，例如气道、大血管结构等。对于已经影响到眼睛运动或眼睑闭合的小毛细血管瘤，同样应该进行治疗以防止弱视的发生。在某些情况下，治疗血管瘤的决定是基于患者美容的考虑，而不单纯基于临床的决定。

磁共振成像（MRI）和超声检查在评估毛细血管瘤方面具有相互补充作用。CT 检查通常是不需要的，因为确诊和治疗这些疾病所获取的信息可以通过其他方式得到，这样可以有效避免射线辐射的损伤。

除了婴儿血管瘤，被称为毛细血管瘤的血管病变类型中，还包括先天性血管瘤病变。与婴儿血管瘤不同，先天性血管瘤在婴儿出生时就存在。先天性血管瘤分为两类：自发消退型及非自发消退型。这些被分别命名为快速消退型先天性血管瘤（RICH）和非消退型先天性血管瘤（NICH）。然而，如果没有进行有效的追踪，可能最终无法获知其分类归属。

四、静脉畸形

静脉畸形是一种血流速度比较缓慢的血管

畸形，并且常常伴随内部的延迟强化改变。像毛细血管瘤一样，静脉畸形在 T2WI 图像上趋于高信号（图19-3），但是常具有更多的分叶状外部轮廓。它们可能伴有内部静脉石形成，尽管它们不是血管瘤，但以往常被描述为"海绵状血管瘤"。静脉畸形更常发生在儿童后期或青春期期间，而毛细血管瘤更可能出现在婴儿期。静脉畸形可以进行经皮硬化治疗，使用像乙醇和十四烷基硫酸钠这样的药物，以及通过手术切除和多模态方法治疗。

一些静脉畸形常被称为静脉淋巴管畸形，因为其具有类似于淋巴畸形的区域和类似于静脉畸形的内部增强区域。在静脉淋巴管畸形中，一些主要表现为静脉畸形，另一些则主要表现为淋巴管畸形，而还有一些则表现为两种成分中的一个稍多或稍少。为对其进行恰当的处理，讨论其不同的组成部分是非常重要的，应该分辨哪部分是静脉，哪些是囊性/淋巴性质的。一些静脉淋巴血管畸形的非增强区域可能在延迟图像上被填充，提示在这些区域血液流速非常缓慢，这样的病灶实际上可能完全是静脉畸形，而没有散在的淋巴管成分。

五、淋巴管畸形

儿童血管畸形的另一种类型是淋巴管畸形。这种类型病变的淋巴成分可以看到大小不等的囊变区。由于自发性出血，淋巴管畸形内较大的囊样淋巴管成分可以看到分层的液体成分（图19-4）。淋巴管畸形边缘或内部分隔可能有微弱增强，但不会是实性、肿瘤样强化。淋巴管畸形的治疗包括随诊观察、硬化剂治疗（如乙醇、博来霉素、多西环素和OK-432等）、手术切除或多种治疗方案的组合。

六、创伤性血管损伤

创伤，特别是穿透性创伤，可能导致颈部动脉的损伤。和成人相比，颈部钝伤导致儿童颈部血管损伤的概率较小。创伤可导致局灶性动脉夹层（图19-5），易于形成栓子及发生卒中。穿透性创伤可导致夹层性动脉瘤的形成，也称为假性动脉瘤（图19-5）。加速-减速引起的创伤性动脉夹层可以发生在颈动脉管入口处，该入口位于颅底颈内动脉进入颞骨岩部处。

创伤除了对颈动脉造成损伤外，还可导致椎动脉夹层的发生。累及横突孔的椎体骨折与椎动脉夹层相关，但是对这种骨折引起的椎动脉夹层的风险概率还有争论。椎动脉夹层也可以由头部的剧烈运动引起，例如Tourette综合征的抽搐、颈椎推拿疗法、颈部软组织的撕裂，甚至剧烈的喷嚏等。椎动脉夹层可导致后循环卒中的发生，包括小脑后下动脉损伤引起的Wallenberg综合征，也称为延髓背外侧综合征，Wallenberg综合征可导致同侧共济失调（后柱或小脑下脚受损）、同侧咽反射降低/吞咽困难（疑核）、同侧面部（三叉神经脊束核）和对侧身体的痛觉和温觉降低。另外还包括眩晕和其他非特异性脑干症状。

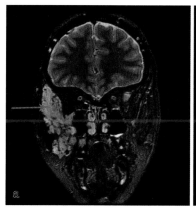
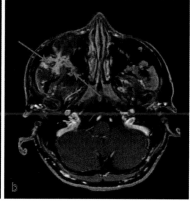

图19-3 静脉畸形。a.男孩，17岁，面部肿胀，冠状位T2压脂图像提示右面部分叶性肿块（红箭），局部区域低信号提示静脉石（红箭头）；b.轴位T1增强图像提示不均质强化肿块影（红箭）。这是静脉畸形的相关表现

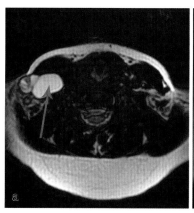
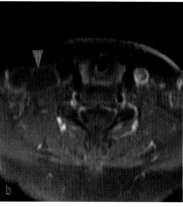

图19-4 淋巴管畸形。a.男孩，10岁，颈部肿胀，颈部轴位T2图像显示右锁骨上区囊样肿块（红箭）。b.轴位T1压脂增强图像显示肿块边缘强化（红箭头），中心区未见强化。这是淋巴管畸形的相关表现

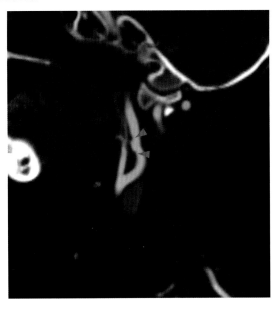

图19-5 动脉夹层/夹层性动脉瘤。男孩，6岁，颈部创伤，头颈部CTA矢状位图像显示颈内动脉前壁局部轮廓不规则（红箭头），符合夹层性动脉瘤（"假性动脉瘤"）相关表现

七、颈部静脉异常

咽部感染可导致颈内静脉的脓毒性血栓性静脉炎（图17-7），称为Lemierre综合征。这种病症常常与革兰阴性厌氧杆菌（Fusobacterium necrophorum）感染有关，这可能导致肺动脉脓毒性栓子的发生。

颈内静脉有时会发生局限性的扩张，一般发生在尾端，通常称为静脉扩张症（图19-6）。这种特发性扩张在Valsalva运动中加重，如没有静脉淤血的其他表现时可能是无症状的。

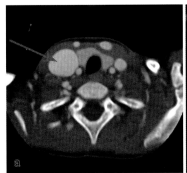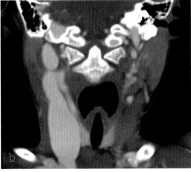

图19-6 静脉扩张症。男孩，6岁，下颈部肿胀，无痛、不发热。颈部轴位（a）和冠状位（b）CT增强图像显示无肿块，但是可见颈内静脉明显扩张改变（红箭），未见明确的狭窄。这种扩张表现伴随Valsalva运动而进一步加重，但这种特发性颈内静脉扩张症被推测可能没有显著的病理意义

（李晶英　赵殿江）

第20章 鼻 窦

一、鼻腔及鼻窦

鼻窦是颅面骨内的充气空腔，有着众多重要的作用，如加湿吸入的空气、免疫防护及减轻颅骨重量。儿童及青少年鼻窦都可发生多种感染、炎症及肿瘤性病变，可很大程度上反映成人的病理情况。另外，鼻窦可发生许多先天变异，需特别注意这些变异。

二、解剖

四组鼻窦，存在于不同的颅面骨内（图20-1）。最大的为上颌窦，位于鼻腔两侧、眼眶下方、后部上颌牙槽上方。上颌窦以窦口鼻道复合体连于鼻腔，经半月裂孔附近引流。筛窦是位于鼻腔上方、眼眶内侧的多房气腔。与眼眶由筛骨纸板分隔。其上方由中间的筛板以

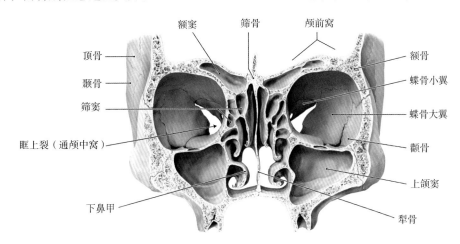

a

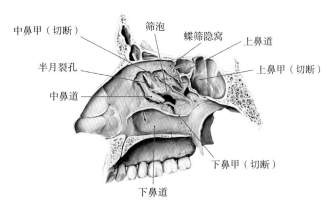

b

图20-1　鼻窦解剖。**a.**冠状位示意图（经额窦、筛骨及上颌窦），展示鼻窦间的骨性边界，各组鼻窦与鼻腔、眼眶的关系。**b.**矢状位示意图（经鼻腔），展示鼻窦引流途径，与半月裂孔、鼻甲相关。引于解剖学图集，**2012年出版，插图作者 Karl Wesker**

及两侧的筛房与颅前窝分隔。额窦位于额骨内、眼眶前上方，经前组筛房引流至半月裂孔。蝶窦位于筛骨后方，在基蝶骨内发育，经蝶筛隐窝引流至后组筛房（表20-1）。

鼻窦形成于整个儿童时期。筛窦在出生时出现，这时上颌窦形态基本形成。上颌窦于10岁前发育完全，蝶窦、额窦随之发育，但也有不确定性（图20-2）。蝶窦在基蝶骨内发育，有时气化也会向两侧延至于蝶骨翼突。部分儿童蝶窦发育受限，单侧常见（图20-3）。应该注意这种情况，因为可能被误认为颅底病变。

三、鼻窦感染

在整个儿童期，鼻窦感染很常见。鼻窦壁黏膜增厚并不一定是急性细菌性鼻窦炎。局部球形增厚表示黏液潴留囊肿（图20-4），而不是息肉。散的息肉通常在断层图像上很难发现。液平面及泡状分泌物提示急性鼻窦炎，但单独出现的液平面征象并不具有特征性，游泳后鼻窦内也可见液平面。鼻窦的引流通路有可能发生阻塞，阻止感染废物引流，可加重鼻窦炎的症状（图20-5）。另外，急性鼻窦炎还可侵蚀骨质。

急性鼻窦炎有三个并发症需要引起注意：一是筛骨纸板侵蚀，可能会引起眼眶蜂窝织炎（图20-6），另外两个是波特头皮肿块和硬膜外或硬膜下积脓，常起源于额窦，并穿透前壁向前扩散至前额部皮下软组织内，导致肿胀，称

为波特头皮肿块（其为非肿瘤性病变）（图10-2）。额窦感染穿透后壁时，将导致颅内扩散，形成硬膜外或硬膜下积脓（图10-2），需要急诊手术。

慢性感染会导致鼻窦壁骨质增厚硬化（图20-7）。

变应性真菌性鼻窦炎是慢性鼻窦炎的一个亚型（图20-8）。影像特征表现是鼻窦内可见代表非侵袭性真菌菌丝的高密度影，密度也可能与金属蛋白酶相关。炎症的慢性窦腔填充过程导致鼻窦窦腔扩大，甚至导致器官间距增宽（图20-8）。当诊断此病时，需特别强调诊断结

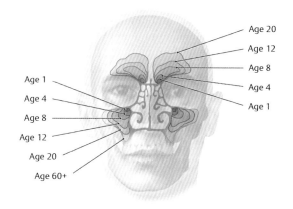

图20-2　鼻窦发育。图为额窦及上颌窦的发育过程，需要注意的是，不同个体之间存在差异性。引于解剖学图集，2012年出版，插图作者Karl Wesker

表20-1　鼻窦鼻腔通道		
鼻窦/管	鼻腔通道	路径
蝶窦	蝶筛隐窝	直接
筛窦	后组筛房	上鼻道	直接
	前组筛房、中组筛房	中鼻道	筛泡
额窦	中鼻道	经额鼻管至半月裂孔
上颌窦	中鼻道	半月裂孔
鼻泪管	下鼻道	直接

Used with permission from Gilroy A, MacPherson B, Ross L. Head & Neck: Nasal Cavity and Nose. In: Gilroy A, MacPherson B, Ross L, eds.Atlas of Anatomy. 2nd ed. New York, NY: Thieme;2012:552

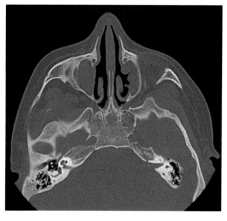

图20-3　气化受限。12岁女孩鼻窦轴位CT图像，显示在本应蝶窦发育的位置，见边界清晰的、有薄壁硬化边的不均匀密度腔（红箭），即为气化受限的蝶窦，是一种正常发育变异

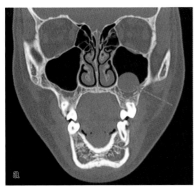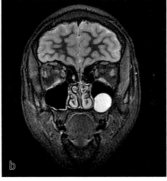

图 20-4 黏液潴留囊肿。a.冠状位骨窗CT图像，左侧上颌窦下部可见密度均匀、边界清楚的软组织灶（红箭）。b.冠状位短时反转恢复序列显示上述病灶呈均匀高信号，此为黏液潴留囊肿

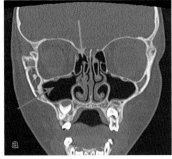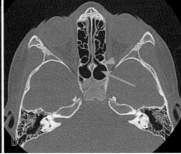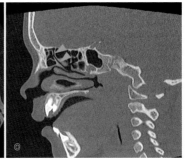

图 20-5 鼻窦解剖及引流途径。a.6岁女童，冠状位CT图像显示上颌窦（红箭）经窦口鼻道复合体（红箭头）引流至中鼻道，与中组筛窦（绿箭）引流通道相邻；b.轴位CT图像，蝶窦（绿箭）通过蝶筛隐窝（绿箭头）引流；c.矢状位CT图像，额隐窝（绿箭头）也引流中鼻道，但此患者额窦尚未发育完全

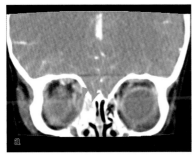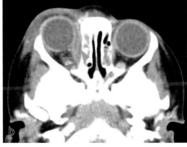

图 20-6 眼眶脓肿/蜂窝织炎。a.21岁女性，冠状位CT增强图像，右侧筛窦黏膜病变（蓝箭），右眼肌锥外间隙积液（蓝箭头）；b.轴位CT图像示右眼肌锥外间隙积液（蓝箭头），可能是沿筛骨纸板形成的骨膜下积脓，并导致右侧内直肌偏斜（红箭头）

果是变应性真菌性鼻窦炎，此为慢性过程。与之不同的是侵袭性真菌性鼻窦炎，其多见于免疫功能低下患者，是急性侵袭性过程，需要急诊手术。

上颌窦的窦口鼻道复合体部分梗阻时可能形成单向阀。若导致鼻窦内气体流出容易、流入困难，可能形成慢性真空效应，随时间推移，鼻窦腔逐渐缩小。这种慢性鼻窦问题的后遗症是鼻窦腔不对称缩小或膨胀不全，通常无临床症状，称为"隐匿性鼻窦综合征"（图20-9）。正确识别非常重要，这种综合征最终会导致眶壁底壁降低，引起复视等视觉症状。

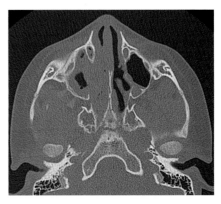

图 20-7 慢性鼻窦炎。10岁男童，颅脑轴位骨窗CT图像显示右侧上颌窦几乎被完全填充，上颌窦后壁骨质增厚（红箭头），表示慢性鼻窦炎引起的骨炎

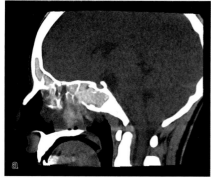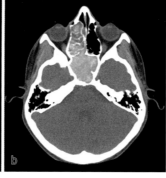

图 20-8 变应性真菌性鼻窦炎。**a.**14岁男孩头痛，颅脑矢状位 CT 增强图像显示右侧额窦、筛窦及蝶窦内可见高密度影；**b.**轴位软组织算法 CT 图像，可见病变填充上述鼻窦腔，窦腔扩大，该患者患有息肉病及变应性真菌性鼻窦炎

四、肿瘤及肿瘤样变

儿童鼻窦肿瘤的发病率明显低于成人，但也是可以出现的。青少年鼻血管纤维瘤（JNA）是一种重要的、熟悉的肿瘤。蝶腭孔连通翼腭窝及鼻腔（图 20-10），鼻血管纤维瘤即为起源于蝶腭孔的富血供肿瘤，由颌内动脉分支供血，手术切除肿瘤前需先栓塞供血动脉。此种肿瘤在临床上常表现为复发性单侧鼻出血，最常见于青少年，都是男性。对于女性患者要诊断 JNA 需结合病理或基因检测。

另外一种需要注意的病变是后鼻孔息肉（图 20-11），这种息肉起源于上颌窦，突出于上颌窦腔外，向后延伸到鼻咽部。因上颌窦后鼻孔息肉本质上是一种息肉而不是实体肿瘤，在影像上病变中心不强化。特征性好发部位及 CT 表现有助于其与肿瘤相鉴别。

鼻窦引流阻塞可能导致慢性分泌物堆积，逐渐完全填充鼻窦，并最终导致窦壁扩张，称

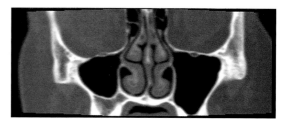

图 20-9 隐匿性鼻窦综合征。**13**岁女孩头痛但无鼻窦炎病史，冠状位 CT 图像示双侧上颌窦不对称，右侧上颌窦比左侧小，但双侧窦口鼻道复合体未闭。上颌窦发育不良与隐匿性鼻窦综合征相关

为黏液囊肿（图 20-12）。黏液囊肿通常为均匀低密度囊性灶，MRI 增强扫描病变中心不强化。

五、先天性/发育性疾病

新生儿偶尔会因以下两种情况行鼻窦 CT 检查。一种是鼻胃管插入失败时提示鼻窦发育不良，另一种情况是患儿进食过程中出现呼吸困难，说明平时患儿依靠口呼吸。在新生儿中最常见的原因是后鼻孔闭锁或狭窄（图 20-13），

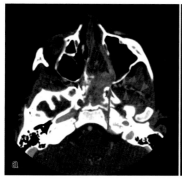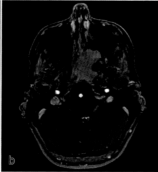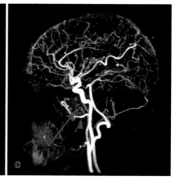

图 20-10 青少年鼻血管纤维瘤（JNA）。**a.**11岁男孩鼻出血，颅脑轴位 CT 增强图像显示后鼻腔内起自左蝶腭孔（红箭）强化的软组织肿块，同侧颌内动脉分支显示明显（红箭头）；**b.**轴位 T1WI 对比剂增强脂肪抑制图像显示肿块（红箭头）均匀强化；**c.**对比增强 MRA 动脉期矢状位最大密度投影显示肿块（红箭）内血管纤曲，同侧颌内动脉显示明显（红箭头）

表现为单侧或双侧后鼻腔发育不全，可能的原因是犁骨增厚、翼板和鼻腔外侧壁的内移，导致后鼻腔直径缩窄（＜3.5mm），可能因此导致后鼻孔完全骨性闭锁，或者是更常见的骨性狭窄。后鼻孔骨性狭窄也可与膜性闭锁相关，此种情况比骨性闭锁更适合手术矫正。当行CT检查排查此类疾病时，扫描前进行鼻腔清理很重要，因为当狭窄但未闭的鼻腔里留有潴留液体/分泌液时，区分鼻腔的膜性闭锁和骨性狭窄比较困难。

如果新生儿没有后鼻孔闭锁，应注意鼻腔其余部分和鼻孔至喉咽整个呼吸道。尤其是前鼻腔狭窄，又称为梨状孔狭窄（图20-14）。测量前梨状孔横径，若小于10mm，则为可疑狭窄；若小于8mm，即可确诊狭窄。如果确诊为梨状孔狭窄，也需排查其他中线结构异常，包括前脑无裂畸形谱系疾病、垂体异常以及单中切牙。

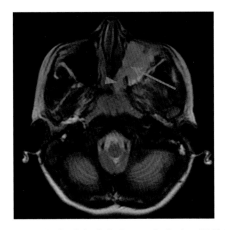

图20-11 上颌窦后鼻孔息肉。15岁女孩，颅脑轴位T2WI显示左侧上颌窦（红箭）软组织填充，并延伸至鼻腔和鼻咽部（红箭头），表示上颌窦后鼻孔息肉

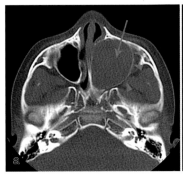 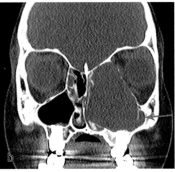

图20-12 黏液囊肿。a.9岁女孩复视，颅脑轴位CT图像显示鼻窦均匀密度填充物（红箭），窦壁扩张/重构（红箭头），表示黏液囊肿；b.冠状位CT图像显示黏液囊肿重构筛骨纸板，上颌窦消失（红箭），表明其源于筛骨气房

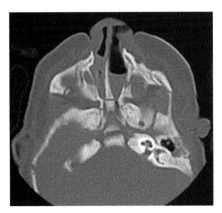 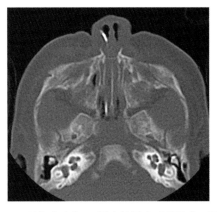

图20-13 后鼻孔闭锁。10岁女孩呼吸困难，颅脑轴位CT图像显示犁骨增厚（红线，厚约4mm）、蝶骨翼突内移，导致右侧后鼻孔闭锁和左侧后鼻孔骨性狭窄（合并膜性狭窄）。注意左侧鼻腔液平（红箭头）

图20-14 梨状孔狭窄。2周大的男孩呼吸困难，颅脑轴位CT图像显示梨状孔狭窄（红线），合并上颌骨的内侧移位和上颌骨额突向外侧突呈喇叭形。此为梨状孔狭窄

（张 蔚 张恩龙 赵殿江）

第21章 眼 眶

一、成像技术

眼眶是额骨容纳眼球的骨腔，作为视觉的来源。眼眶成像在眼球、眼眶和脑部的多种急性、慢性、先天性疾病的诊断及治疗中发挥着至关重要的作用。在此种成像中，CT对骨质细节的显示具有优越性，而且是快速可用的，MRI则对解剖结构及软组织特征的显示具有优越性。

CT是急性眼眶损伤及感染诊断的主要影像学手段。在创伤成像中，不必静脉注射对比剂；然而，增强图像有助于识别感染灶中的脓肿。考虑到辐射剂量，在注药前后都进行扫描时是不合适的。如果需要增强扫描，仅靠增强后图像也可评估眼眶及眶周骨性结构，此时不需要平扫。

MRI评估炎症、肿瘤性及非肿瘤性病变对眼眶的侵犯情况很有帮助，对辨别眼球先天畸形也很有意义。眼眶MRI检查一般平扫和增强都需要。另外也有必要进行头颅MRI扫描。

二、解剖

通过仔细分析图像可识别眼球的一些结构。晶状体在眼球前部，其前方是前房（图21-1，图21-2）。眼球的运动由6条眼外肌控制，其中5条以圆锥状向后延伸至眶尖（图21-1，图21-2），而下直肌连接到眼球前下部。眼外肌组成的肌锥被用来描述视神经、眼上静脉、肌锥内球后脂肪、泪腺等眶内外结构的位置（图21-1，图21-2）。

三、眼球的大小和位置

眼球的大小可以从角膜前缘至视神经连接眼球处测量（图21-1a，图21-2），又称为眼球轴长。眼球在婴儿期逐渐长大。对于小头畸形的患儿，与头部表现相比，眼球的表现可提示眼球增大，因此精准的测量有助于明确这些患儿的眼球大小是否正常。婴儿眼球轴长通常在18mm左右，在10岁以后即可达到成人水平，约24mm。

眼前房深度通常为2～3.5mm，可以用角膜前极至晶状体的距离估计，但因为透镜倾斜度会引起微小误差，这种测量方法通常不准确。当眼前房深度超过4mm，即可提示青光眼（图21-3）。若角膜撕裂，前房变浅，在某

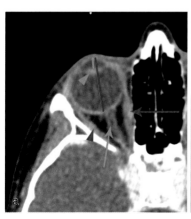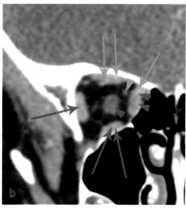

图21-1 眼球和眼眶解剖。**a.**右眼眶轴位CT图像显示前房深度（绿线），向后测量到晶状体前缘（绿箭头），眼球轴长（红线）。可见内直肌（红箭）、外直肌（红箭头）、视神经（绿箭）。**b.**冠状位CT图像显示视神经位于眼眶中央（红箭头），其上方是眼上静脉（绿箭头）。图像上显示了内直肌（双红箭头）、外直肌（红箭）、下直肌（双红箭）、上直肌/上睑提肌复合体（双绿箭）。也可见上斜肌（绿箭），但下斜肌只能在眼眶前部层面才能见到，因为它不向后延伸到眶尖

些患者中这可能是开放性眼球损伤在影像上的唯一征象（图21-4）。

眼球中极应该位于眼眶内外侧前缘的连线上或稍后方（图21-5）。若眼球中极位于此连线前方，即为眼球前凸，提示球后血肿或肿瘤等占位性病变或甲状腺眼病眼肌肥大的可能性。

眼球后部轮廓应符合圆周改变，任何外突表现都应考虑有无眼缺损或牵牛花视盘发育异常（MGDA），会在下面讨论（图21-6）。若眼球后部内凸，提示视盘水肿，要做眼底检查和其他检查确定颅内压高的可能原因（图21-7）。

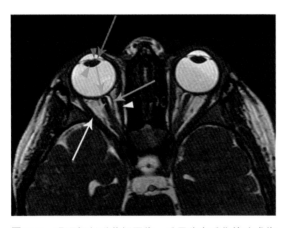

图21-2 眼眶解剖磁共振图像。采用稳态采集快速成像技术获得的轴位图像示：虹膜（红箭）构成瞳孔（红箭头）的边缘，沿晶状体（绿箭头）前部分布。视神经乳头（绿箭）在视神经（蓝箭头）插入后部视网膜。视神经周围环绕着脑脊液，被一层硬脑膜包绕，称之为视神经鞘（蓝箭）。另外可见内直肌（白箭头）及外直肌（白箭）

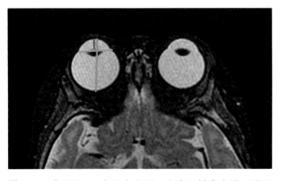

图21-3 青光眼。5个月大女婴，患先天性青光眼，眼眶轴位T2加权压脂图像示：眼前房深度明显加大（4.5mm，红线），眼轴长生长（23mm，蓝线），角膜宽度增宽（14mm，绿线）

四、眼眶区感染

眼眶感染一般源于两个部位，即面部软组织及筛窦。筛窦病变可通过纸板侵入内侧的肌锥外间隙脂肪。通常是在纸板断裂/软化的基础上发生的，目前还不确定疾病扩展至眼眶是由于纸板软化还是由于通过静脉感染引发纸板

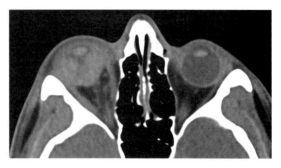

图21-4 玻璃体出血。16岁男孩，因眼部外伤就诊，眼眶轴位CT图像示玻璃体出血，眼前房变浅。眼前房变浅是眼球开放性外伤的重要指征

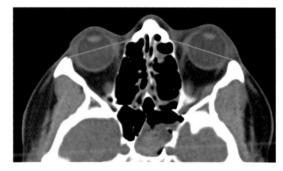

图21-5 眼球外凸/球后血肿。13岁女孩，因外伤导致左眼外凸就诊，眼眶轴位CT图像示眼球中极超过眼眶内外缘连线（蓝线）

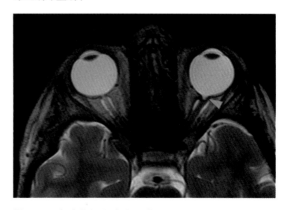

图21-6 牵牛花视盘发育异常（MGDA）。图为一名8岁女孩的眼眶轴位T2加权图像示左侧眼球在视神经插入处局部突出，符合MGDA

断裂而造成的。但无论哪种情况，当感染侵及眼眶后，都可威胁视力，眼眶脓肿呈外科急症表现。因为这构成眶内感染，所以它被称之为眼眶感染，表现形式为眼眶蜂窝织炎或眼眶脓肿。眼眶前部有一个纤维隔膜从眼球延伸至眼眶边缘，而在这个间隔后面的感染都被称为隔后感染。因此，眼眶蜂窝织炎和隔后蜂窝织炎是同一病症的同义词。

隔前蜂窝织炎是一种累及面部和眼眶周围区域的感染（因此也被称为眶周感染），不向隔后扩散（图21-8）。

眼眶的所有感染过程都有导致眼眶及面部脓毒性血栓性静脉炎的风险（图21-9），因此在所有有关眼眶感染的研究中都提及了评估眼上静脉、海绵窦口径和是否有瘘的必要性。累及眼眶感染的相关问题如下：

1.隔前或隔后？

2.蜂窝织炎或脓肿？

3.是否有骨质软化？

4.是否侵犯筛窦？

5.是否有眼上静脉和（或）海绵窦静脉瘘？

五、眼眶创伤

眼眶创伤最常见的两种类型是：眶底骨折和筛骨纸板（内侧壁）骨折。眶底骨折常伴上颌窦腔内积血，这可能是发现眶底细微骨折的首要线索（图21-10）。眶底骨折常伴有下直肌肌内血肿，通过骨折缺损形成脂肪疝或下直肌疝。当缺损处出现疝，眼球运动可能会受损，即被称为嵌顿。无论如何，通过影像表现既不能诊断也不能除外眼外肌嵌顿，这是一项基于眼球运动受损的临床诊断。

眶内壁骨折也可能引发肌内血肿和（或）内直肌疝（图21-11）。急性骨折通常造成相邻鼻窦积血，同时也可使邻近肌锥外脂肪出现条索影（图21-11）。慢性骨折可以通过持续存在的缺损造成脂肪疝，但脂肪内不会出现条纹影，鼻窦内不会出现积血（图21-11）。

创伤可引起球后血肿，导致眼球外凸。球后血肿可表现为肌锥内脂肪间隙无定形血肿，可以仅表现为沿眶底条纹状影或扁平的骨膜下血肿（图6-8）。因此，在创伤后图像诊断中，评估眼眶骨质及软组织至关重要。

眼球形态、大小正常不能完全除外眼球开放性损伤，只能依据体格检查做排除性诊断。角膜撕裂所致的眼球开放性外伤，CT图像上可能没有任何可察觉的异常表现。因此，在成像的观察结果中，不应该描述为"眼球完整"，只能描述其"形态正常"。仅有一小部分的眼球开

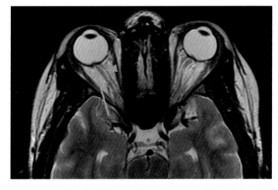

图21-7　视神经盘水肿。16岁女孩，因严重头痛和假性脑瘤就诊，眼眶轴位T2加权图像示视神经乳头（蓝箭）隆起，代表视神经乳头水肿。在视神经鞘（蓝箭头）中也有明显的脑脊液，与视神经乳头水肿一起提示颅内压增高

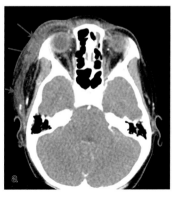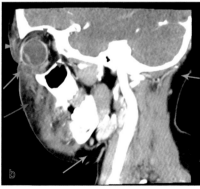

图21-8　隔前蜂窝织炎。a.10岁男孩，因眶周红肿就诊，轴位CT增强图像示皮下条纹（红箭）但没有积液。b.矢状位CT增强图像示面部皮下软组织条纹（红箭）延伸至下眼睑（蓝箭）及上眼睑（蓝箭头）；然而，隔后脂肪没有条纹征象（红箭头），与未受累的面部皮下脂肪表现类似（绿箭）。此患者隔前（眶周）蜂窝织炎没有向隔后延伸，不伴脓肿形成

放性外伤会呈"受压葡萄"样的表现。另外，对眼球异物的评价也非常重要，尤其是有穿透性外伤病史。值得注意的是，木质结构多孔，CT表现类似空气，如果没有仔细辨认，很容易漏诊木制异物，如棍子、牙签或铅笔碎片。

六、肿瘤及肿瘤样变

眶区可发生先天性包涵囊肿，最好发于邻近额颧缝处（图21-12）。从组织学上看，这些可能是皮样囊肿或表皮样囊肿，尽管出现肉眼可见的脂肪或钙化提示皮样囊肿，但这两种囊肿在影像上很难区分。先天性包涵囊肿边界清楚，可通过CT、MRI及B超评估。在评估这些病变时，要点是它们的大小及眼睛和其他结构的关系，以及是否有潜在的骨缺损征象提示囊肿向颅内延伸。如果有先天性包涵囊肿可

能向颅内延伸的征象，在手术切除前需要进行MRI检查，以排除脑膨出或其他发育性病灶伴有窦道的可能性，因为这会易发脑膜炎、脑脊液漏，或两者兼而有之。

毛细血管瘤（图21-13）是一种血管性肿

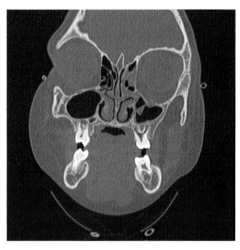

图21-10　眶底骨折。6岁女童外伤，头部冠状位骨窗示左眼眶下壁骨质不连续（红箭头），符合眶底骨折表现

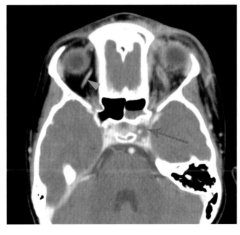

图21-9　海绵窦血栓形成。11岁儿童，因眼痛、发热就诊，轴位CT增强图像示正常的右侧眼上静脉（蓝箭头），以及增粗的左侧眼上静脉（红箭头），其中心未见强化，同侧海绵窦（红箭）也相对没有强化，这提示左侧海绵窦及眼上静脉血栓形成

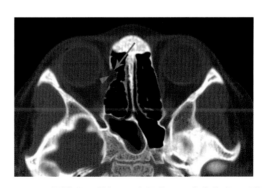

图21-11　慢性眼眶骨折。8岁男童，因头痛就诊，近期无外伤史，轴位CT图像示右侧纸板（红箭）局部缺损。然而，内侧肌锥外间隙脂肪密度均匀，延伸进入缺损处（红箭头），符合纸板陈旧骨折表现

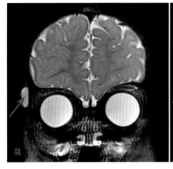
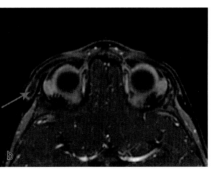

图21-12　眼眶皮样囊肿。a.1岁男孩的眼眶冠状位压脂T2加权成像，沿颧额缝外侧缘可见一边界清楚卵圆形病变（红箭）；b.轴位压脂T1加权成像示该病灶（红箭）内部未见强化，提示其为皮样囊肿

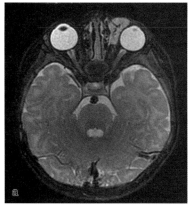
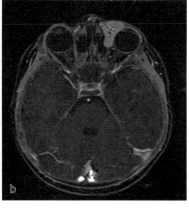

图 21-13 眼眶毛细血管瘤。a.2 个月大的男孩的眼眶轴位压脂 T2 加权成像，在左侧眼眶内侧肌锥外间隙的前部可见一边界清楚高信号肿块；b. 眼眶轴位压脂 T1 加权增强成像示病变强化，提示婴儿毛细血管瘤。病变推挤左眼球向外移位，但眼球形态正常，提示病变张力不高

瘤，特点是出生时不可见，但在胚胎期 6～12 个月逐渐生长（增生阶段），往后的一段时间停止生长（平台期），可能持续数年，然后逐渐自发退化（退化阶段）。在本书第 19 章已详细讨论了毛细血管瘤。然而最重要的是要意识到治疗眶区血管瘤和其他病变的目的是为了预防弱视。即使视路中没有任何内在问题，任何损害双眼视觉的病变，包括血管瘤或有碍眼睑完全张开及损伤眼球运动的其他病变，都可导致视皮质在发育早期产生的刺激不足，可诱发弱视。

视网膜母细胞瘤是儿童最常见的眼部恶性肿瘤，通常在 6 岁前发病（图 21-14）。细胞内缺乏 Rb 肿瘤抑制因子的细胞分裂，会发生视网膜母细胞瘤。在某些患者 Rb 基因的一次复制中，若 13 号染色体缺陷或任何配对突变，功能 Rb 基因可能导致视网膜母细胞瘤，会提高多灶病变的风险，包括双侧病变、一侧眼球或两侧眼球的多发病变。

在影像图像上，视网膜母细胞瘤常表现为强化肿块，通常伴钙化。换句话说，若眼眶肿瘤中出现钙化，高度提示视网膜母细胞瘤，此征象在 CT 中的显示优于 MRI；但 CT 不应该单独用来检出钙化。如果已确诊或可疑视网膜母细胞瘤，MRI 是最佳成像方式，除非绝对必要，不建议 CT 检查。具有遗传类型视网膜母细胞瘤患者对辐射高度敏感，CT 扫描会增加诱发额外视网膜母细胞瘤的风险。

横纹肌肉瘤是婴幼儿最常见的原发性眼眶肿瘤（但不是眼球肿瘤），发病中位年龄约为 8

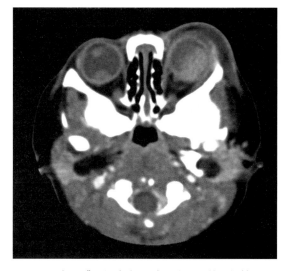

图 21-14 视网膜母细胞瘤。2 个月大女婴的头颅轴位 CT 图像示左侧眼球内可见一较大肿块，左眼球突出，眶周软组织肿胀。在右侧眼球内可见一较小肿块，提示双侧视网膜母细胞瘤，可能与 13 号染色体上的 Rb 基因胚系突变有关

岁，男性稍多。横纹肌肉瘤的典型临床症状是患者无痛性眼球外突，不伴感染征象。这种肿瘤最常见于上半眼眶，并可侵犯或可能起源于眼外肌，尽管肿瘤可能边界清楚（图 21-15）。

七、神经皮肤综合征

许多神经皮肤疾病中都有典型的眼部表现，有关内容在本书第 7 章已进行了详细讨论。尽管并不是所有患者都会出现眼部症状，但眼科检查对此类患者至关重要。有些神经皮肤疾病患者，即使在眼科检查中未发现异常，在影像学检查中也可能会出现异常征象（表 21-1）。

表21-1	神经皮肤综合征眼部症状
神经皮肤综合征	视觉及眼眶表现
神经纤维瘤病1型	视路胶质瘤，丛状神经纤维瘤，先天性青光眼，蝶骨翼发育不全
神经纤维瘤病2型	青少年性后囊下白内障/晶状体白内障，皮质性白内障
von Hippel-Lindau病	视网膜血管母细胞瘤
结节性硬化	星形细胞错构瘤
Sturge-Weber综合征	视网膜血管瘤，青光眼，太田痣

八、先天性及发育性病变

白瞳是一个医学术语，顾名思义，意思是"白色的瞳孔"，描述眼睛缺乏红色反射。尽管白瞳的形成原因很多，但最主要原因是视网膜母细胞瘤。以下为白瞳孔的形成原因：

· 视网膜母细胞瘤（几乎全部为6岁以下幼童，一般小于3岁）

· 永存原始玻璃体增生症（PHPV）

· Coat病

· 弓形虫、其他病原微生物、风疹病毒、巨细胞病毒以及疱疹病毒感染的后遗症（TORCH）

· 早产儿视网膜病变（ROP）（仅见于有早产病史的患者）

· 白内障

· 眼缺损

永存原始玻璃体增生症，也被称为持续性胎儿血管，是一种胚胎动脉不适当地供养玻璃体管的病变，导致小眼（小眼畸形）（图21-16）。可伴发眼内视网膜脱落及蛋白液性成分，在FLAIR图像不能被完全抑制而被检测到。

眼缺损是一种与发育性缺损有关的眼球形态异常，与多种遗传性疾病相关。眼轮廓异常的一个特殊类型是在视神经插入的位置上有局灶性突出，被称为牵牛花视盘发育异常（MGDA），在眼底检查中表现类似牵牛花（图21-6）。有时MGDA被认为是一种眼缺损，有时被认为是一种散发病变。

Coat病是一种视网膜发育异常的疾病，可表现为白瞳。Coat病眼球一般较小，在眼底检查中会发现视网膜内血管纤曲。增强检查中，Coat病患者的眼球内不会有任何实质强化，如果出现强化，倾向考虑视网膜母细胞瘤。

早产儿视网膜病变（ROP）是一种与早产有关的压力改变导致视网膜发育异常疾病，包

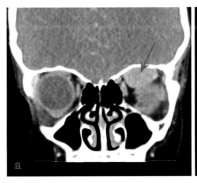
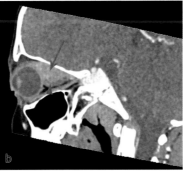

图21-15 横纹肌肉瘤。7岁男孩有短暂无痛性眼球突出病史。CT增强冠状位（a）及斜矢状位（b）图像，可见上直肌肿块样增厚（红箭）、视神经向下偏移（红箭头），提示横纹肌肉瘤

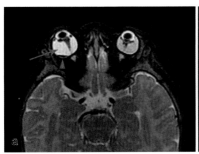
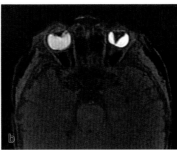

图21-16 永存原始玻璃体增生症（PHPV）。a.4个月大的男童的轴位压脂T2加权成像，示双侧视网膜/脉络膜剥离（红箭）以及右眼球液平面（红箭头）。b.轴位压脂T1加权成像示双侧眼球视网膜下/脉络膜下积液呈高信号，与蛋白质性/出血性物质有关。在小眼症的基础上，这些表现符合Norrie综合征的双侧PHPV

括氧分压改变，并导致血管增生性改变。急性ROP的表现在眼底检查中比较典型，但患这种病的儿童在以后人生中通常因为其他原因而行脑部影像检查，经常遇到ROP的后遗症。轻度的ROP可能不被察觉，或可能伴发小眼畸形，但较严重的ROP可能导致慢性视网膜脱离。最严重的ROP有可能导致眼球痨，即眼球萎缩、无功能，并且多伴钙化。任何形式的严重眼部损伤或感染都可能导致眼球痨（图21-17）。

九、眼眶炎性病变

MRI是诊断眼眶非感染性炎性病变的主要影像学检查方法。也许最常遇到的这种病变是视神经炎，它是一种炎性病变，主要见于脱髓鞘疾病，如多发性硬化、急性播散性脑脊髓炎（ADEM）和Devic病（图21-18）。其导致视神经水肿，伴强化，临床上表现为视物模糊和眼睛疼痛。由于水肿，视神经会轻度增粗，但不会呈现肿块样表现。

眼眶炎性假瘤是一种特发性炎症，是由眼眶炎症引起的，因表现类似炎症或肿瘤，因此得名"假瘤"。眼眶炎性假瘤完全不同于假性脑瘤（即特发性颅内高压），通常对类固醇激素治疗有效。对眼眶炎性假瘤的前瞻性诊断很困难，但一般没有感染迹象。

十、其他病变

假性脑瘤，也被称为特发性颅内压高压，是导致颅内压力增加的一种病变。增加的压力传导至视神经鞘的脑脊液，会使视神经鞘膨胀，导致视盘水肿（图21-7）。假性脑瘤在本书第12章中已进行了详细探讨。

另一种病变是视神经发育不良，可能是一种发育异常表现（图21-19），或者可能是既往视神经炎的后遗症。双侧视神经发育不良可见于视隔发育不良（SOD）（图3-17），要注意透明隔的有无及垂体的形态，因为这些也可在SOD中受累。

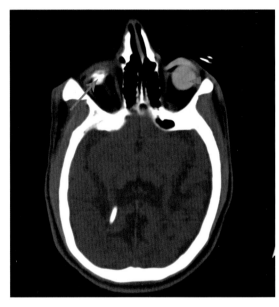

图21-17 早产儿视网膜病/眼球痨。早产儿的头部轴位**CT图像，示右侧眼球萎缩钙化（红箭），即眼球痨。该患儿曾行左侧眼球摘除术，其左侧眼眶内可见一假体（红箭头）。在这张图片还可见部分颅内异常征象，如出血后脑积水分流和早产儿脑白质病变**

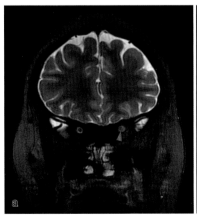
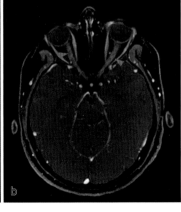

图21-18 视神经炎。**17岁女孩**，因眼痛就诊，a.眼眶冠状位压脂T2加权图像，可见左侧视神经的眶内段显示边缘模糊高信号影（红箭头）；b.轴位压脂**T1**加权增强图像，可见两侧视神经眶内段强化，左侧为著，提示双侧视神经炎（红箭头）

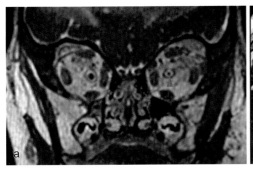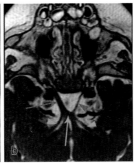

图21-19 视神经发育不全。**a.**1岁男童头部**FIESTA**冠状位图像，示左侧视神经的眶内段不对称变细（红箭头），提示视神经发育不全；**b.**视交叉斜轴位**FIESTA**图像显示左侧视神经直径变细（红箭头），右侧视神经直径正常（红箭）。向后到视交叉（绿箭），双侧视束的体积对称性变细（绿箭头）。此患者视神经发育不全病因不明

（张 蔚 赵殿江）

第22章 颞 骨

一、前言

颞骨具有复杂的解剖结构和多种功能，其断层影像往往令人生畏。希望可以对颞骨的解剖和可能影响它的各种病理状况的系统性方法有基本的了解，可以减少与之相关的焦虑，并提高其影像的诊断准确率。

对儿童颞骨的影像检查有以下几个原因。首先最重要的是听力损失。颞骨成像的其他原因包括感染、外伤和面神经病变。颞骨成像的主要方法是计算机断层扫描（CT）和磁共振成像（MRI）。

二、解剖

颞骨是位于颅底内的具有复杂解剖的骨。其主要部分包括岩部、鼓部和乳突部（这三部分都是颅底一部分），以及其鳞部和颧部（图22-1）。颞骨的鼓部包含中耳腔，也称为鼓室。岩部可以细分为迷路部和岩尖部（涉及岩尖部的病理过程已在第16章中进行了讨论）。外耳道通向中耳，通过鼓膜与外耳分开。

中耳内有三块听小骨：锤骨、砧骨与镫骨（图22-1d，e，f，i，j），横跨鼓膜到前庭窗。内耳结构包括耳蜗、前庭和三个半规管（图22-1e，f）。耳蜗 2.25～2.5 周，并且其中心是一个称为蜗轴的小骨性结构，其包含螺旋神经节或蜗神经的神经节。蜗神经穿过蜗孔、内听道（IAC）、桥小脑角池（CPA），汇至脑干。

IAC和CPA也包含面神经和两支前庭神经（图16-13b）。面神经走行在内耳的耳蜗和前庭之间（迷路段），几乎所有的神经纤维突触都在膝状神经节。纤维然后沿着中耳（鼓室段）

的上方行进，并在离开乳突孔之前在中耳和乳突气房（乳突段）之间下降。

中耳腔的主要部分是中鼓室，在其上方是鼓室上隐窝（图22-1 b，c，h，i，j）。鼓室上隐窝与乳突气房经乳突窦入口相通，两侧边界为 Koerner 隔（图22-1c）。其后方与乳突窦和乳突气房相通，前方经咽鼓管与鼻咽相通。在鼓室上隐窝的外侧有时包括一部分称为 Prussak 间隙，其边界为盾板（图22-1 h，i，j）。

三、胚胎学基础

中耳和外耳产生于第一和第二鳃（咽）器。因此，这些区域中的一个区域的异常与耳部这两部分的异常有很大关联。例如，外耳的异常通常与听骨链畸形相关。

四、听力损失

听力损失是儿童专用颞骨成像最常见的指征之一。听力损失的特征是听力学和耳科学上的传导性、感音神经性或混合性。了解听力损失的类型和持续时间及发生侧别很重要，并且对于后天性听力损失，重要的是要知道损失是突然的还是渐进的，并且是否存在相关症状，如感染或脑神经病变。这些信息有助于确定听力损失患者的理想成像方式，以及是否需要在成像过程中使用静脉对比剂。

传导性听力损失通常与影响外耳道或中耳的病变有关，包括听骨链。CT是评估传导性听力损失的金标准，发现此类型听力损失的病理原因估计的灵敏度约为90%。因此，在判定传导性听力损失患者的CT检查是正常之前，必须反复仔细阅读图像（注意：这对于听力学确诊传导性听力损失是正确的。通过用音叉进

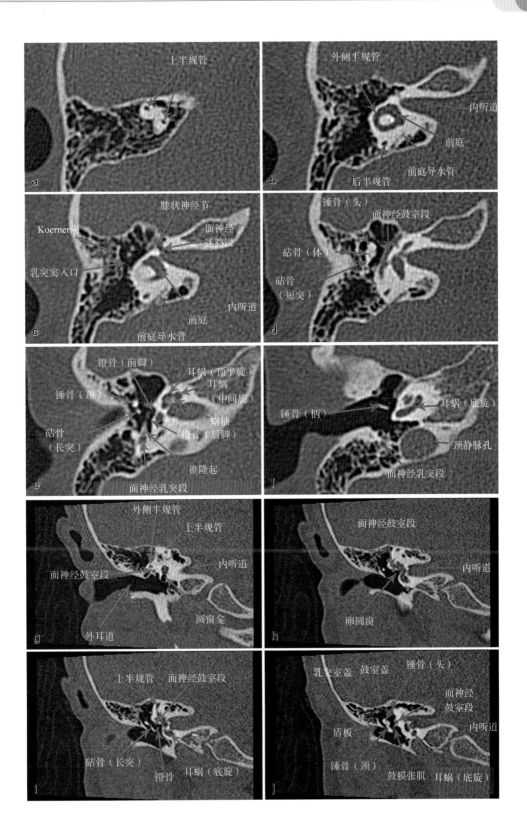

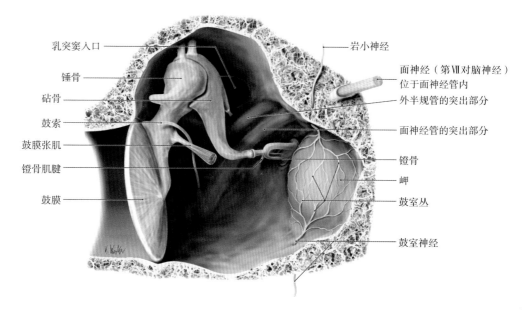

乳突窦入口

锤骨

砧骨

鼓索

鼓膜张肌

镫骨肌腱

鼓膜

岩小神经

面神经（第Ⅶ对脑神经）位于面神经管内

外半规管的突出部分

面神经管的突出部分

镫骨

岬

鼓室丛

鼓室神经

k

图 22-1　颞骨解剖。右侧颞骨从上到下轴位骨窗 CT 图像。（a）轴位 CT 图像显示乳突气房及上半规管的前、后脚。（b）比（a）稍低层面的轴位 CT 图像显示内听道（IAC）、前庭和外半规管（其内部的"骨岛"）。（c）比（b）稍低层面的轴位 CT 图像开始显示面神经的骨内走行（迷路段及膝状神经节）。（d）比（c）稍低层面的轴位 CT 图像开始显示听小骨，包括锤骨头覆盖砧骨体。三角形砧骨体和短突被认为类似"蛋卷冰淇淋"，锤骨头代表"冰淇淋"。（e）比（d）稍低层面的轴位 CT 图像显示镫骨脚，延伸到前庭窗和耳蜗。蜗轴和 IAC 之间是蜗孔。（f）轴位 CT 图像显示耳蜗底旋、锤骨柄及颈静脉球 / 孔。（g）～（j）为右侧颞骨从后到前四个独立的冠状位骨窗 CT 图像。（g）冠状位骨窗 CT 图像显示垂直的蜗窗龛和面神经鼓室段相对于鼓室的位置；（h）比（g）向前层面的冠状位骨窗图像显示面神经鼓室段和前庭窗的关系；（i）比（h）向前层面的冠状位窗图像显示指向下方的砧骨长突和指向上内方的镫骨（延伸向前庭窗）的关系。（j）冠状位 CT 图像显示锤骨的头和颈与盾板的关系，介于外侧鼓室上隐窝之间。（k）颞骨内中耳腔解剖的绘画图。"k"引自解剖学图谱，2012，插图作者 Karl Wesker

行体格检查确诊传导性听力损失比 CT 上有病理发现的发病率低）。

感音神经性听力损失

尽管成人感音神经性听力损失（SNHL）最好用 MRI 增强扫描来寻找肿瘤，如前庭神经鞘瘤，但 CT 和 MRI 两者都是可以有效评估先天性感音神经性听力损失的技术。CT 可以为内耳发育异常提供极好的骨性细节。虽然 CT 对传导性听力损失的诊断率很高，但

SNHL 患者的 CT 和 MRI 可能正常。大约 50% 的患者会出现这种情况，小儿 SNHL 通常是特发性的，原因尚不清楚。

迷路结构可能未发育完全，其影响从完全迷路未发育（即 Michel 未发育）到耳蜗的中间周、顶周不完全分隔伴前庭导水管扩大（不完全分隔 Ⅱ 型，最初被描述为 Mondini 畸形）（图 22-2）。

最严重和最轻度的耳蜗和前庭发育不良形

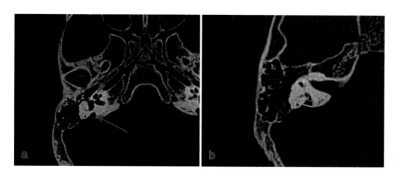

a

b

图 22-2　不完全分隔 Ⅱ 型（Mondini 畸形）。a. 儿童患者右侧感音神经性听力损失，头部右侧轴位 CT 图像显示耳蜗中间旋和顶旋的球状外观（红箭头）和扩大的前庭导水管（红箭），符合不完全分隔 Ⅱ 型。b. 轴位 CT 图像显示前庭导水管的测量方法，可横向测量中间宽度（红线）或开口宽度（绿线）

式包括多个具有特征性的其他异常，详见表22-1，关于这个主题在专门文章中有更详细的介绍。

畸形	发育异常发生的孕龄	表现
迷路未发育（Michel畸形）	第3周	耳蜗、前庭和半规管不发育
耳蜗未发育	第3~4周	耳蜗不发育。前庭存在；半规管可能发育不良
共同腔畸形	第4周	融合的囊腔，没有结构的分离或分化，不是正常的耳蜗和前庭
囊性耳蜗前庭畸形（不完全分隔I型）	第5周	无蜗轴或明显的内部分隔的囊性耳蜗。无正常半规管的囊性前庭
耳蜗发育不全	第6周	耳蜗和前庭明显形成，但发育不全
不完全分隔Ⅱ（Mondini畸形）	第7周	由于不完全的分割，耳蜗的中间旋和顶旋为1.5圈，呈球形外观。通常前庭导水管扩大。前庭和半规管可能是正常的
前庭导水管扩大	未知	耳蜗、前庭或半规管未见明确异常的情况下前庭导水管扩大

表22-1 先天性感音神经性听力损失的耳发育异常

最轻度的异常，如果存在的话，是前庭导水管的扩大（图22-2），它被认为将来自蛛网膜下腔的脑脊液搏动压力传递到内耳。因此，无听力损失患者的前庭导水管扩大被认为是增加最终发展为SNHL风险的因素，而SNHL往往是由创伤性事件引起的。出于这个原因，前庭水管扩大有时被认为是接触性运动的禁忌证。

有些患者蜗神经缺如或发育不全。这将导致一个狭窄的蜗孔（蜗孔狭窄），直径通常小于1mm（图22-3）。当发现这一表现时，应该建议行MRI检查，以便区分蜗神经不发育和发育不全。患有蜗神经不发育的患者通常不能进行同侧人工耳蜗植入。

五、传导性听力损失

外耳和中耳的异常会导致传导性听力损失，病因可能是先天性或后天性的。先天性听力损失见于第一和第二鳃器异常，往往有相关的听骨和中耳发育异常。发育不全的外耳是存在中耳发育不良的线索。

外耳道可能闭锁，影像对于确定闭锁是骨性闭锁还是单纯软组织闭锁至关重要。骨性闭锁时，对耳鼻咽喉科医师报告闭锁板（图22-4）的厚度非常重要，以帮助其确定是否以及如何重建EAC。耳鼻咽喉科医师有时使用10分制来确定听觉闭锁的复杂性，并有助于预测手术治疗成功的可能性（表22-2）。在这个10分制评分中，分数低于5分或6分通常表示闭锁不适合手术，尽管其他因素也参与了决定，如闭锁是单侧还是双侧。

先天性传导性听力损失可能由听骨发育不良导致。后天性传导性听力损失可能是由慢性感染或胆脂瘤引起的骨质侵蚀（图22-5）以及外伤性听小骨的损伤所致。

混合性听力损失

在听力学检查中发现一些类型的听力损失具有传导性和感音神经性听力损失的组分。这被称为混合性听力损失。导致混合性听力损失

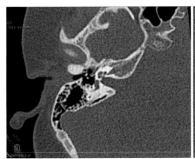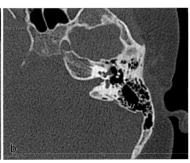

图22-3 蜗孔狭窄。a.右侧颞骨的轴位CT图像显示正常蜗孔（红箭头）。b.左侧颞骨的轴位CT图像显示左侧蜗孔小（红箭头），在左侧蜗神经未发育的情况下，符合蜗孔狭窄特征

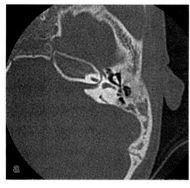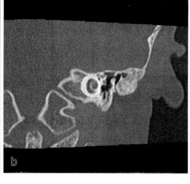

图 22-4　外耳道闭锁。a.左侧小耳患者，颅脑轴位CT图像显示左外耳道的软组织和骨性闭锁。b.冠状位图像显示锤骨颈和柄与厚的骨性闭锁板连续

表 22-2　先天性耳道闭锁的 Jahrsdoerfer 分级评分	
结构	分值
镫骨	2
前庭窗开放	1
中耳腔	1
面神经	1
锤砧复合体	1
乳突气化	1
砧骨镫骨连接	1
蜗窗	1
外耳	1
总分	10

Used with permission from Jahrsdoerfer RA, Yeakley JW, Aguilar EA, Cole RR, Gray LC. Grading system for the selection of patients with congenital aural atresia. Am J Otol. 1992; 13（1）: 6–12

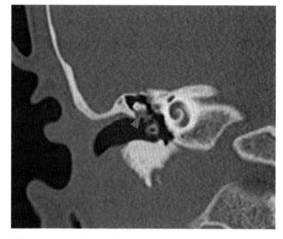

图 22-5　胆脂瘤。患者有耳部感染史并表现传导性听力损失，右侧颞骨的冠状CT图像显示在外侧鼓室上隐窝的软组织病变，位于盾板和锤骨颈之间（红箭头），符合胆脂瘤。耳镜检查中表现为白色的鼓膜后病变

的一个原因是前庭窗闭锁，其表现为前庭窗缺如和镫骨发育不良（图22-6）。

六、颞骨感染

　　中耳感染在整个儿童时期都很常见，并且通常不需要行影像学检查。影像学检查完成后，它通常会显示鼓室和乳突气房中的液体。持续性中耳感染的常见治疗方法是鼓膜造口术（或鼓膜切开术）置管，可在CT上显示（图22-7）。慢性感染可导致骨质破坏，如果它发生在乳突气房，则称为融合性乳突炎（图22-8）。重要的是要意识到感染可以通过几条途径从乳突气房播散。其中之一是向后内侧穿透乙状窦骨板（图22-8a），可能导致乙状窦的脓毒性血栓性静脉炎。也可以向上扩散，穿透鼓室

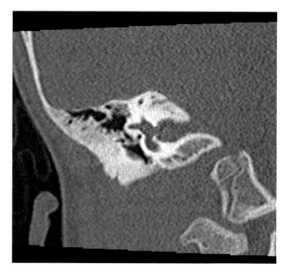

图 22-6　前庭窗闭锁。先天性混合性听力损失患者，右侧颞骨冠状位骨窗CT显示前庭窗缺如（红箭头），符合前庭窗闭锁特征

盖和乳突盖（图22-8b），从而导致在颅中窝底的硬膜外积脓，并可能导致下颞叶的感染受累。乳突骨的感染也可以向外扩散到耳后软组织中（图22-8，图22-9），如果这种感染延伸颅外并向尾侧延伸到胸锁乳突肌，可能会导致肌内脓肿（Bezold脓肿）。

有些患者在细菌性脑膜炎发作后开始有听力损失。这可能与感染延伸到膜迷路（耳蜗、前庭和半规管）有关。这些结构内的感染可导致炎症称为迷路炎，可用增强MRI显示。CT可显示感染后迷路营养不良性骨化，称为骨化性迷路炎（图22-10）。早期影像表现细微，但会导致不可逆的听力损失。早期发现，这种情况的患者可紧急进行人工耳蜗植入。

迷路感染不一定是细菌性的，病毒性迷路炎是急性眩晕的常见原因。病毒性迷路炎通常在影像上表现正常，但液体衰减反转恢复（FLAIR）图像上的迷路信号可能不能完全抑制，增强扫描无强化（图22-11）。

Bell麻痹是一种累及面神经的病毒感染过程，在第16章中它作了详细的描述。

七、胆脂瘤

在反复感染的情况下，鼓膜可能在膜的上部插入处收缩并收集上皮细胞。导致脱落的角

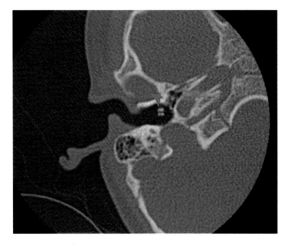

图22-7 鼓膜切开术后置管。右侧颞骨轴位CT图像显示鼓膜切开术（又称为鼓膜造口术，或压力平衡）后置管的平行线（红箭头）

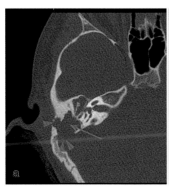
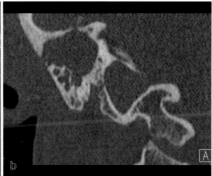

图22-8 融合性乳突炎伴骨裂隙。a.右侧乳突炎复发的患者，轴位骨窗CT显示乳突气房骨质脱钙（红箭），穿透乳突外侧皮质（红箭头）、乙状窦骨板（双红箭头）。b.冠状骨窗CT图像显示局限性穿过乳突部的另一处病变（红箭头）

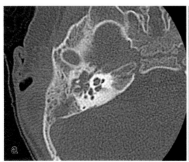
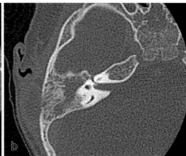
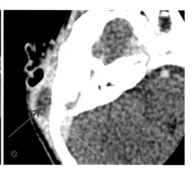

图22-9 乳突骨感染外侵。a.患者发热伴右耳后肿胀，右侧头部轴位CT图像显示右侧乳突气房浑浊，乙状窦骨板局限性裂开（红箭头）。b比a稍低层面的轴位CT图像显示乳突外侧皮质脱钙（红箭头）。c.此层面轴位软组织窗增强CT显示耳后脓肿（红箭）覆盖脱钙区。同时乙状窦骨板骨质不连续，乙状窦未闭塞（绿箭头）

蛋白积累，角蛋白形成的肿块称为胆脂瘤。胆脂瘤组织学上与表皮样囊肿相同，能够增大，可导致邻近的骨结构侵蚀。后天性胆脂瘤最常见的位置是外侧鼓室上隐窝，或Prussak间隙，首先脱钙的结构是盾板和锤骨的头颈部（图22-5）。因为其组织学上是表皮样囊肿，胆脂瘤在扩散加权成像（DWI）上表现为扩散受限，但因为对来自囊肿周围空气和骨的伪影敏感，应采用非平面回波扩散加权成像技术诊断胆脂瘤。非平面回波技术，如自旋回波扩散加权成像，比平面回波MRI能更好地去除颅底伪影。除了有助于胆脂瘤的初步诊断外，还可使用非平面回波技术来鉴别胆脂瘤的术后复发情况。复发性胆脂瘤会扩散受限，但不强化，相反，肉芽组织有强化，但扩散不受限，残留

的液体既无强化又无扩散受限。

八、人工耳蜗

人工耳蜗植入设备可用于先天性或后天性感音神经性听力损失患者。植入物的导线穿过乳突切开术腔，进入蜗窗及内耳，于耳蜗内1～1.5周（图22-12）。对人工耳蜗植入术前规划需要描述耳、头、颈的解剖变异，特别是颈内动脉走行异常、高位颈静脉球及面神经分支。

九、创伤

颞骨骨折可导致听力损失，包括听骨链分离时的传导性听力损失和耳囊损害时感觉神经性听损。颞骨骨折传统上被分为纵向骨折

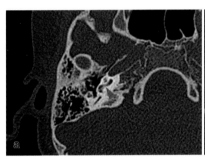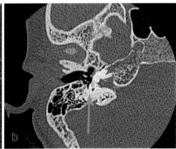

图22-10　骨化性迷路炎。**a.**患者脑膜炎发作后出现短暂的感音神经性听力损失，轴位CT图像显示沿耳蜗底旋的轻度密度增高区（红箭头），表示早期骨化性迷路炎。在此阶段，仍有可能进行人工耳蜗植入术。**b.**严重骨化性迷路炎。患者脑膜炎发作后出现感音神经性听力损失，右侧颞骨轴位CT图像显示蜗孔（红箭头），证实耳蜗曾经存在，但此时耳蜗（红箭）和前庭（蓝箭头）完全骨化

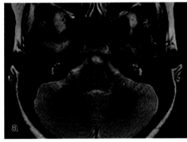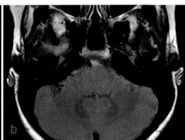

图22-11　病毒性迷路炎。**a.**4岁女孩，眩晕，头部轴位T2WI显示内耳结构的正常表现。**b.**轴位液体衰减反转恢复（FLAIR）图像显示耳蜗（红箭头）、前庭和半规管信号不能被完全抑制，表明液体含蛋白质。在眩晕的情况下，无强化，可能是病毒性迷路炎

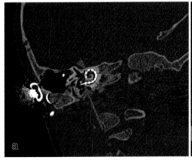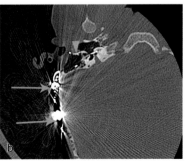

图22-12　人工耳蜗植入。**a.**人工耳蜗植入患者，头部右侧斜冠状位CT图像显示植入物导线穿过蜗窗（红箭），于耳蜗内约1周（红箭头）。植入物导线的最近端位于蜗窗水平。**b.**轴位CT图像显示颅外植入设备（绿箭头）。可见导线进入蜗窗龛（红箭头）。在这种完壁式乳突切开术中，其前缘即外听道后壁（绿箭头）仍然是完整保留的

或横向骨折，但很多骨折为斜形（图22-13）。评估骨折时，要查找和描述的表现包括：

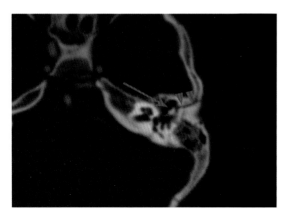

图22-13 颞骨斜行骨折/听骨链分离。高速创伤患者，左侧颞骨轴位CT图像显示斜形骨折穿过颞骨（红箭头），锤骨头离开其本来位置位于砧骨体的前方（红箭）

1.延伸至颈动脉管，这可能与颈内动脉岩段的断裂有关。

2.延伸至耳囊（耳蜗、前庭和半规管周围的致密骨），很可能导致永久性听力损失。如果没有发现这种骨折，则迷路积气（或迷路内的气体）表明耳囊隐匿性骨折。

3.听小骨分离。锤骨和砧骨之间正常关节的破坏（轴位图像上显示最佳）（图22-13）或发生在砧骨和镫骨之间（通常在冠状位图像上显示最佳）。

4.颅内积气，提示骨折可能从乳突骨、鼓室或鼻窦延伸到颅内。增加了患者患脑膜炎的风险，同时也增加了继发脑脊液漏的风险。

5.任何关节内骨折延伸至关节窝，以及存在颞下颌关节不对称，可能提示关节间隙血肿，也可能与牙齿咬合不正有关。

（张恩龙 赵殿江）

第23章 口 腔

一、口腔、唾液腺、咽

口腔是食物进入人体的途径，进行呼吸和语言交流的重要器官，因此它可能成为传染源进入人体的入口。物理屏障（舌、声门等）和免疫屏障（淋巴组织的韦氏环）可用于保护气道和机体免受入侵。唾液腺提供润滑、pH缓冲以及抗菌物质的作用，以助于维持正常的功能并预防感染。儿童口腔和咽部病变的感染性病因多于成人，但这些结构的肿瘤性病变是首要关注的问题，正如成年人可以感染一样，儿童也可以患肿瘤。

二、解剖

口腔界限前部是嘴唇，下部是舌和口腔的底部，上部是硬腭、软腭和牙弓，侧面是颊黏膜，向后与口咽相连（图23-1）。口腔后部边界是腭扁桃体和腭咽结合部（图23-2）。向后，口腔与口咽相通，位于上方鼻咽与下方喉咽之间。

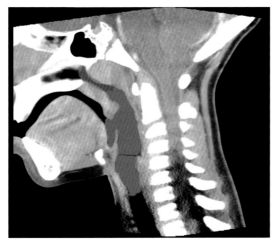

图23-1　口咽和喉咽。软组织算法正中矢状位CT图像显示，鼻咽（红色）、口咽（绿色）和喉咽部（蓝色）

腮腺位于咀嚼肌间隙浅层、胸锁乳突肌前内侧。下颌下腺位于下颌骨下缘下方的下颌下三角，包绕下颌舌骨肌后缘进入口腔底部。舌下腺与口腔底部的舌根相邻。此外，口腔内含有数以千计的小唾液腺导管。

简述唾液腺导管的位置很重要，因为它们是某些特定病变的部位。腮腺导管（Stensen导管）穿过颊肌，并通过对应上颌第二磨牙外侧的颊黏膜入口腔。下颌下腺管（Wharton导管）于口腔底部的系带旁进入口腔。舌下腺将唾液分泌到许多数量和大小不等的导管中，但最终全部进入口腔底部。

值得注意的是，对咽旁间隙的定义和描述多样（图23-3）。咽旁间隙范围相对较大，从下颌角向上方延伸至颅底，两侧边界是咀嚼肌间隙，中间为咽部。部分教科书将其定义为从茎突至腭帆张肌的筋膜韧带，将咽旁间隙分成茎突前（外侧）和茎突后（后内侧）间隙。经常用到的术语腮腺间隙、颈动脉间隙，基本上分别代表了茎突前和茎突后间隙。

命名混乱的原因是茎突前和茎突后间隙都不包含黏膜下结缔组织及咽旁脂肪垫。在部分有关头颈部的文献资料中将包含这些结构的黏膜下间隙也称为咽旁间隙，并且口腔和颌面外科医生也这样定义，并且有人主张因为它围绕咽部，因此这个间隙更值得用"咽旁间隙"这个术语。然而，此间隙是不包括在上述咽旁间隙的，这些区域应被称为"咽黏膜下间隙"。黏膜下间隙非常重要的原因有两个：①其他咽旁间隙的病变造成此间隙脂肪的移位（CT和MRI显示）有助于确定病变位置、诊断和鉴别诊断；②此间隙是口腔感染从口腔扩散至颈部和纵隔的下行通道。

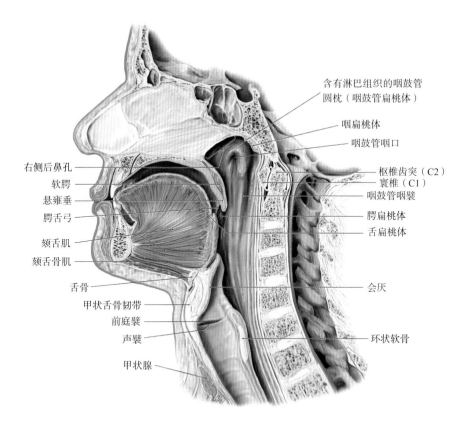

含有淋巴组织的咽鼓管
圆枕（咽鼓管扁桃体）

咽扁桃体

咽鼓管咽口

右侧后鼻孔

软腭

悬雍垂

腭舌弓

颏舌肌

颏舌骨肌

舌骨

甲状舌骨韧带

前庭襞

声襞

甲状腺

枢椎齿突（C2）

寰椎（C1）

咽鼓管咽襞

腭扁桃体

舌扁桃体

会厌

环状软骨

图 23-2 口腔。口腔和咽正中矢状位绘图。引自解剖学图谱，2012，插图作者 Karl Wesker

茎突前间隙病变通常是唾液腺（腮腺）起源。腮腺的一小部分常经下颌骨后缘和茎突韧带之间（此间隙称为茎突下颌通道）向内侧延伸，有时一直延伸到咽旁脂肪。茎突前间隙的病变将使茎突咽旁脂肪垫向前内侧移位、颈动脉向后方移位。

茎突后间隙（颈动脉间隙）病变往往是血管病变、副神经节瘤或神经病变。在茎突后间隙大多数神经病变涉及迷走神经，通常位于颈动脉后。病变使颈动脉向前方移位，或者位于茎突后并向侧方延伸进入茎突后间隙，这缩小了起源于茎突后间隙病变的鉴别诊断范围。

咽后间隙（咽黏膜下间隙部分）位于椎前筋膜和颈部脏器筋膜之间（见第17章），向下延伸到纵隔，口咽部感染可沿此通道引起纵隔炎。

三、唾液腺

儿童原发性唾液腺肿瘤很少见，尽管婴儿

的毛细血管瘤可以与腮腺相关。唾液腺邻近的感染可导致继发性炎症。唾液腺导管内的结石（涎石）可增加唾液腺炎的风险。

舌下腺的导管损伤可导致唾液漏至黏膜下层。唾液腺导管漏最终可被结缔组织封闭，形成假性囊肿称为黏液囊肿。发生于口腔底部的黏液囊肿，称为舌下囊肿，T2WI 呈高信号，中央无强化，有薄壁，无局灶性壁结节。舌下囊肿可局限在舌下间隙，也可经过下颌舌骨肌后方（或通过下颌舌骨肌的先天性缺陷）在颈部扩展，这被称为穿入型或潜突型舌下腺囊肿，而且几乎总是位于中线侧部。口腔底部中线的囊性病变通常在舌根的后方，多数可能是甲状舌管囊肿（图 17-4），相关内容已在第 17 章进行了讨论。

四、扁桃体

腭扁桃体是口腔后方两侧成对的淋巴结构。腭扁桃体可发生感染，临床诊断为扁桃体

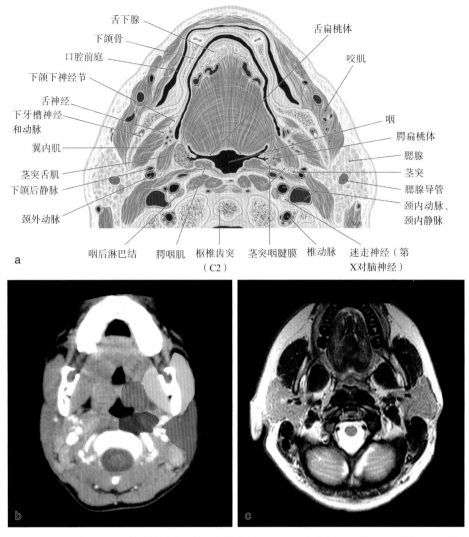

图 23-3 颈部间隙，a.通过舌骨上颈部的轴位截面解剖结构的绘画图。b. 舌骨上颈部轴位CT图像显示：腭扁桃体（红色覆盖）、咽后组织［包括颈长肌（黑色覆盖）］、咽旁脂肪垫（绿色覆盖）、咀嚼肌间隙［包括咬肌和翼外肌（黄色覆盖）］以及含有腮腺的腮腺间隙（紫色覆盖）。c.类似层面的轴位MR T2WI，与b.显示相同的结构。图a引自解剖学图谱，2012，插图作者 Karl Wesker

炎。影像学上为一系列表现，从腺体肿胀、充血，到液体样密度或信号区域的不均匀强化（扁桃体蜂窝织炎）（图23-4），到散在的扁桃体脓肿（图23-5）。在扁桃体感染检查中，相邻咽旁脂肪是否受累非常重要。

以咽旁脂肪为中心的脓肿有时被称为扁桃体周围脓肿，是与扁桃体脓肿不同的疾病。扁桃体脓肿通常会自发地排入/减压至口腔中，如果不能自发地进行，可经口入路引流。咽旁脓肿是深颈部间隙的脓肿，通常不能通过经口入

路直接进入，需要开放手术引流或影像引导下引流（图23-6）。鉴别咽旁脓肿和扁桃体脓肿非常重要，每种疾病使用恰当的术语以防止混淆。与耳鼻咽喉科医生和口腔颌面外科医生进行交流有助于最大限度地减少这些脓肿的术语混淆。

通常在增强CT诊断扁桃体感染后，进一步评估颈部的相邻脉管系统。感染可导致颈内动脉血管痉挛，并且颈部感染可导致颈内静脉的化脓性血栓性静脉炎（图17-7）。

除了腭扁桃体外，口咽部和鼻咽后部还有

一圈淋巴组织，包括舌扁桃体和腺样体，统称为韦氏环。在儿童，腺样体软组织突出可以是正常的（图23-7），尤其是在感冒常见的季节，并且儿童腺样体内可发现黏液潴留囊肿

（图23-8）。相反，成人腺样体区域的软组织突出应警惕鼻咽癌可能。在成人患者中，腺样体区的任何囊性改变如果不是中线的Tornwaldt囊肿（脊索残余），则必须警惕鼻咽癌（图23-9）。

五、喉咽部和喉

喉咽部及喉部发挥食物运输、气道保护以

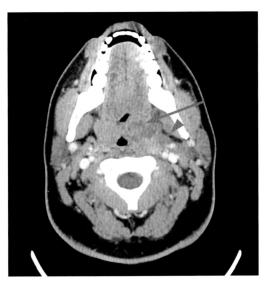

图23-4 扁桃体蜂窝织炎。17岁女孩头部的轴位CT图像显示双侧扁桃体肿大，左侧扁桃体明显比右侧扁桃体肿大。左腭扁桃体不均匀强化，未见散在积液（红箭），表示扁桃体蜂窝织炎，邻近的咽旁脂肪可见索条影（红箭头）

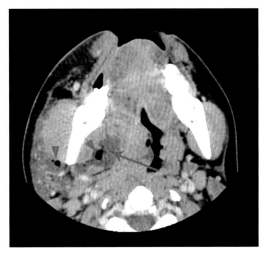

图23-6 咽旁脓肿累及颈部和面部。15岁女孩咽喉疼痛并发热，头部轴位CT图像显示咽旁间隙积液（红箭）并少许气体（红箭头），炎症延伸到咀嚼肌间隙。此表现代表坏死性筋膜炎基础上的咽旁脓肿

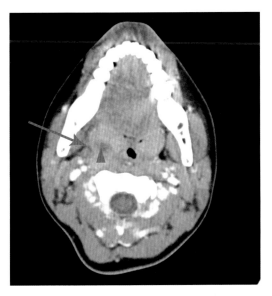

图23-5 扁桃体脓肿。12岁女孩咽喉疼痛，头部轴位CT增强图像显示右侧腭扁桃体深部内的局限性低密度区（红箭头），表示扁桃体脓肿，邻近的咽旁脂肪可见索条影（红箭）

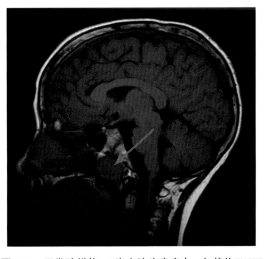

图23-7 正常腺样体。9岁女孩头痛病史，矢状位T1WI显示腺样体突出（红箭）。患者没有急性感染的症状，故认为此病例的影像表现是此年龄段儿童的正常表现。成人如有此表现则需进一步观察并可能需要活检

及发音作用。会厌感染可导致会厌炎（图23-10）。由于 B 型流感嗜血杆菌疫苗的使用，感染性会厌炎发病率明显降低，一旦出现则是一种急性气道急症。当影像诊断儿童会厌炎，应先直视下插管明确建立气道保护，再进行气道检查，同时儿童情绪不能激动。通常由耳鼻咽喉科医生和（或）麻醉医生在手术室中完成，如果需要的话，立即提供气管切开术。会厌炎的侧面影像学表现被称为"拇指征"，因其会使会厌类似搭便车的拇指样外观。

六、牙

牙齿位于上颌弓和下颌弓，每个牙弓都是双侧对称的，每个牙弓的左右两侧都称为一个象限，有特定的位置和齿序。在成人中，每个象限，从中线向后外侧移动排序，包含两颗门牙（中部和外侧）、犬齿、两颗前磨牙（第一和第二）和三颗磨牙（第一、第二、第三），每个象限共 8 颗牙齿，每弓 16 颗，共 32 颗。乳牙列由乳牙构成，无前磨牙，仅由两颗磨牙构成，每象限 5 颗，每弓 10 颗，共 20 颗。

最常见的牙齿命名为从 1～32 的编号，从最右后上颌牙齿（第三磨牙）开始，沿着牙弓到左上颌第三磨牙，然后是最后面的左下颌牙齿（第三磨牙），并再次沿着牙弓向右下颌第三磨牙。在这个编号系统的基础上，四个智齿是数字 1、16、17 和 32；中央上颌门牙分别是 8 和 9（分别为右侧和左侧）；中央下颌门牙分别为 24 和 25（分别为左侧和右侧）。如果缺少牙齿和（或）混合牙列（存在一些恒牙和乳牙），则可能精确编号牙齿比较困难。20 颗乳牙分配字母 A 至 T（图23-11）。

牙齿感染会导致牙釉质的减少/损失（龋

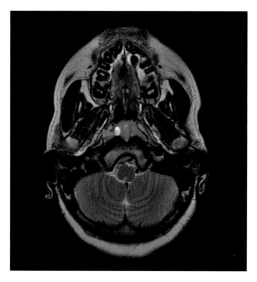

图23-8 腺样体黏液潴留囊肿。头部轴位 T2WI 显示腺样体右侧的黏液潴留囊肿（红箭头）。因为此病变发生在中线，所以并不代表 Tornwaldt 囊肿。成人如有此表现，则需要排除肿瘤

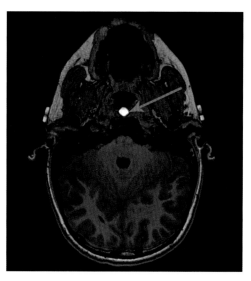

图23-9 10岁男孩头部轴位 T1WI 显示中线局限性高信号的囊样结构，位于蝶枕结合水平的斜坡前部，表示 Tornwaldt 囊肿（红箭头）

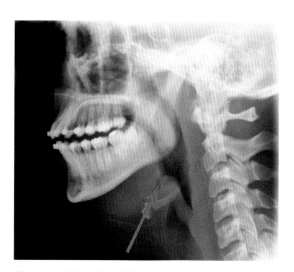

图23-10 颈部侧位 X 线片显示会厌增厚（红箭头），此为会厌炎的表现

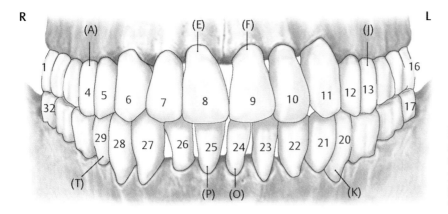

图23-11　牙弓。数字表示恒牙的编号（1～32），字母表示乳牙的位置（A至T）。引自解剖学图谱，2012，插图作者Karl Wesker

齿）。当感染延伸到牙髓引起牙髓坏死时，根尖周炎症通常会导致脓肿或肉芽肿形成，这些病变都表现为X线片和CT上的透亮影（图23-12），偶尔会导致反应性骨形成，影像上出现硬化表现。局限性根尖周炎可以延伸穿过骨皮质引起骨膜下牙源性脓肿，同时伴有周围软组织肿胀。脓肿会在中央区存在液体以及有强化的边缘，周围的蜂窝组织则会出现无定形的软组织内索条影（图23-13）。值得注意的是，与身体其他部位的脓肿不同，牙脓肿没见到积液并不能排除手术引流术。

被感染的组织暴露在氧气中被认为会改变牙齿感染的过程，并可能阻止厌氧菌感染和（或）脓肿形成。此外，口腔黏膜组织愈合好、瘢痕小，这使得牙齿感染引流的利大于弊。因此，应该注意牙科感染时的蜂窝织炎和脂肪内索条影的影像学表现。影像学报告不应描述成没有引流物，这可能会在没有口腔外科会诊的

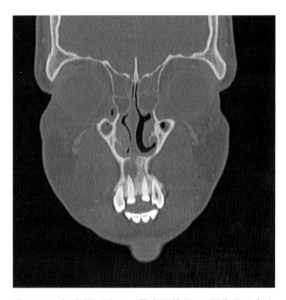

图23-12　根尖周透亮区。骨窗冠状位CT图像显示右上颌中切牙（编号8）周围透亮区（红箭头），代表牙齿感染所致的牙釉质溶解

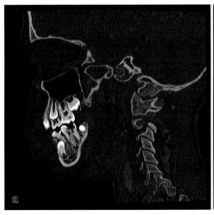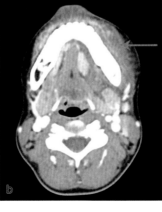

图23-13　牙源性脓肿，a.骨窗矢状位CT图像显示在左下颌磨牙釉质局限性缺失（红箭头），表示牙龋洞。b.软组织算法轴位CT图像显示软组织肿胀并沿齿龈表面（红箭）以及内侧缘蔓延，表示牙源性蜂窝织炎和局灶性脓肿

情况下误导患者不恰当地离开急诊科。应充分结合急诊医生和口腔外科医生的临床意见确诊证实。

有时，囊性病变位于未萌出牙的周围，可能是增大滤泡的正常表现，这取决于患者的年龄和囊肿的大小。当囊肿变大到2cm，牙齿最终萌出的可能性很低（图23-14），称为含牙囊

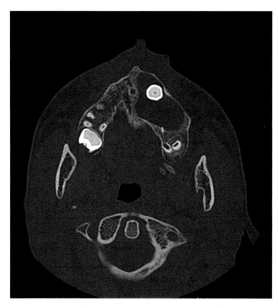

图23-14　骨窗轴位CT图像显示左侧上颌骨的内有牙齿的囊性病变，表示含牙囊肿

肿，囊肿包绕未萌出牙，可发生于上、下颌骨，不能误认为是溶骨性的肿瘤性病变。

不含牙齿的下颌骨或上颌骨溶骨性病变必须进一步评估。下颌骨溶骨性病变的鉴别诊断包括肿瘤病变，如牙源性角化囊性瘤（KOT，以前称为牙源性角化囊肿）、成釉细胞瘤（以前称为造釉细胞瘤）、动脉瘤样骨囊肿、中心性巨细胞肉芽肿以及非肿瘤性的病变，如骨内血管畸形和单纯性的骨囊肿。Gorlin综合征患者的KOT发生率增加，此为进展为髓母细胞瘤的危险因素。

还有一种称为下颌唾液腺缺陷的病变，在曲面断层X线片中表现为完整皮质的透光区，但实际上反映了下颌下腺的骨质压迹，此为正常的变异，不需要活检。可以通过其边界清晰的骨皮质以及其在下颌下腺区域的下牙槽神经（IAN）管下方的固定位置与病理性病变区分开来。绝大多数牙源性病变位于IAN管正上方。下颌骨的硬化性病变包括前面叙述的感染、纤维结构不良以及其他病变的反应性改变。

（张恩龙　赵殿江）

第四部分
脊柱影像

第24章 解剖及颅颈连接

一、脊柱解剖

脊柱是人体的中心支撑结构，连接颅底和骨盆，肋骨及四肢也直接或间接通过其他结构（如肩胛带骨、骨盆带骨）与脊柱相连。脊柱也有保护脊髓的作用，具有高级生命形式的解剖特征。除了脊柱骨质提供的结构和保护之外，纤维软骨椎间盘赋予脊柱运动功能。

脊柱由24块相关节的椎骨和9块融合的相对不动的椎骨组成，前者包括7块颈椎（C1～7）、12块胸椎（T1～12）及5块腰椎（L1～L5），后者包括5块骶椎（S1～5）和4尾骨（Cx1～Cx4）。尾骨的形态是高度可变的。在腰骶交界处通常有移行椎骨，多是L5椎体的骶骨化或S1椎体的腰椎化（或部分腰椎化）。肋骨数量也有变异，包括偶尔在C7有颈肋、T12无肋骨或L1椎体有残留肋骨。在椎体的关节部分，椎骨之间由纤维软骨性椎间盘连接。在椎体水平，有左右两侧的神经根穿出椎间孔。在颈椎，C2～3椎间孔有C3神经根穿出；在胸椎（就像腰椎和骶椎区域一样）L1神经根从T1～2椎间孔穿出。在颈胸连接处有颈8神经根，但没有C8颈椎骨。而且，虽然尾骨有4节，但只有1根尾神经。

（一）关节椎骨的一般形态

关节椎骨包括椎体和椎弓。椎弓有两个椎弓根，向后延伸到上关节突和下关节突。向后延伸到椎板，形成指向后方的棘突。在椎弓根的下面是椎间孔，有神经根通过（令人满意的是，在小儿神经影像学中，几乎不需要描述椎间孔狭窄，除非在严重脊椎侧弯的顶点和其他几种罕见的情况）。椎骨还有向侧方伸出的横突，于颈腰椎其在关节面前方发出，于胸椎节段其在关节面后方发出。

（二）椎体的特殊结构

第1、2颈椎有特殊的形态和功能特点。第1颈椎（C1）无椎体，呈环状，包括前弓、后弓和两个侧块。第1颈椎的侧块上方和枕髁相关节，承托颅骨，有时被称为寰椎（Atlas）（Atlas是希腊神，用背部承托着世界）。枕髁和寰椎的关节允许头部垂直运动（例如：点头）（图24-1～图24-5）。

第2颈椎椎体有个向上的垂直突起，称为齿突。齿突作为C1的轴允许C1及头部旋转，C2也称为枢椎。C2的后部与其他颈椎（C3～7）相似，如上所述。

C2～7椎体的下表面不是一个完全的平面，在这些椎体的下位椎体的上侧缘有钩状突起，称为椎体钩。钩突可以防止C2～7分别相对于C3～T1椎体向后滑动。这就提供了一个额外的关节，这种关节称为无覆盖性关节。每个颈椎横突有孔，称为横突孔，有左右椎动脉穿过（通常起自C6水平），然后在颅内合成基底动脉。小结如下：

- 胸椎有肋骨相关节。
- 腰椎一般无明显特殊性。
- 骶椎通常是彼此融合的，之间无椎间盘。骶椎无横突，而是有翅膀状的侧方突起（侧翼）。
- 尾椎在脊椎影像评估中常常被忽略。

（三）生理弯曲

成人颈椎通常有轻度的脊柱前凸，胸椎有轻度的后凸，在腰椎有轻度的前凸。在儿童时期，颈椎排列通常是直的或轻微的后凸，这是正常的（于第28章进一步讨论）。另外，还需要注意的是，在儿童脊柱曲度中另外还有一个变异，即C2相对于C3有非常微小（最多约3mm）的前滑脱，被称为假性半脱位（图24-6）。在8岁以下的儿童，这个位置有一个微小的曲度变异是正常的，不应该被误认为是骨折。

（四）韧带

脊椎骨前表面由一连续的前纵韧带（ALL）连接。椎体的后缘是由后纵韧带（PLL）连接，它构成了椎管的前缘。椎管的后/后外侧缘由黄韧带（连接邻近椎骨的椎板）组成。棘突之间是棘间韧带。从C7到骶骨，棘突的顶端是棘上韧带。

ALL在颅底延伸到斜坡的前表面成为寰枕前韧带。PLL从齿状突向上延伸成为覆膜，形成斜坡的背侧硬膜。黄韧带则向上延伸至枕骨大孔的后缘（枕后点），形成寰枕后韧带。上颈椎棘上韧带与棘突的尖端不再相连，延续为项韧带，在枕外隆凸与枕骨相连。

齿突的尖端有一韧带连接，称为齿突尖韧带，向上延伸到颅底点。双侧翼状韧带从齿状突延伸至枕骨髁。寰椎横韧带是一种水平方向的韧带，它连接着C1前弓的两侧，并延伸到齿突后方。

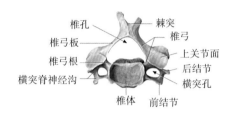

a

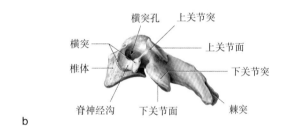

b

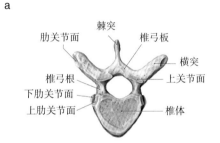

c

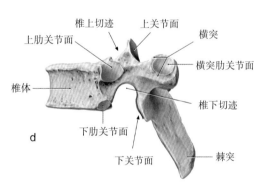

d

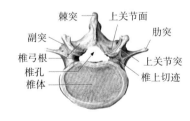

e

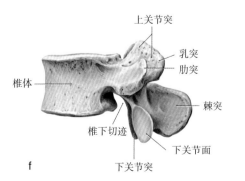

f

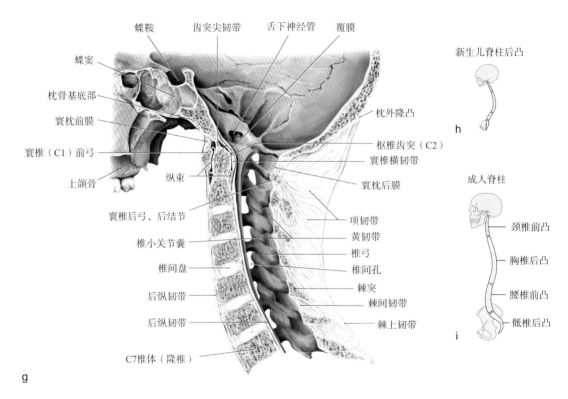

蝶鞍
齿突尖韧带
舌下神经管
覆膜

蝶窦

枕骨基底部

寰枕前膜

寰椎（C1）前弓

上颌骨

纵束

寰椎后弓，后结节

椎小关节囊

椎间盘

后纵韧带

后纵韧带

C7椎体（隆椎）

枕外隆凸

枢椎齿突（C2）

寰椎横韧带

寰枕后膜

项韧带

黄韧带

椎弓

椎间孔

棘突

棘间韧带

棘上韧带

新生儿脊柱后凸

h

成人脊柱

颈椎前凸

胸椎后凸

腰椎前凸

骶椎后凸

i

g

图24-1 **a.**一个典型的颈椎的解剖图，上面观；**b.**典型颈椎的解剖图，侧面观；**c.**典型胸椎的解剖图，上面观；**d.**典型胸椎的解剖图，侧面观；**e.**典型腰椎的解剖图，上面观；**f.**典型腰椎的解剖图。侧面观。摘自《解剖图谱》，Thieme 2012，**Karl Wesker**。（**g**）颅底、颅颈交界和颈椎的骨和韧带正中矢状面绘画图。模式图展示了在（**h**）婴儿期和（**i**）成年期脊柱的矢状曲度的不同

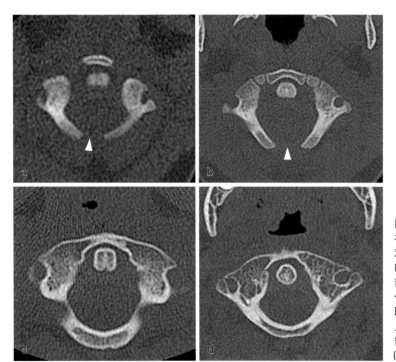

图24-2 **C1**和**C2**的发育，轴位观。在4个月、20个月、5年和9岁时，对C1进行轴位CT扫描。**a.**在4个月时，前骨化中心处于孤立状态（红色箭头），因为神经弓中心软骨联合骨化不全（红箭），后神经弓中间软骨联合未闭合（白色箭头）；**b.**在20个月时，在神经弓中心软骨联合（红色箭头）中形成了小骨块；**c.**在5岁及（**d**）9岁时，C1环已完全骨化

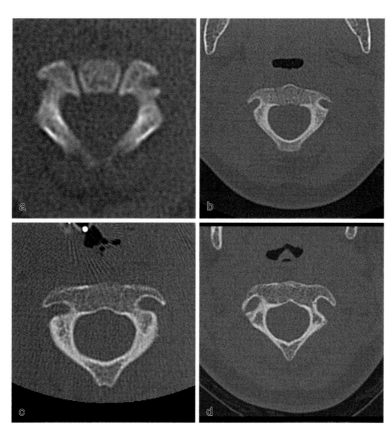

图24-3 C1和C2的发育，轴位观。4个月、20个月、5岁和9岁时，C2的轴位CT图像。(a)4个月时，神经弓中心软骨联合仍存在，后神经弓尚未闭合；b.20个月后，神经弓中心软骨联合和后神经弓闭合；c.在5岁及(d)9岁时，C2环已完全骨化

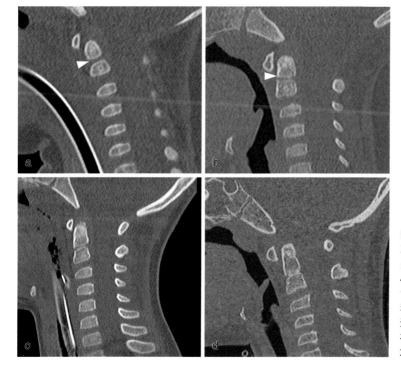

图24-4 C1和C2的发育，矢状位观。4个月、20个月、5岁和9岁时，矢状位CT图像的颅颈交界处。a.在4个月时，齿突软骨联合未闭合(白色箭头)，在20个月(b)、5岁(c)和9岁(d)期间，它在整个儿童期逐渐地骨化/融合。C1的后神经弓在5岁和9岁时可见，分别对应于图24-3c和图24-3d中的表现

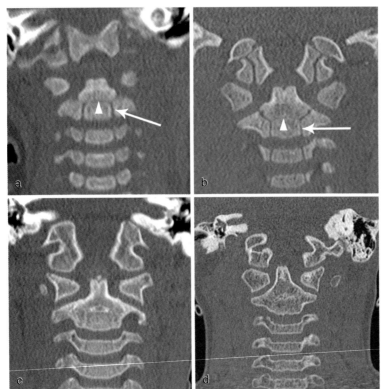

图24-5 C1和C2的发育，冠状位观。颅颈交界处CT图像。4个月，20个月，5岁，9岁。a. 4个月时，神经弓中心软骨联合（白箭）和齿突软骨联合（白色箭头）未闭合，没有齿突尖的次级骨化（红箭）；b.20个月时，神经弓中心软骨联合正在闭合（白箭），而齿突软骨联合几乎闭合（白色箭头），没有齿突尖的次级骨化（红色箭头）；c.在5岁时，初级骨化中心都融合在一起，齿突尖的次级骨化中心部分显示，呈现出"三叉戟"的外观；d.在9岁时，齿突次级骨化中心与齿突融合

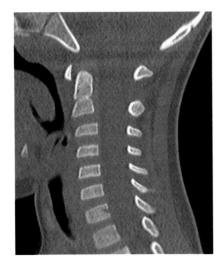

图24-6 假性半脱位。一名4岁男孩颈椎的CT矢状位骨窗象显示，其C2的椎体后部皮层与C3～4的椎体后部皮层不能直接连成线，如图红线所示。这被称为假性半脱位，在6～8岁之前是一种正常的生理过程

二、胚胎学

脊椎和脊髓从孕3周开始，通过一个称为神经胚形成的过程一起发育。在此过程中，神经板（外胚层的一个特殊区域）开始向内折叠，最终形成一个中空管。神经板和正常外胚层之间的界限被称为神经褶，在孕4周时向内聚集，形成神经嵴。神经管有头端和尾端两个开口，称为神经孔，在妊娠第4周闭合；已在第3章和第15章中讨论了头端神经管闭合不全的先天性缺陷，包括无脑畸形和脑膨出。神经管尾端闭合不全，导致脊髓脊膜膨出，相关内容在第5章中已进行了讨论。

神经管腹侧是一线性的中胚层结构，称为脊索，在神经胚形成过程中在背侧起支持作用。在脊索的两侧发育出成对的中胚层结构，称为轴旁中胚层，它产生体节。这些体节有44对，分化为脊柱的椎骨、肋骨、骨骼肌和其他结构。每个体节分化成为生骨节、生皮节及生肌节，生骨节较低，在体节的腹内侧，生皮节形成皮肤区域，由单一脊神经根的传入神经支配，生肌节形成肌肉群，由单一神经根支配。当体节分化为椎骨软骨和骨化中心时，脊索退化。椎间盘髓核是脊索退化的残余。

每个椎体起源于多个初级和次级骨化中心。在婴儿中，椎体的非骨化部分不应被误认为是骨折。一些椎体的骨化中心可能会闭合不全，导致了一系列的先天性裂，在本章和第26章的解剖变异中会进一步描述。

大多数椎骨（C3～L5）有三个初级和五个次级骨化中心。一个初级骨化中心产生椎骨的椎体，而另两个初级骨化中心分别产生脊柱后部的左半和右半部分。每个椎体的五个次级骨化中心中的两个产生椎体的两个横突。另一个次级骨化中心存在于棘突尖端，在椎体的上终板和下终板的环状骨骺有两个次级骨化中心（图24-2～图24-5）。未骨化的环状骨骺使不成熟椎骨呈"子弹"状，随着椎体的成熟，其椎体呈圆柱形（图24-7）。不成熟椎体的未完全骨化环状骨骺不应被误认为骨折。

三、骨髓

在每一个椎骨内是骨小梁和骨髓。在儿童时期，其内主要为红骨髓，由造血细胞组成，在MRI的T1和T2序列上呈中等信号强度。经过儿童期和青少年期，红骨髓转变为黄骨髓。而黄骨髓的成分是脂肪，在MRI的T1和T2序列上呈高信号（图24-8，图24-9）。

四、影像技术

X线平片对骨折的敏感性低于CT扫描。虽然，X线平片的辐射比CT要少，而且X线平片对儿童的局限性比成人少。平片对骨折的初步评估必须建立在当地的实践原则和循证指南的基础上。X线片可很好地评估和随访脊柱曲度，尤其是在脊柱侧弯等情况中。

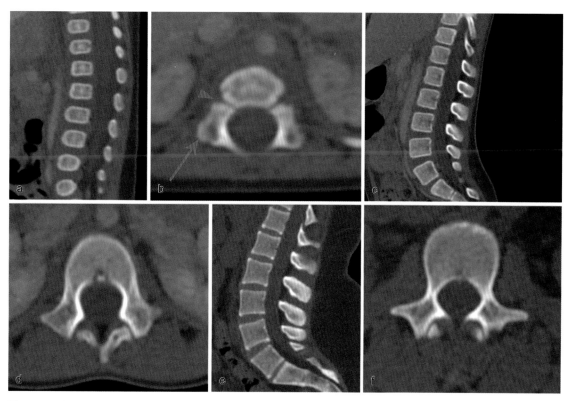

图24-7　腰椎发育。不同年龄腰椎的矢状位CT图像（a，c，e）和L1的轴位图像（b，d，f）。a.在4个月大时，椎间隙增宽，占邻近椎体高度的近50%，终板角呈圆形，尤其在前面；b.神经弓中心软骨联合仍未闭（红色箭头），横突发育不全（红箭），椎弓根外侧皮质比椎体外侧皮质更偏外；c.在7岁时，椎骨呈矩形，但角略圆，而椎间隙相对于椎骨变窄；d.神经弓中心软骨联合融合，横突部分发育，椎弓根的外侧皮质与椎体的外侧皮质处于同一水平；e.在16岁时，椎体呈矩形，有很好的边角；f.横突继续发育成熟，椎弓根的外侧皮质比椎体略微向内收缩

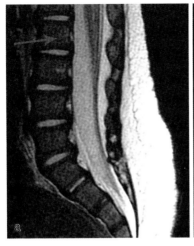
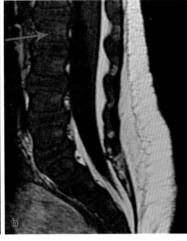

图24-8　4个月大时的红骨髓。a.矢状位**T2WI**图像显示了相对低信号表现的骨髓（红箭）和极低信号的终板；b.腰椎的矢状位**T1WI**图像显示了低信号表现的骨髓（红箭），因非骨化终板的存在，使椎间隙看起来较大。红骨髓在**T1WI**和**T2WI**图像中，表现为低信号

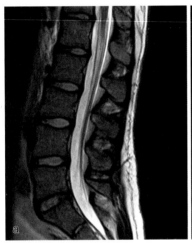
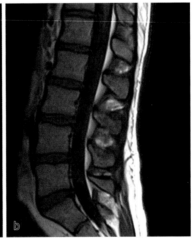

图24-9　一例**17**岁女性的椎体黄骨髓。a.矢状位**T2WI**图像显示了骨髓相对中等信号强度的特点；b.腰椎矢状位**T1WI**图像显示了中等至稍高信号的骨髓表现。在红骨髓转变为黄骨髓时，骨髓内的脂肪成分增多，这一改变可使其磁共振信号特征发生改变

（一）CT

CT可以提供极好的骨和软组织细节，是评估创伤患者骨折的最好办法。它可以提供先天性骨质畸形和骨融合后骨折修复固定物状态的补充信息。由于CT所需的辐射剂量显著高于平片，因而在进行检查选择时，应在最低有效剂量（优选X线平片）和更多成像细节剂量（优选CT）间，寻找到一个最优平衡，而这却是一个很难有完美答案的问题。

（二）MRI

MRI在评估脊柱方面有几个主要的作用。首先，MRI可用来评估脊髓和马尾神经根，而CT对这些组织的显像效果不佳。其次，MRI可用来寻找硬膜下和硬膜外的软组织异常，比如肿瘤、脓肿或血肿。虽然在骨质评估方面不如CT，但是MRI能更好地评估骨髓水肿（比如在创伤、感染等情况时）。而且在考虑肿瘤、感染和非感染性炎症时，MRI增强扫描可以提供更多的额外信息。在一些复杂的病例中，MRI和CT可以互补，并增加彼此的诊断精准性。

（三）超声

脊柱的超声检查通常仅限于出生后的前几个月。当临床考虑脊髓拴系可能时，例如一例合并骶窝的患者，超声检查可明确脊髓圆锥的位置、终丝的厚度、是否存在皮肤窦道、有无先天性病变如皮样囊肿或脂肪瘤。

（四）核医学

核医学成像，比如骨扫描和随后的单光子发射计算机断层扫描（SPECT）有助于评估椎

弓峡部的可能缺陷和应力性骨折。尽管镓扫描能帮助疑似椎间盘炎/骨髓炎的评价，但其在儿童患者中并不常用，在无MRI禁忌的患者中很大程度上可被MRI代替。

五、变异

（一）颈肋

有时，C7可以存在发育不全的肋骨。虽然这通常是一种正常的变异，但其可压迫神经血管，并引起胸廓出口综合征，可导致抬起患肢时的感觉异常（图24-10）。

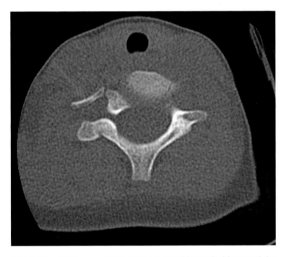

图24-10　颈肋。一例30月龄男孩的第7颈椎轴位图像提示发育不全的右侧C7颈肋（红箭）

（二）第5腰椎横突骶骨化

有时，L5的横突可表现为骶骨化，这种表现通常是单侧的（半骶骨化）。重要的是要认识到这是腰5的病变而不是部分腰椎化的S1，尤其在进行影像引导下手术操作的术前计划时（图24-11）。在CT和MRI上，髂腰韧带几乎总是起源于L5的横突，这一点可以有助于确认L5的位置；然而，情况也并非总是如此（图24-11a、c）。

（三）永存S1～2椎间隙

有时，S1和S2之间可有椎间隙形成。在矢状位CT或MRI图像，或侧位的平片上，很难精确地定位L5和S1椎骨。当存在这种不确定性时，利用所有可用信息十分重要，这些信息包括确定最下端附着肋骨的椎骨，正确识别特定的腰椎和骶椎，尽可能将这些信息与先前平片的表现、髂腰韧带的位置以及其他的信息关联起来。有时，即使在这些额外信息的辅助下，仍然很难可靠地定位椎体的节段水平，在这种情况下，描述不确定的区域就很重要了。如果存在不完全分节椎体或半椎体，椎体的序号将更难分辨（图24-11b）。

六、裂

部分先天性裂可在椎骨发生，其中一些（特别是椎骨的矢状裂和冠状裂）与骨骼发育

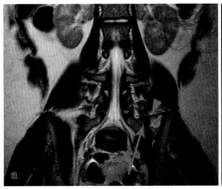
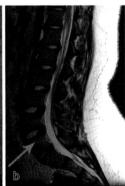
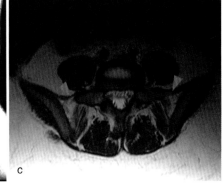

图24-11　骶骨化的L5椎体。a.一例合并背痛12岁女孩的冠状位T2WI图像显示了在腰骶部交界处存在移行性椎体的左半骶骨化（红箭）。髂腰韧带连接到了该椎体的横突（红色箭头）。因为有连接肋骨的胸椎骨的存在（在胸片上确认，未给出），而L5是第5个不连接肋骨的椎骨，故这是一个部分骶骨化的L5椎体。b.矢状位T2WI图像显示了最低位的椎骨（红箭）；然而，在L5和S1之间的椎间隙与图像中其他椎间隙相比，发育不成熟。c.L5的轴位T2WI图像显示了双侧髂腰韧带（红色箭头）

不良相关。其他的裂，包括椎内裂和后神经弓的其他裂，通常都是散发的。这些改变将在第26章进一步讨论。

七、颅颈交界区的解剖和病理

颅颈交界区的解剖可能是令人困惑的，然而考虑到在对其进行描述时术语应用的不一致性，这一现象是可以理解的。在接下来的内容中，我们将对颅颈交界区的正常解剖进行回顾，虽然本章主要集中在解剖学上，但也讨论了颅颈交界区的异常情况。这类的术语或与之相近的术语包括扁平颅底、颅底凹陷、颅底内陷、颅骨沉降和寰枢椎不稳（表24-1）。旋转半脱位和斜坡后硬膜外血肿将在第28章进行讨论。

（一）解剖特点

斜坡由蝶骨基底部和枕骨基底部组成。枕骨基底部下端是颅底点，形成枕大孔的前缘。

而枕大孔的后缘即枕后点，在胚胎学上由称为Kerkring小骨的结构发育而来，该小骨加入枕骨的相邻部分。枕骨大孔的边缘完全由枕骨形成。

（二）病理

1. 扁平颅底　术语"扁平颅底"是指颅底骨中央部是扁平的，斜坡背侧和蝶骨平台之间的角度称为Welcher角，扁平颅底该角度增大。该角度大于140°可考虑诊断为扁平颅底，但这种测量最初是基于放射线平片的评估（图24-12）。

2. 颅底凹陷和颅底内陷　术语"颅底凹陷"是指由于先天畸形而导致的枕骨和C1之间的异常关系。然而，尽管该畸变的发生是由于先天发育的缘故，但是颅底凹陷的严重程度可能是逐渐进展的。在颅底凹陷患者中，C1和C2的关系是可变的，但是通常为正常的

表24-1　颅颈交界区和颅底的异常

异常	O～C1关系	C1～2关系	获得性/先天性	常见病因
颅骨沉降	通常正常	异常	获得性	类风湿关节炎（韧带松弛）
颅底凹陷	异常	几乎正常*	先天性**，可进展	颅颈交界区的先天性异常
颅底内陷	异常	通常正常	获得性	创伤、骨代谢性疾病（如Paget病）
扁平颅底	正常+	正常+	均可	很多

*尽管C1～2的关系异常不是颅底凹陷的特点，但C1畸形的存在使很多病例很难有真正正常的C1～2关节
**虽然颅颈交界区的发育异常是先天性的，但是颅底凹陷的程度可能是渐进性的
+扁平颅底可以合并颅底凹陷，但是两者有各自独立的表现

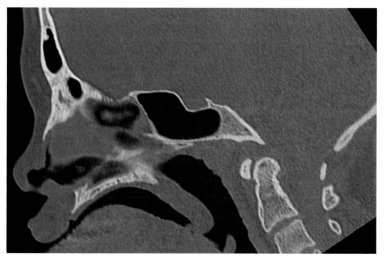

图24-12　扁平颅底。一例15岁女孩的颅底和颅颈交界区矢状位CT骨窗图像示蝶骨平台（红箭）和斜坡背侧（红色箭头）之间的宽大角度，这一表现称为扁平颅底

（尽管某些C1的畸形很难有真正正常的寰枕关节）。颅底内陷有颅底凹陷一样的异常，但却是后天形成的，在创伤后或颅颈交界区手术后可能出现，比如Chiari畸形I型的去枕骨减压术或由代谢性骨病引起（图24-13）。

颅底凹陷的确认是基于齿状突相对于一条由硬腭后缘至枕后点的连线的位置决定的。如果齿状突延伸超过该连线以上3mm，就可以认为颅底凹陷（如果病因是获得性的，则为颅底内陷）是存在的。如果该线是由硬腭后缘至枕骨的下方皮质，那么超过此线以上4.5mm，而不是3mm，可认为是颅底凹陷或颅底内陷。注意：颅底凹陷的并不是定义为齿状突通过枕大孔的投影。

3.颅骨沉降　术语"颅骨沉降"是指由于韧带松弛而导致C1～2关系异常，最常见于类风湿关节炎。这就导致了C1与C2之间出现短缩，颅骨和C1就像"沉降"在身体的其他部位。枕骨和C1的关系通常是正常的。

4.寰枢椎不稳　寰枢椎不稳与C1～2间前后方向的韧带稳定性异常相关。在21三体综合征患儿中和寰椎横韧带创伤性损伤后，该病的发生率更高。患者在中立位、伸屈位行侧位片。如果在儿童中，C1前弓的后皮质与齿状突之间的距离超过约5mm（成人3mm），那么这种情况就是异常的。在屈位和伸位之间的运动也被认为是异常的（图24-14）。当我们在21三体综合征患者身上发现此种情况时，在进行气管插管前必须特别注意患儿的头位并且阻止异常头部运动。因此这类患者在手术前，需要进行颈部屈伸位的X线平片检查。寰枢椎不稳患者的枕骨和C1的关系通常是正常的。

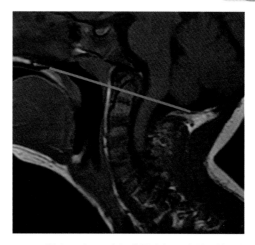

图24-13　颅底凹陷。一例6岁男孩颅颈交界区的矢状位T1WI图像显示了其齿突的初级骨化中心突向了硬腭后缘和枕后点连线（红线）上方几个毫米，而齿突尖未钙化的次级骨化中心更突向了该线的上方，这一表现提示了颅底凹陷。而斜坡后部和齿突后皮质之间存在一个尖锐的角，并且还存在一个临界性的扁平颅底

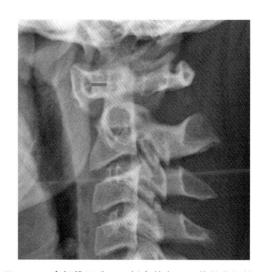

图24-14　寰枢椎不稳。一例合并有21三体综合征的12岁男性患儿的C1～2侧位片示齿突前皮质和C1前弓后皮质之间的距离有4mm（红线）；在成人中C1～2之间的距离超过3mm，而在儿童在超过5mm，就会被认为是异常的，就像颈椎屈位和伸位之间的半脱位

（谭存鑫　王　斌）

第25章 感染和炎症

一、脊髓感染和炎症

脊髓是中枢神经系统（CNS）的一部分，被脑脊液（CSF）包围，硬膜覆盖，并被少突胶质细胞髓鞘化。因此，许多影响脑部的感染性和非感染性起源的炎性疾病都可能影响脊髓。其影像表现与肿瘤的表现可有重叠。

脊髓由脊柱内的硬脊膜支撑和保护。周围神经系统的神经从此保护性硬膜覆盖物发出分支，为身体提供运动、感觉和自主神经支配。其产生的间隙中可能会发生感染和炎症。对这些疾病进行适当的识别和特征描述，以区分感染和炎症或者潜在的肿瘤性疾病，有助于对此类疾病的进一步治疗。

脊髓炎症（脊髓炎）可导致局限于特定的感觉水平的神经功能损伤，可以划出有/无症状的水平（横向）分界线，临床上将这种炎症称为横贯性脊髓炎，可以由感染、急性播散性脑脊髓炎（ADEM）、视神经脊髓炎（NMO）、多发性硬化症（MS）、狼疮、血管炎、创伤、脊髓梗死、肿瘤和其他疾病引起。因此，横贯性脊髓炎仅是临床表现而不是某种特定的疾病，所以以横贯性脊髓炎不能并且不应该只根据影像来诊断。然而，横贯性脊髓炎通常是脊柱磁共振成像（MRI）的适应证，以便确定可能是上述哪种疾病。因为横贯性脊髓炎的临床实例有时可能是特发性的，所以还有一类特发性横贯性脊髓炎的疾病，其在许多情况下可能与免疫介导的过程有关，如ADEM。

二、脊柱感染

（一）硬膜外感染

硬膜外感染是累及硬膜外间隙、椎旁间隙、椎间盘间隙以及脊柱本身的骨骼的感染。脊椎骨髓炎经常起源于椎间盘炎。幼儿椎间盘间隙的血管丰富，可能会使感染易于血行播散。患有椎间盘炎/骨髓炎等脊柱感染的幼儿，可能表现为跛行、髋关节疼痛或拒绝负重，记住这些非常重要。椎间盘炎的首发影像表现可能是关节间隙变窄（图25-1）。在MRI中，椎

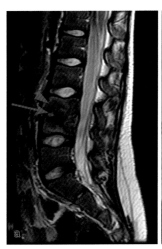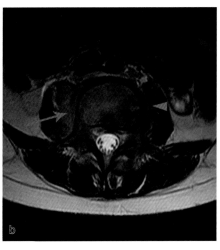

图25-1　椎间盘炎。**a.**6岁女孩伴背痛，矢状位T2WI未见L3～4椎间隙明确显示（红箭），相邻椎体骨髓信号不均匀（红箭头）。**b.**轴位T2WI显示右侧腰大肌水肿（红箭），左侧腰大肌轻度水肿（红箭头）。表示L3～4椎间盘炎伴有相邻骨髓炎和腰大肌炎

间盘间隙内为液体信号，椎间盘及相邻的软组织呈不均匀强化。椎间盘炎可能导致相邻椎骨的骨髓炎，或者感染可能发展并延伸到椎旁软组织中，如腰大肌（图25-2）。如果感染对静脉注射抗生素没有反应，可以采用CT引导下穿刺引流。延伸到硬膜外间隙的硬膜外感染可能导致硬膜外脓肿，可能会压迫硬膜囊，通常需要神经外科紧急干预（图25-3）。

（二）硬膜下感染

脊膜炎是一种累及脊柱的脊膜和脑脊液的髓外硬膜下感染，通常需要腰椎穿刺诊断。无合并症的脊膜炎通常在影像上缺乏特征表现。硬膜下髓内感染在影像上更常见。髓内细菌感染通常是破坏性的。更常见的是脊髓病毒感染或病毒性脊髓炎。病毒性脊髓炎倾向于侵犯脊髓的中央灰质，导致T2高信号，对比增强时通常无异常强化（图25-4）。20世纪中叶流行的脊髓灰质炎是一种导致脊髓前角细胞萎缩的病毒性脊髓炎。在儿童和青少年中，重症哮喘患者可能出现瘫痪的罕见情况，此时脊髓中有信号异常，被称为Hopkins综合征，并且认为其与病毒性脊髓炎有关，导致脊髓前角细胞的脊髓灰质炎样损伤。通常认为这种病毒感染是一种机会性感染，主要是由重症哮喘及其类固醇治疗而引起的免疫功能受损导致的。Hopkins综合征的确切病毒病原学尚未确定，可能涉及的不是单一病毒。2014年在美国暴发的肠道病毒D68可能与Hopkins综合征具有相似的病理生理学特点，其临床表现和影像表现与Hopkins综合征相似（图25-5）。

三、非感染性炎症

累及儿童脊髓和硬膜下神经根的非感染性炎症疾病主要是由免疫介导的。

多发性硬化是一种可以累及CNS所有部位的脱髓鞘疾病（图25-6）。脊髓MS最常见的影像表现是脊髓内斑片状局限性T2高信号区。值得注意的是，FLAIR成像应用于脊柱时成像效果不佳，通常采用常规T2WI来发现异常。增强扫描时，活动性脱髓鞘区域常会出现强化。根据脊髓内MS病变位置，患者可能会出现运动（前和外侧受累）和（或）感觉（后部受累）异常的症状。

如前所述，ADEM可能累及脊髓。ADEM在脊髓中的病变范围趋向于广泛并累及长节段（在头尾方向超过两个或三个椎体节段），并且为单一病变，这与MS的短节段、局限、多灶相反（图10-6）。急性播散性脑脊髓炎是免疫反应过程后的免疫介导过程，免疫反应过程多为近期病毒感染，尽管ADEM偶尔也可能由疫苗接种和细菌感染引起。此外，虽然ADEM通常是单相病程，但偶尔也可以是多相的。

视神经脊髓炎（NMO）是一种免疫介导的疾病，可导致与ADEM相似的脊髓广泛性病变（图10-6），也称为Devic病，NMO由细胞跨膜水通道的水通道蛋白-4的自身抗体引起。脊髓病变和视神经炎是NMO最常见的表现。NMO的主要特征是通常存在相对正常的大脑组织，并且很少有颅内受累，但是存在颅内脱髓鞘病变并不能排除NMO的诊断。水通道蛋白-4的

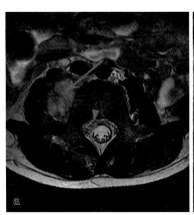
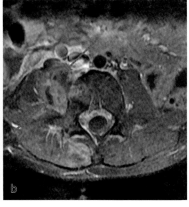

图25-2　腰大肌脓肿。a.3岁女孩伴发热和背痛，轴位T2WI显示L4水平右侧腰大肌不均匀水肿和液体信号（红箭）和右腹外侧硬膜外间隙不对称增厚（红箭头）。b.轴位T1WI脂肪抑制对比增强图像显示水肿区强化，符合腰大肌炎，局灶性低强化区（红箭）表示腰大肌脓肿。右腹外侧硬膜外间隙增厚区有实性强化（红箭头），表示硬膜外蜂窝织炎

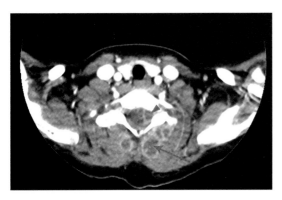

图25-3　硬膜外脓肿。9岁男孩伴发热和颈部疼痛。轴位CT显示C7水平棘突旁肌肉组织多房脓肿（红箭）。椎管内偏左硬膜外的边缘强化、中央低强化区，表示硬膜外脓肿（红箭头）

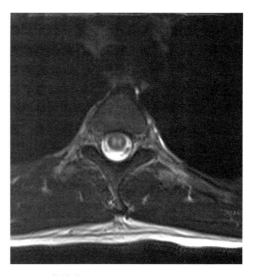

图25-4　病毒性脊髓炎。16岁女孩出现上、下肢无力，轴位T2WI显示中段胸髓的中央高信号。未见强化及弥散异常，表示病毒性脊髓炎

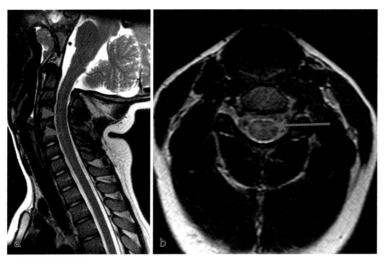

图25-5　Hopkins综合征。a.7岁男孩严重哮喘发作后上肢无力，矢状位T2WI显示脊髓轻微线样高信号（红箭头）。b.轴位T2WI显示颈髓中央高信号，与脊髓灰质的蝶翼状分布一致，表示Hopkins综合征相关的病毒性脊髓炎

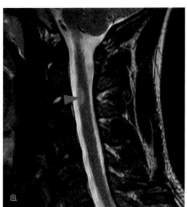

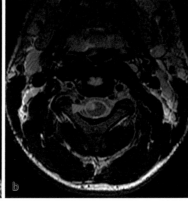

图25-6　多发性硬化（MS）的脊髓表现。a.17岁男孩伴右侧肢体无力，矢状位T2WI显示C2～3水平脊髓腹侧局限性（短节段）的高信号（红箭头）。b.轴位T2WI信号异常区（红箭头）位于脊髓边缘，非膨胀性。该患者证实患有MS

抗体在CSF中比在血清中更易于检测，但其检测结果在疾病早期可能表现为阴性。

值得注意的是，ADEM和NMO中脊髓病变具有广泛性和不均匀强化的特点，当出现这些表现时除了应该考虑髓内肿瘤外还要考虑到此类疾病的可能性。碰到这样病灶时，应检测CSF炎症标志物，并在考虑活检之前，应使用皮质类固醇进行试验治疗并进行影像对比。

四、吉兰-巴雷（Guillain-Barre）综合征

尽管上述所有疾病都涉及脊髓异常，但吉兰-巴雷综合征（GBS）（也称为急性脱髓鞘性多发性神经根炎）是一种感染后的、免疫介导的特异性累及马尾神经根的炎性疾病（图25-7）。该综合征表现为双侧下肢无力的多发性神经病变。继发GBS的感染通常是空肠弯曲杆菌的胃肠道感染。GBS的影像表现包括马尾神经根（特别是腹侧神经根）的强化和增粗（图25-7）。在晚期阶段，也可能累及背侧神经根。静脉注射免疫球蛋白的免疫调节治疗是GBS的主要治疗方法，与大多数炎症反应不同，类固醇通常无效（甚至可能延迟其恢复）。

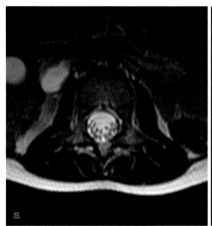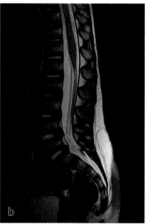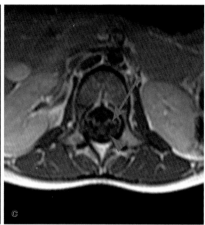

图25-7　吉兰-巴雷综合征。30个月大的女孩伴下肢无力，**a.**轴位和**b.**矢状位 T2WI 显示腰椎马尾神经根增粗，（c）轴位 T1WI 显示马尾的腹侧神经根（红箭）强化比背侧神经根（红箭头）强化显著。此为吉兰-巴雷综合征

（张恩龙　赵殿江）

第26章 先天性/发育性脊柱异常

一、引言

非创伤性结构畸形的评估可能是儿科脊柱成像与成人成像最大的区别。儿科脊柱的创伤、肿瘤和感染/炎症过程的评估和研究与成人成像有许多相似之处。了解这些儿科病症需要熟悉胚胎学。然而,熟悉并不意味着精通,但这也不能成为困扰儿科脊柱先天性疾病诊断的原因。

二、椎体分节畸形和椎体裂畸形

由于脊柱是由相同的神经管发展而来并节段性的形成椎体,若两个椎体分离失败成为连续性,则称为不完全分节,这应与术语"融合"相区分,后者更适用于已经以正常方式分节的两个椎体的获得性融合。在分节过程中,椎体的形态可有其他的变化,包括椎体间持续存在的矢状裂("蝴蝶椎")(图26-1)、半椎体以及多层面的不完全分节。更复杂的椎体分节畸形常合并先天性脊柱侧弯。虽然矢状裂是椎体发育过程中最常见的畸形,但一些骨骼发

育不良(如Kniest发育不良)可与冠状裂相关(图26-2)。

椎体分节畸形会使影像报告时椎体定位困难。如果存在椎体分节的任何非典型特征,则用于脊椎排序的方法必须在报告中描述。当有非典型特征时,应尽可能尝试确定一套排序方式以准确的定位椎体顺序。理论性上,因为没有T13或L6神经根、皮节和生骨节,所以不存在T13和L6椎体。参考神经根和皮节确定的椎体排序方法几乎可以分析椎体分节异常的所有情况。

三、后神经弓裂

骨性裂隙有几个特征部位,多发生在后弓的骨化中心或其联合处(图26-3)。其他的骨性畸形可以发生在某一特定的椎体水平,多为联合椎体的不同骨化中心和后神经弓水平。最常见的骨裂为后神经弓中线不完全闭合不伴脑膜或神经突出(图26-4),通常被称为"隐性脊柱裂",但这个术语引起了患者、医生和(潜在的)保险公司的注意。如果要描述无脑

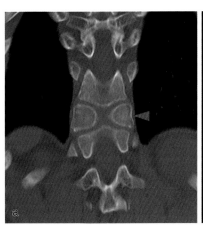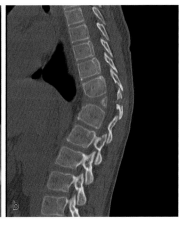

图26-1　蝴蝶椎/矢状裂。a.12岁男孩,脊柱CT冠状位骨重建显示与矢状裂有关的T11"蝴蝶椎"(红箭头)。b.CT矢状位骨重建显示此层面的局限性脊柱后凸(红箭头)

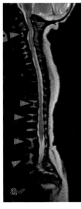
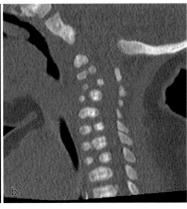

图26-2 冠状裂。a.1个月大的男孩，脊柱矢状位 T2WI 显示多个椎体内的冠状裂（红箭头）。b.颈椎 CT 矢状位重建显示多个冠状裂，以及 C3 水平的局限性后凸。此儿童患有 Kniest 发育不良

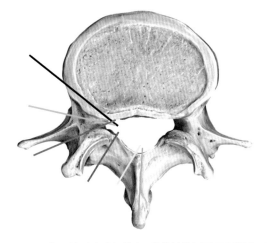

图26-3 先天性裂（峡部等）。脊柱轴位图显示不同先天性裂的位置，包括持续性神经弓中心软骨联合（黑线）、椎体后部裂（绿线）、峡部缺损（红线）、峡部后裂（蓝线）、棘突旁裂（黄线）和棘突裂（橙线）。插图源自 **2012 年 Karl Wesker 解剖图集**

膜或神经突出的后神经弓中线不完全闭合的表现，可以增加附加说明为"此表现是因（椎体水平）后神经弓的先天性不愈合导致"。这种不完全的闭合最常见于 C1 和 S1，如果出现在 C1，建议在报告中提示，尤其是对颈椎损伤检查时。而出现在 S1 时可不提示，因为在这一水平很少有病理意义。在报告中将后神经弓不完全闭合认成脊柱裂可引起患者不必要的焦虑。由这种不完全闭合引起的裂与脊柱裂无明显临床相关性，后者通常用于描述开放性椎管闭合不全，例如脊髓脊膜膨出。

除了 C1 和 S1 的后神经弓中线不完全闭合，另一常见的脊柱裂是峡部裂，也称为峡部不连。这种发生在脊椎附件上下关节面水平之间的裂隙可能并不是先天性的，在 L5 中最常见。L5 峡部裂可以是单侧的或者双侧的。当单侧发生时，可能由于压力增加而引起对侧椎弓根硬化和增厚。当双侧发生时，患者可能出现椎体前移（也称为椎体滑脱）。因此，出现峡部不连时可伴或不伴椎体滑脱的情况。虽然峡部裂也可能是先天性的，但大多数可能是慢性应力性骨折。在儿童和青少年人群中，腰骶交界区骨折风险最大的患者是超负荷的运动员，包括体操运动员和拉拉队员以及足球踢悬空球的球员。这些骨折可以在 X 线片和 CT 上进行确定，MRI 可显示相邻的骨髓水肿。当诊断不明确时，可以使用核医学的单光子发射计算机断层扫描（SPECT）骨扫描来寻找提示异常应力导致代谢增加的迹象。

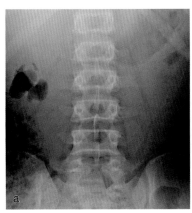
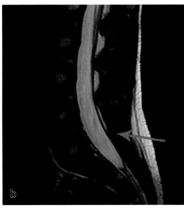

图26-4 棘突裂（S1）。a.13岁男孩，腰骶交界区平片显示椎体后神经弓不完全闭合（红箭头）。患者有 12 对肋骨，在腰骶交界区的部分腰椎椎体上方有 5 个无肋骨的椎体；因此，这种过渡性的椎体可能表示部分腰椎化的 S1。b.腰骶交界区矢状位 T2WI 显示在该水平处无棘突（红箭）

比后神经弓或峡部裂更为罕见的脊柱裂，包括持续性神经弓中心软骨联合（图26-5）、椎体后部裂、峡部后裂和棘突旁裂（图26-3），这些在脊柱分节的多发畸形中更常见。

四、脊髓纵裂

脊髓纵裂是一种临床和影像表现非常令人感兴趣的发育异常。椎管内有间隔，把硬膜囊分离成两个。通常由隔膜分隔，隔膜可以是纤维或骨性的。脊髓纵裂的脊髓被分成两束，每束发出同侧的成对的神经根（背侧和腹侧）。由每侧脊髓发出双侧背侧和腹侧神经根的真正重复脊髓是非常罕见的，被称为双脊髓（图26-6）。脊髓纵裂可出现脊髓拴系的症状和水肿，这两种情况将在本章后面讨论。

五、矢状曲度

颈椎的矢状曲度在儿童时期是变化的，从脊柱后凸开始发展到青年期的前凸。因此，青少年颈椎的曲度直是正常的，不应被描述为"颈椎前凸消失"，而外伤时颈椎曲度直并不一定意味着肌肉痉挛。大多数儿童的胸椎轻度后凸，腰椎轻度前凸。在某一个节段曲度改变可以导致其他节段的代偿性曲度改变。

脊柱可发生先天性的局部脊柱后凸畸形，常见于胸腰椎结合部，伴椎体发育不良，椎体表现腹侧"喙突状"，被称为驼背畸形，有先天性和后天性原因（图26-7）。

六、冠状曲度：脊柱侧弯

脊柱侧弯是脊柱弯曲，特别是在冠状平面上，与脊柱在矢状面的曲度——后凸和前凸相对应的术语（图26-8）。青少年特发性脊柱侧弯（AIS）多发生在8～15岁的女孩，多数情况是胸椎的右凸和腰椎的左凸。这种双凸总称为S形脊柱侧弯，通常是特发性的。在发育

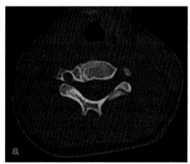
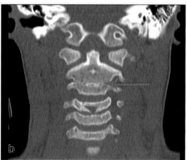

图26-5　持续性神经弓中心软骨联合。a.4岁男孩，轴位CT图像评估脊柱创伤，显示C4（红箭头）持续性神经弓中心软骨联合。b.颈椎CT冠状位图像显示C4右侧神经弓中心软骨联合（红箭头），C2～3分节不全（红箭）

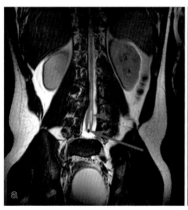
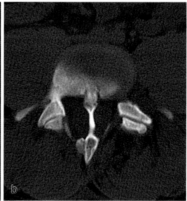
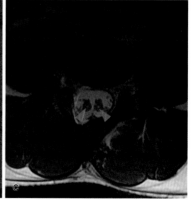

图26-6　脊髓纵裂。a.17岁男孩，脊柱冠状位T2WI显示脊髓局限性的信号异常（红箭头），在低位置的脊髓中存在低信号（红箭）。b.轴位CT图像显示椎管内中线骨棒，对应于a中的低信号结构位置。c.b图骨棒上方的脊柱轴位T2WI显示脊髓分为2束（红箭头）。此为脊髓纵裂

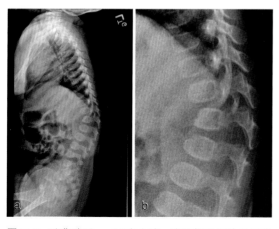

图26-7　驼背畸形。**a.**2.5岁女孩，胸腰椎侧位片显示胸腰连接处局部后凸畸形。**b.**驼背处局部放大视图显示**T12**椎体前后径缩短，前下缘呈喙状。此为局部椎体发育不全相关的驼背畸形

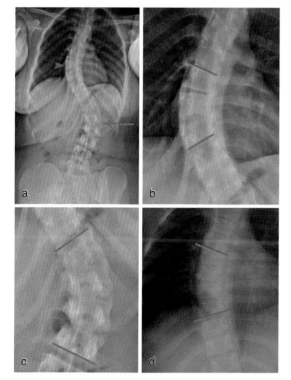

图26-8　脊柱侧弯。**a.**15岁女孩患青少年特发性脊柱侧弯，站立位图像显示胸腰段脊柱呈S形侧弯，**T8**处向右凸，**L2**处向左凸。骨盆不对称（旋转）。**b.**脊柱侧弯的中部胸段放大视图显示从**T7**的上椎板到**T9**的下椎板测得Cobb角为52°。**c.**胸腰段放大视图显示从**T12**的上椎板到**L3**的下椎板测得Cobb角为57°。需注意腰椎曲度存在旋转（脊柱侧凸扭曲），可解释**a.**图的骨盆旋转。**d.**7岁男孩患有脂肪脊髓脊膜膨出史的脊柱图像，在**T6～T7**处显示脊柱右凸，从**T5**的上椎板到**T8**的下椎板测量的Cobb角为32°

早期诊断AIS是重要的，因为可以通过物理治疗和背部佩戴支撑来阻止其进展，甚至纠正侧弯。S形脊柱侧弯最好进行体格检查，在此基础上得出的任何可疑都应咨询专科医师和进行影像学检查。因为在成像时看到的大部分轻微脊柱侧弯改变可能与患者的体位有关，所以对于获得用于脊柱侧弯的诊断和评估的影像检查来说，恰当的技术是至关重要的。复杂的脊柱侧弯可能合并旋转。

脊柱侧弯的非典型表现包括：反S形侧弯、男性患者、年龄小于6～8岁、肠道/膀胱功能障碍和（或）脊柱侧弯快速进展。出现任何这些表现都需进一步评估。包括脑瘫在内的神经肌肉疾病可能导致非典型脊柱侧弯，神经皮肤综合征（包括神经纤维瘤病1型）也可能导致脊柱侧弯。神经纤维瘤病患者脊柱侧弯曲度的顶点可能与神经纤维瘤的显著部位有关。

脊柱侧弯最好立位用后前位X线摄影进行评估。因为后前位相对于前后位可将乳房的放射剂量减少90%。如果脊柱侧弯与分节异常有关，例如半椎体、阻滞椎或脊柱裂，CT可能有助于鉴别。MRI可用于诊断硬膜内病变造成的脊柱侧弯，如脊髓空洞、增粗的终丝或肿瘤（见第27章）。

七、骨骼发育不良和骨质发育异常

多发性的骨骼发育不良与脊柱的特征性畸形有关，但是这些异常情况太多，无法一一列出，多需要较多的基础知识储备。然而，软骨发育不全是相对常见的发育不良，可清楚地识别其特点。患有软骨发育不全的患者可能有枕骨大孔的狭窄，将在本章关于颅颈交界区的部分进一步讨论。在腰椎内，软骨发育不全患者的下腰椎的椎弓根之间椎管狭窄，会导致横向水平的椎管狭窄（图26-9）。软骨发育不全的患者也经常使正常的腰椎前凸变直，并可能有胸椎前凸。

包括Morquio综合征（图26-10）、致死性骨发育不全、Gaucher病等多种疾病都可以看到短而扁平的椎体，也称扁平椎。当出现在于某一椎体水平时，表现为扁平椎，鉴别诊断

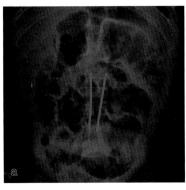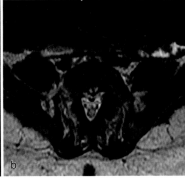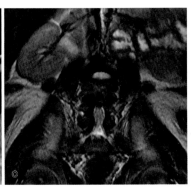

图26-9　腰椎软骨发育不良。a.患有软骨发育不良的7个月的男孩腹部正位X线图像。尽管腹部较多气体重叠，但腰椎的椎弓根在尾侧有逐渐向中央靠近的趋势。b.和c为此患儿10个月时L5水平的轴位和冠状T2WI，显示椎管的横向狭窄（红线）

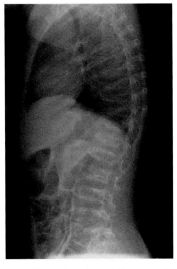

图26-10　扁平椎。4岁女孩，腰椎和下胸椎侧位片显示所有椎体呈矮而扁平，称为扁平椎，此患者怀疑有Morquio综合征

除了上述疾病之外，还包括朗格罕细胞组织细胞增多症（LCH）（将在第27章详述）等其他疾病。

部分患者具有多个相邻胸腰椎的上、下终板的骨软骨病，其高度降低并由此产生后凸，称为Scheuermann病（图26-11）。应充分认识到这是发育所致，而不是创伤后遗改变。

八、脊髓拴系和终丝

脊髓拴系是一种可出现肠道和膀胱和（或）下肢的功能障碍临床症状的病症，或伴有脊髓空洞积水症。当只出现结构改变但无神经功能

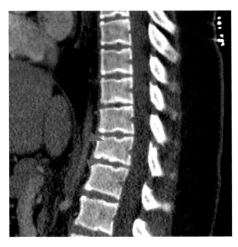

图26-11　Scheuermann病。13岁女孩驼背，CT矢状位重建显示胸腰段连接处腹侧楔形椎体（红箭头），伴有上、下终板异常。在脊柱的其他层面也可见轻微的终板异常。此表现可能表示轻度的Scheuermann病，其通常是与驼背相关的椎体终板骨软骨病

异常时很难明确诊断脊髓拴系，但出现某些特征性表现并联合神经功能障碍可有助于做出诊断。脊髓圆锥末端位置低，在L3上终板以下，并且终丝增厚超过1.5 mm，提示与脊髓拴系综合征最终发展为症状有关。然而，很难预测具有这些特征的患者是否或者何时会有症状。

正常终丝是从脊髓圆锥末端到硬脊膜囊远端的细的软脊膜和室管膜的延伸。如果它太粗，就像固定脊髓的"绳子"，从而阻碍了脊髓随CSF搏动或患者体位变化而移动的能力。终丝内部可能有脂肪，CT表现为脂肪密度，MRI可表现为短T1信号，以及化学位移伪影和脂肪饱和

成像中被抑制（图26-12），超声表现为高回声。

除了终丝纤维脂肪瘤的可能性外，部分患者在终丝中可有囊肿。超声比CT或MRI更容易识别囊肿。囊肿是否会增加脊髓拴系的风险还不确定，但是，在缺乏脊髓拴系其他表现，仅可疑脊髓拴系（如低位圆锥）时，终丝囊肿可能是偶发的（图26-13）。

九、骶窝

具有骶窝的患者脊髓栓系的风险增加。当出生即存在骶窝时，超声可以评价脊髓圆锥的位置和是否有终丝增粗，可提示纤维脂肪瘤。超声检查可以动态评价马尾神经根和脊髓圆锥的位置，并可确定神经是否可随脑脊液搏动而轻微运动，不运动则表明存在脊髓拴系，此表现甚至比通常提示拴系存在的结构异常更明确。

多数骶窝不伴脊髓拴系。骶窝可能与延伸至硬膜囊的窦道相连，通常伴发先天性包涵囊肿，如皮样囊肿（图26-14）。窦道的存在会增

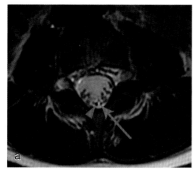
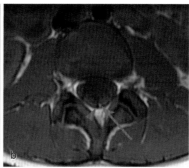

图26-12　纤维脂肪瘤。a.4岁女孩，腰椎轴位T2WI显示终丝的高信号区（红箭）和代表化学位移伪影的低信号（红箭头）。b.终丝轴位T1WI呈短T1信号（红箭）伴有化学位移伪影（红箭头）。化学位移伪影是频率编码方向的，证实T1和T2高信号是与脂肪相关的，此病例为终丝的纤维脂肪瘤

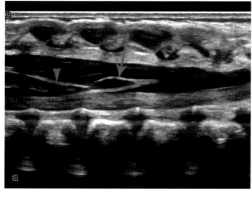
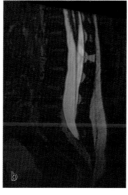

图26-13　终丝囊肿。a.1个月大的男孩，腰椎矢状超声图像显示脊髓圆锥（红箭头）和终丝上部的囊肿（红箭）。b.15个月时对患者脊柱进行稳态采集快速成像，矢状位图像显示了终丝囊肿持续存在（红箭头）

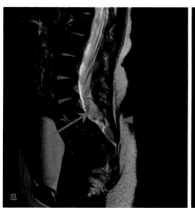
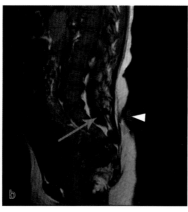

图26-14　脊髓皮样囊肿。a.16个月大的女孩，脊柱矢状位T2WI用于评估骶窝，显示从骶窝（红箭头）延伸至骶段硬膜囊内硬膜下病变的皮肤窦道（红箭）。b.矢状位T1WI显示放置维生素E胶囊以标记患者的骶窝（白箭头），以明确其在图像上的位置，并显示从骶窝延伸的皮肤窦道（红箭头），也可显示硬膜下病变（红箭），手术确诊为皮样囊肿

加脊柱感染/脊膜炎的风险。骶窝的窦道称为藏毛窦，延伸到尾骨（图26-15）。其发生通常是偶然的，但患者发展成尾骨骨髓炎的风险增加。

　　如果是应用MRI来评估骶窝，应确保整个骶骨和尾骨包括在内，而成人脊柱MRI通常扫至L5～S1椎间盘时即可停止。把标记物（如维生素E胶囊）放在骶窝可以作为寻找异常的标志。

十、神经管闭合缺陷

　　神经管闭合异常会导致各种缺陷。神经管

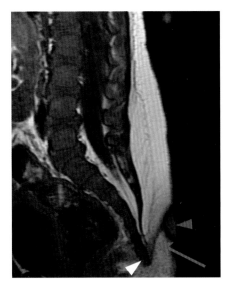

图26-15　藏毛窦。15个月大的女孩伴有骶窝，矢状位T1WI显示藏毛窦（红箭）延伸至后屈的尾骨（白箭头）。注意骶窝处有维生素E胶囊（红箭头）标记

闭合中的脊柱缺陷几乎总是出现在腰骶区椎管形成过程的尾端。在第3章已讨论神经管闭合中的头端发育缺陷，例如先天无脑畸形、脑膨出。神经管中部闭合缺陷是罕见的，但是当其出现时常常伴有其他的先天性畸形。

　　神经管缺陷最常见于后神经弓的闭合受损。脊膜膨出为脊膜和CSF通过后神经弓的闭合缺损处突出。伴有神经结构的脊膜膨出则称为脊髓脊膜膨出（图5-2）。若包含神经、脂肪、脊膜和CSF则称为脂肪脊髓脊膜膨出（图26-16）。

　　在发育过程中，开放的神经管折叠并产生脊髓。开放神经管的后缘由室管膜分界，最终形成脊髓的中央管。在分离过程中，当其从后壁牵拉分开时，闭合过程也同时进行。脊髓脊膜膨出是一种开放性神经管缺陷，其通常发生在不能正常分离的位置，这种异常称为不分离。不能闭合的神经管仍是一种垂直扁平结构，称为神经基板。神经基板的暴露部分内衬室管膜的中央管，会发生CSF泄漏。这将导致羊水中甲胎蛋白浓度的增高，以及CSF低压。CSF低压导致颅后窝内容物的下垂，形成Chiari Ⅱ型畸形。实际上，Chiari Ⅱ型畸形和脊髓脊膜膨出之间存在100%的关联。

　　因为出生后常立即进行脊髓脊膜膨出手术修复，所以在脊髓发育中发现这种缺陷的影像通常是产前或术后。最近已经有子宫内脊髓脊膜膨出修复的尝试，降低了Chiari Ⅱ型畸形的

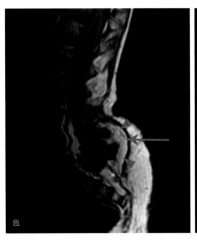
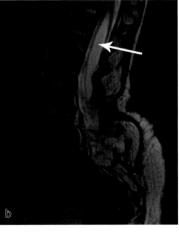

图26-16　脂肪脊髓脊膜膨出。a.5岁男孩，脊柱矢状位T1WI显示在腰骶交界区皮肤覆盖的脊柱闭合不全，伴有较厚的硬膜覆盖（红箭）和内部代表脂肪的T1高信号（红箭头）。b.矢状位T2WI显示腰段脊髓的脊髓空洞积水（白箭），并向下延伸且低于通常水平。此为脂肪脊髓脊膜膨出，此病变有皮肤覆盖，与过早分离相关，与Chiari畸形Ⅱ型无关

严重程度以及减少了与这些脊髓缺陷相关的其他神经系统异常。具有脊髓脊膜膨出病史的患者神经源性膀胱的发病率高。可能由于早期手术对这种缺陷的致敏作用，患有脊髓脊膜膨出患者可能会有较高的乳胶过敏发生率。

如果分离过早发生，神经管会将间充质成分一起分开。受影响的间充质细胞通常会分化成脂肪，导致脂肪脊髓脊膜膨出、脂肪脊髓膨出或硬膜下脂肪瘤，这取决于早期分离是怎样发生的。根据定义，过早分离是有皮肤覆盖的缺陷，并且没有CSF压力的降低，没有相关的Chiari II型畸形。换句话说，开放性脊髓脊膜膨出总是与Chiari II型畸形相关，（皮肤覆盖）脂肪脊髓脊膜膨出与Chiari II型畸形无关。

另外两个畸形与神经管尾部的缺陷有关。神经管尾部发育不全（也称为"尾部退化综合征"）严格来说不涉及退化，只是这部分神经管发育不全。神经管尾部发育不全严重程度可不同，包括2种硬膜下异常形式。第一种称为 I 型尾部发育不全，脊髓末端位置高，尖端较钝而非圆锥（图26-17）。第二种称为 II 型尾部发育不全，脊髓延伸到硬膜囊远端，可能与脂肪瘤有关，极有可能表现为脊髓拴系综合征的症状（图26-18）。

另一种脊柱尾部的缺陷是终端脊髓囊状突出，其中脊髓、脊膜通过椎弓缺损突出，并有通过缺损突出的这段脊髓中央管扩张。终端脊

髓囊状突出主要鉴别是骶尾部畸胎瘤，相关内容将在第27章进一步讨论。

十一、脊髓积水、脊髓空洞和脊髓空洞积水症

脊髓起源于称为髓脑的一部分神经管，这就是为什么脊髓感染/炎症过程称为脊髓炎，脊髓功能障碍是脊髓病。脊髓中央管是由表面室管膜覆盖的充满CSF的结构，向上延伸至第

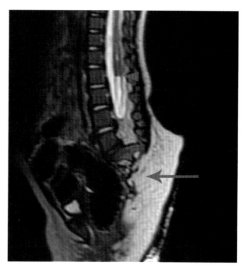

图26-17 I 型尾部发育不全。1岁女孩，脊柱矢状位T2WI显示骶骨和尾骨部分发育不全（红箭）。脊髓（红箭头）末端较钝而非脊髓圆锥。此患者为 I 型尾部发育不全，伴有钝的、无拴系的脊髓。注意，尾部发育不全也称为尾部退化综合征，尽管在正式术语中，这种疾病的尾椎不会退化，但实际上是其从未发育

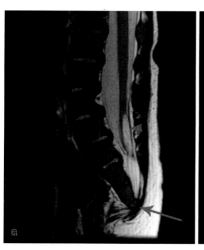
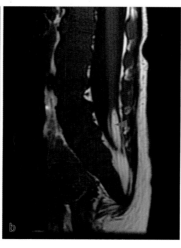

图26-18 II 型尾部发育不全。a.11个月大的男孩，脊柱矢状位T2WI显示远端骶骨较钝（红箭）。脊髓延伸至硬膜囊止点，并且在脊髓内部可见T2高信号异常（红箭头）。b.矢状位T1WI显示脊髓末端的T1高信号区（红箭头），表示拴系的脊髓和轻度尾部发育不全形成的脂肪瘤。当存在脊髓低位时，经常伴有脂肪瘤/拴系，此称为 II 型尾部发育不全

四脑室底部，其流出口称为闩。有时通过高分辨率MRI可以看到中央管，正常所见是直径小于1.5mm的导管。中央管扩张≥1.5mm被称为脊髓积水（"水在髓内"）。脊髓积水是假设脊髓中央管的室管膜是完整的。脊髓内有液体但不是存在于中央管内则称为脊髓空洞症。有时积液量大，不能确定液体是否来自中央管，并且有可能积液周围有水肿样信号，将更难以判断中央管的室管膜是否完整，因此，这种情况有时被称为脊髓空洞积水症。总体来说，脊髓空洞症包括了俗称的脊髓积水，然而术语脊髓空洞症更具描述意义（图26-19）。

脊髓积水本质上是脊髓的"脑积水"，并且可能发生在Chiari Ⅰ型畸形中。没有Chiari Ⅰ型畸形时，脊髓积水需谨慎诊断，需要对整个神经轴（脑和全脊髓）进行对比增强MRI检查，以得到肿瘤的可能征象。闩的高分辨率MRI可能有助于某些脊髓积水病变的检出。当脊髓圆锥区域中的中央管囊性扩张时，边缘光滑、清楚，脊髓内有较多液体，这种情况可能是一种正常变异，称为终室，有时被描述为"第五脑室"（图26-20）。

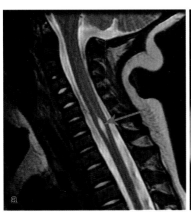
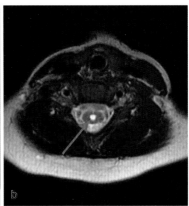

图26-19 脊髓积水。a.13个月大的男孩，颈椎矢状T2WI显示扩张的脊髓中央管（红箭）。b.轴位T2WI显示中央位置的边界清晰的异常信号，表示脊髓积水（红箭）。此患者在癫痫发作时进行颅脑MRI扫描时偶然发现。未见Chiari畸形Ⅰ型，在此水平无脊髓挫伤病史，脊髓积水可提示进行脑和全脊柱MRI增强扫描，以寻找梗阻性病变（如肿瘤）或脊髓拴系。此患者未见强化病灶，因此，此患者的脊髓积水可能是偶然的；然而，需要随访检查记录脊髓积水的稳定性，有任何变化都需进一步检查

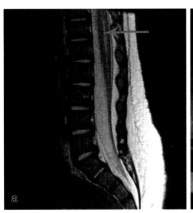
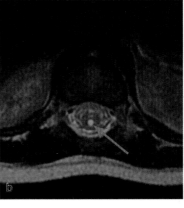

图26-20 终室。a.4个月大的男孩，脊柱矢状位T2WI显示在脊髓圆锥上方（红箭）中可见垂直走行的线性高信号区。b.轴位T2WI显示脊髓中央的局限性的高信号区（红箭），位于圆锥中央略向后的位置。此为偶然发现的终室（"第五脑室"）

（张恩龙　赵殿江）

第27章 肿 瘤

一、脊柱肿瘤

脊髓和脊柱的肿瘤多种多样，最常见的是原发性肿瘤，但有些也是转移性病变。在鉴别原发性肿瘤时，最重要的鉴别点是病变位置，首先的鉴别特征为肿瘤的起源是硬膜下还是硬膜外。硬膜下肿瘤可以分为髓内或髓外起源。脊髓和脊柱的多数肿瘤可以以此分类，这样可以系统的分析成像特征。

二、硬膜下髓内肿瘤

硬膜下髓内肿瘤起源于脊髓。然而，由于脊髓是中枢神经系统（CNS）的一部分，脊髓肿瘤和许多颅内肿瘤是一致的。在儿童和青少年中最常见的脊髓内肿瘤（IMSCN）是毛细胞型星形细胞瘤（图27-1）。

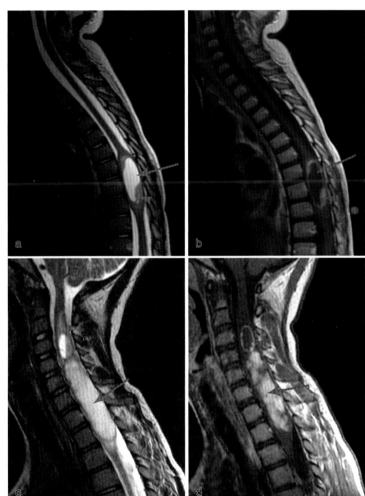

图27-1 脊髓毛细胞型星形细胞瘤。a.5岁男孩伴后背痛，脊柱矢状位T2WI像显示了胸髓内肿瘤。肿瘤呈膨胀性，具有囊变（红箭）和结节（红箭头）。b.矢状位T1WI对比增强图像显示结节（红箭头）和囊壁强化，囊变区无强化（红箭）。此为脊髓内毛细胞型星形细胞瘤。c.12岁男孩，颈椎矢状T2WI像显示颈髓膨胀性的肿块（红箭），囊变伴液平（红箭头）。d.矢状面T1WI对比增强图像显示在肿块的实质部分（红箭）不均匀强化，以及囊变区周围环形轻度不规则强化（红箭头）。此为毛细胞型星形细胞瘤。在成年人中，室管膜瘤比星形胶质细胞更容易出血，髓内毛细胞型星形细胞瘤出血并不少见

脊髓毛细胞型星形细胞瘤可有小脑毛细胞型星形细胞瘤的特征，包括实性结节成分强化以及有囊变区。然而，也可与发生在脑干的毛细胞型星形细胞瘤相似，有些脊髓病变主要以实性为主。脊髓毛细胞型星形细胞瘤比发生在小脑中更容易出血，可影响诊断结果。成人肿瘤的文献认为脊髓室管膜瘤比脊髓星形细胞瘤更容易出血，在成人中确实如此，但此类肿瘤在儿童和成人中的特征有一定差异。在成人，星形细胞瘤倾向于纤维型或间变型星形细胞瘤或胶质母细胞瘤。星形细胞瘤在儿童中几乎都是毛细胞型星形细胞瘤。此外，儿童室管膜瘤是非常罕见的，特别是那些年龄小于15岁的，除非有神经纤维瘤病2型（NF2）的病史（图7-10b）。

室管膜瘤和毛细胞型星形细胞瘤往往是不连续的病变替代脊髓的神经纤维，而其他类型的星形细胞瘤（成人中只有星形细胞瘤）则浸润神经纤维。因此，可以手术切除脊髓的毛细胞型星形细胞瘤和室管膜瘤，但是，不能在不影响神经功能的前提下切除浸润入神经纤维的星形细胞瘤。有研究表明可以应用扩散张量成像（DTI）研究脊髓病变与神经纤维之间的关系，并可用于预测成人IMSCN组织学；如果怀疑室管膜瘤，可以进行切除，而如果怀疑为星形细胞瘤，则首选活组织检查。然而，通过显示脊髓纤维是被IMSCN替代还是被浸润，DTI也可能在确定儿童IMSCN的可切除性方面发挥同样重要的作用。但是由于儿童星形细胞瘤更常见的类型是毛细胞型星形细胞瘤，因此DTI对预测儿童IMSCN的组织学帮助不大。

如前所述，儿童的年龄通常可预测IMSCN的组织学，室管膜瘤很少发生。然而，室管膜瘤也可发生在儿童中，特别是NF2患者。

另一种常见于儿童但在成人不常见的IMSCN是神经节细胞胶质瘤（图27-2）。神经节细胞胶质瘤是一种有浸润脊髓纤维倾向的低级别肿瘤，不能在安全切除病变的同时保留脊髓功能。儿童脊髓神经节细胞胶质瘤往往比颅内神经节细胞胶质瘤有较少的囊变区，相对于脊髓毛细胞型星形细胞瘤或室管膜瘤，其更可能是在脊髓内偏心性生长。虽然其难以安全切除，但幸运的是，脊髓内神经节细胞胶质瘤对放射治疗反应较好。脊髓毛细胞型星形细胞瘤也对放射治疗反应良好，因此，难以区分病变与病变周围的脊髓组织时，可采取肿瘤次全切除。如果观察到残留肿瘤，必要时可通过再次手术或放射治疗来进行治疗。

在上颈髓的髓内肿瘤有突破颈延髓交界区向上生长的倾向。因横向纤维限制生长，其沿头尾轴向生长更容易。当肿瘤向上延伸到延髓时，阻碍其延伸的主要是锥体交叉和丘系交叉，延髓将出现局部扩大（图27-3）。颅颈交界区的肿瘤与IMSCN具有相同的治疗方案。

IMSCN位于颈髓的患者在病灶切除术后有因骨和神经肌肉组织失稳导致驼背的风险。

血管网状细胞瘤是高度血管化的IMSCN，可出现在von Hippel-Lindau综合征患者中，呈多灶性生长。肿瘤多灶性并不意味着转移，而肿瘤的每一个病灶都是遗传易感性的结果，认识到这一点很重要。

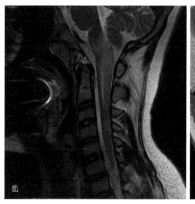
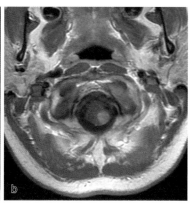

图27-2　神经节细胞胶质瘤。a.14岁男孩伴颈部和颌部疼痛，颈椎矢状T2WI像显示颈延髓交界区边界不清、膨胀性T2高信号。b.轴位T1WI对比增强图像显示C1水平脊髓左后外侧强化灶。活检显示，此为神经节细胞胶质瘤，伴有白质纤维束周围浸润

还需要认识到一些类似IMSCN的非肿瘤性疾病。尤其是非感染性炎症，如急性播散性脑脊髓炎（ADEM）和Devic综合征/视神经脊髓炎，相关内容在第25章已讨论过。

三、髓外硬膜下肿瘤

儿童脊柱肿瘤发生的另一个脊柱间隙是髓外硬膜下间隙，此间隙最常见的疾病是神经鞘肿瘤，包括神经纤维瘤和神经鞘瘤。鉴别这两种肿瘤较困难，除非存在易感因素。神经纤维瘤常存在于神经纤维瘤病1型（NF1）中，而

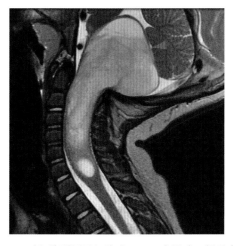

图27-3 毛细胞型星形细胞瘤。**a.**2.5岁男孩，颅后窝和上颈部矢状位**T2WI**像显示颈延髓交界区的膨胀性、实性为主病灶伴尾侧边缘小囊肿。髓质成分膨胀，导致**Magendie**孔的后移（红箭头）。此为毛细胞型星形细胞瘤，白质纤维束向周围推挤

神经鞘瘤常存在于NF2（图27-4）。在成人中，脊膜瘤与神经鞘肿瘤难以区分，但在儿童中，除了NF2外，很少出现脊膜瘤。

虽然原发性室管膜瘤常位于髓内，但有一种特殊的组织学亚型，即黏液乳头型室管膜瘤，常发生在马尾（图27-5）。病灶常有明显不均匀强化，可呈多囊性。其影像表现和位置都极具特征性，尽管副神经节瘤可以有类似的表现，但是病变具有此影像表现和位置最可能的诊断是黏液乳头型室管膜瘤。

几种儿童颅内肿瘤，特别是室管膜瘤和原始神经外胚层肿瘤（PNET）/髓母细胞瘤细胞有沿脑脊液播散的倾向，导致肿瘤细胞的软脑膜转移，表现为局灶结节（图27-6），或弥漫

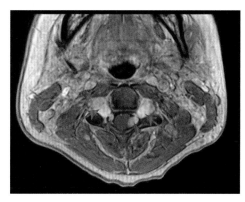

图27-4 硬膜下神经纤维瘤。16岁女孩患神经纤维瘤病1型，轴位**T1W**对比增强像显示双侧硬膜下髓外强化灶（红箭头），左侧大于右侧，患者同时有跨神经孔的膨胀性肿块（红箭）

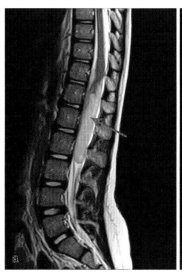
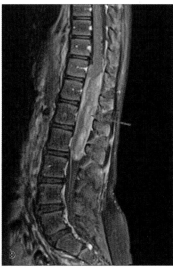

图27-5 黏液乳头型室管膜瘤。**a.**8岁女孩伴背部疼痛，脊柱矢状位**T2WI**像显示围绕脊髓圆锥区域的边界不清的硬膜下肿块（红箭）。**b.**矢状位**T1WI**对比增强加脂肪抑制图像显示病变（红箭）内的不均匀强化，此为终丝的硬膜下髓外黏液乳头型室管膜瘤

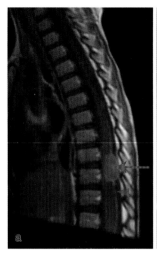
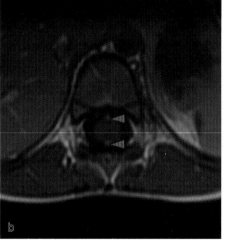

图27-6 转移性结节。a.4岁女孩伴颅后窝占位，矢状位T1WI对比增强图像显示下胸段脊髓背侧硬膜下髓外肿块挤压脊髓（红箭），以及沿着此下方的脊髓背侧边缘的线性增强（红箭头）。肿块表示髓母细胞瘤的转移灶。b.轴位T1WI对比增强图像显示脊髓占位下方沿着脊髓前后缘增粗的血管结构（红箭头），对应于a图脊髓矢状位的表现，其代表充血的静脉，而不是转移灶

性、光滑的分布于表面（"糖衣"）。

四、硬膜外软组织肿瘤

脊柱硬膜外肿瘤包括神经、软组织及骨来源的肿瘤，神经源性的肿瘤最常见的是神经鞘肿瘤。可以是孤立的神经鞘肿瘤或丛状神经纤维瘤，丛状神经纤维瘤发生在部分NF1患者，有巨大管状病灶沿神经丛延伸（图27-7）。

新生儿和婴幼儿特发的先天性疾病是骶尾部畸胎瘤（图27-8）。胎儿成像时，无论何时遇到脊髓脊膜膨出、终端脊髓囊状突出或骶前肿块，必须考虑到畸胎瘤的表现。顾名思义，骶尾部畸胎瘤是一种与脊柱尾端相关的畸胎瘤。病变往往不均质，有脂肪区和实性组织，可能成熟/分化程度不同。当病灶表现为囊性为主时，则难以明确诊断。骶尾部畸胎瘤多由其位置分类，多数发生在体内，少数位于体外。骶尾部畸胎瘤 I 型完全发生在体外并由一窄蒂与身体相连。骶尾部畸胎瘤 II 型和 III 型可部分位于体内，部分位于体外，其中 II 型大部分位于体外，III 型大部分位于体内。骶尾部畸胎瘤 IV 型则是一种骶前病变，完全位于体内。

五、骨肿瘤

脊柱骨肿瘤属于硬膜外肿瘤范畴。动脉瘤样骨囊肿（ABC）是病变内部含囊变区并且有分层的血液成分的多发囊状及膨胀性改变的溶骨性骨肿瘤（图27-9）。

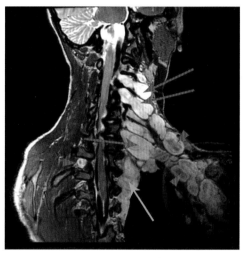

图27-7 丛状神经纤维瘤。9岁男孩患有NF1，左肩的斜冠状T2WI像显示沿臂丛（红箭）神经孔中发出的多发增大的管状肿块。病变具有靶样表现（红箭头），此特征在神经纤维瘤病中比在神经鞘瘤中更常见。病变向后部棘突旁/纵隔延伸（绿箭）。该患者的肿瘤为NF1中的丛状神经纤维瘤

脊索瘤是脊索起源的肿瘤，可以发生在脊柱和颅底中央区的任何地方，其最常见的两个发病位置是骶骨和斜坡，其次是颈椎。脊索瘤可以是成分混杂的囊实性病变，通常T2呈高信号，增强有强化。肿瘤的起源通常可提示其诊断。

朗格罕细胞组织细胞增多症（LCH）也称为嗜酸性肉芽肿，是一种可累及骨骼的多系统组织细胞病。当脊柱内有骨质受累时，患者可有病理性压缩性骨折，导致椎体变扁或称为"扁平椎"（图27-10）。扁平椎的鉴别诊断多

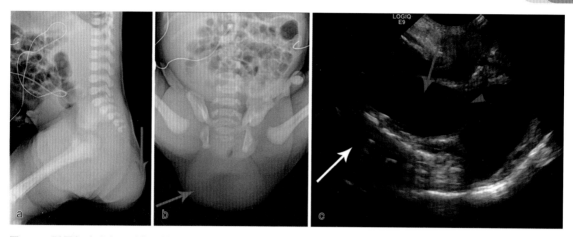

图27-8　骶尾部畸胎瘤。刚出生的女孩，骨盆侧位片（a）和正位片（b）显示骶骨下方软组织肿块（红箭），超声（c）显示多发囊性成分（红色箭头）伴内部间隔（红箭头）。超声图像也显示了此患者肿块与骶骨（白箭）的关系。此为骶尾部畸胎瘤

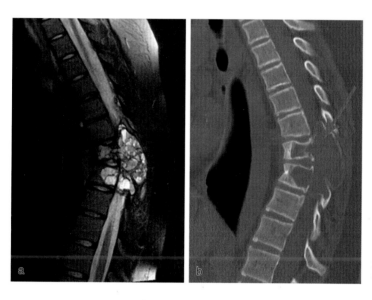

图27-9　胸椎ABC。a.12岁女孩伴背痛及驼背，矢状位T2WI脂肪抑制图像显示累及2个相邻椎体及附件的局限不均匀信号灶，病灶内可见多发液平面。b.CT矢状重建显示病变呈溶骨性及膨胀性改变（红箭）。此为ABC

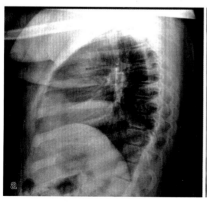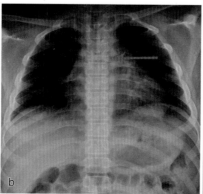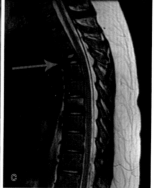

图27-10　扁平椎。11岁男孩，胸椎（a）侧位和（b）正位片显示T4椎体扁平椎（红箭）。c.矢状位T2WI像显示扁平椎内未见肿块、骨髓异常或骨质破坏（红箭）。可见邻近T7上终板的局限性骨髓高信号

样，潜在的病因包括外伤、LCH（嗜酸性肉芽肿）、白血病、肿瘤（转移）和感染（包括结核）。当遇到扁平椎时，应进行骨骼放射学检查以发现LCH的其他征象，如长骨和颅骨中局限性溶骨性病变。LCH也可引起间质性肺部疾病，特点是有中等厚度壁的小囊［与薄壁囊肿不同，如淋巴管平滑肌瘤病（LAM）］。

造血系统恶性肿瘤患者在MRI上可见骨髓的改变。黄骨髓中的脂肪在T1WI和T2WI像上呈高信号，任何导致红骨髓增殖的过程将使T1WI和T2WI图像上的骨髓信号较正常减低。在造血系统恶性肿瘤中，此表现是非特异性的（图27-11）。由铁缺乏症、慢性疾病或者如镰状细胞病和地中海贫血等血红蛋白病引起的慢性贫血，也会导致红骨髓的增殖，并在T1WI和T2WI像上产生相似的表现。发现此类骨髓表现时，应通过采用血液涂片的血液病理学检查来提供完整的血液计数，并且可能最终还需要骨髓活检。

儿童骨转移比成人少见，引起儿童脊柱骨转移性疾病的肿瘤多是神经母细胞瘤。神经母细胞瘤患者，骨髓信号不均匀可能提示转移。

神经母细胞瘤是以具有高核浆比的蓝色、小圆细胞为特征的肿瘤，扩散加权成像（DWI）有助于检出骨（和软组织）的转移播散（图27-12）。

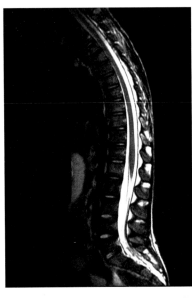

图27-11　骨髓浸润。7岁男性伴背痛，脊柱矢状位T2WI像显示骨髓弥漫性低信号改变，同时伴有不均匀高信号区。表示红骨髓浸润，可见于白血病和严重贫血（包括镰状细胞性贫血）

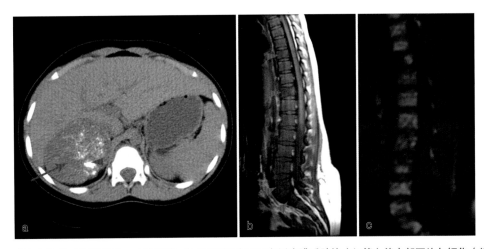

图27-12　神经母细胞瘤脊柱转移。a.9岁男孩，轴位CT图像显示右侧腹膜后肿块（红箭）伴内部不均匀钙化（红箭头）。病灶与肾脏分界清楚，但未看到正常右侧肾上腺。b.腰椎和下胸椎矢状位T1WI图像显示骨髓多发异常信号（红箭头）。c.腰椎和下胸椎矢状位DWI显示大量转移灶和不均质骨髓信号。此为神经母细胞瘤，是一种蓝色、小圆细胞瘤

（张恩龙　赵殿江）

第28章 创 伤

一、脊柱创伤

包括单独的外伤和合并其他损伤的复合伤，脊柱外伤是急诊科就诊的常见原因。不是所有的脊柱外伤都需要影像学检测，不同的脊柱外伤需要不同成像技术和检查，这取决于损伤的方式和症状。有时，高冲击损伤尽管可能没有临床症状，也需要进行成像（例如，从80英里/小时的机动车摔下时进行CT成像），有时可能其他结果显示正常，但神经系统症状还需要进一步评估［例如，机动车事故（MVA）造成肢体麻木，CT结果显示正常时，还需进一步进行MRI检查］。其他可能会影响临床检查的损伤，使临床上很难"清晰"判断脊柱是否有损伤。相对于成人已经使用CT代替X线摄影，对儿童脊柱损伤进行评价时，需要考虑到X线的持续作用、辐射剂量、骨折误诊的可能性以及MRI检查时可能需要镇静等情况（表28-1）。颈椎损伤中，儿童韧带损伤比成人更常见，尤其是8岁以下的儿童，常常发生在上颈椎，而成年人损伤更常发生在下颈椎。有

60%～80%的儿童脊柱损伤累及颈椎，而成人仅有30%～40%的损伤累及颈椎。

二、解剖注意事项

除了韧带松弛之外，判读儿科脊柱创伤成像时还需要注意解剖学差异，包括与成人椎体形态的差异和不完全骨化。骨化阶段在儿童中因年龄而异，这尤其增加了C1和C2的不确定性（图24-2，图24-3，图24-4，图24-5）。儿童脊柱的曲度也是不同的，特别是颈椎，在幼儿中可有轻度的后凸，以及C1相对于C2的"假性半脱位"（图24-6）。

三、成像方式（平片、CT或MRI）

平片和CT是检出创伤性损伤后脊柱骨折和曲度异常的主要手段。最佳成像方式的选择是基于对损伤机制、症状和辐射问题的平衡。需要注意的是，虽然CT比平片有更大的辐射剂量，但平片可能会造成骨折漏诊。

许多创伤需要进行胸部、腹部和骨盆CT来评估内脏器官。通过多层螺旋CT采集图像，并对原始数据进行薄层骨算法重建，可无额外辐射剂量的进行胸椎和腰椎检查。因此，当平片摄影将使患者暴露于比CT更大的辐射时，可进行此操作（假设因其他原因已进行了CT检查）。也许减少儿科创伤患者辐射暴露的最佳方法是当没有相关的适应证时避免任何影像检查。研究表明即使3岁以下的儿童，临床检查可以有效地排除颈椎损伤，需要对不同的年龄组制定和采用恰当的影像学标准，并且需要进一步研究。

MRI是评价韧带损伤及发现脊髓受压或挫伤的理想方式。然而，脊柱每个节段的MRI

表28-1 脊柱成像技术选择	
平片	脊柱X线摄影通常需进行前后位及侧位投照。8岁以下儿童颈椎X线摄影不需要开口位观察齿突。斜位X线片和低聚焦筒腰骶椎片很少应用于儿童
CT	螺旋采集，三维骨算法图像（厚度小于3mm，理想厚度为1～2mm）；轴位和矢状位软组织算法图像
MRI	包括矢状位STIR序列显示骨髓和软组织水肿。轴位图像应该是连续的和平行的（与只要求平行于椎间隙间断采集图像的成人退行性变疾病的成像方式不同）
核医学骨扫描	进行正位和侧位全身扫描。不确定的位置进行窄视野评估和SPECT检查

检查可能需要20～30分钟，需要患者长时间离开监护病房或重症监护病房（ICU），MRI也可能需要镇静。虽然骨折的典型MRI表现为骨髓水肿，但MRI不应被用作检测可疑骨折的主要手段。有研究证实DTI可评估脊髓的完整性和细微挫伤，但并未常规应用于临床。MRI通常是作为一种辅助成像方式与CT和其他成像方式一起提供更多的信息。

超声和核医学成像不常用于创伤。超声检查可用于评估椎旁血肿，放射性核素骨扫描可用于识别或排除可疑的压缩性骨折或急性椎弓峡部裂，特别是有MRI禁忌时。核医学骨扫描也可以用来检查可疑的虐待性创伤。

确诊一名特定的儿科患者需要进行适当的诊断检查，包括临床检查、观察和成像，需要包括放射科、神经外科、骨科、创伤科和小儿急救医学在内的多学科诊断。

四、骨折

脊柱外伤性骨折可能是由于过度屈曲、牵拉或压迫引起，最常见的骨折类型是压缩性骨折。压缩性骨折通常涉及由椎体上终板不规整引起的高度减低。如果平片显示压缩性骨折，通常需进一步进行CT和MRI检查。CT可完整的显示骨折，MRI可评估韧带和脊髓损伤。当确有压缩性骨折时，应报告椎体高度损失程度、脊柱曲度的任何异常，如局限性脊柱后凸。椎体后缘皮质是否进入椎管也是极其重要的，如

果被累及，则需描述椎管狭窄程度和骨质对脊髓的影响。矢状位短时反转恢复序列（STIR）对骨髓水肿非常敏感，发生脊柱创伤性损伤时，通常可检测出几个相邻水平的骨损伤。在创伤中，没有高度缺失的骨髓水肿被认为是骨挫伤，可能是没有皮质断裂的骨小梁微骨折（图28-1）。

如果经过非手术治疗，特别是短期避免过度负重和接触性运动，椎体挫伤通常会完全愈合而不会造成高度缺失。然而，如果患者在最初的挫伤发生后的短时间内经历了第二次创伤，则可能会导致迟发性高度缺失，此时，可能会增加患者恢复时间。

儿童除了易发常规骨折外，未完全骨化的椎体也易发软骨结合骨折，这与Salter-Harris Ⅰ型骨折类似。尤其易发软骨结合骨折的部位是齿状突的软骨结合（图28-2）。

具有成熟骨化椎体的青少年骨折通常具有与年轻成年人相似的成像特征。脊柱三柱屈曲过度牵拉损伤是一种必须快速识别的不稳定骨折，被称为Chance骨折（图28-3）。最常见的受伤机制是乘客受安全带限制，但现在的儿童安全座椅和三点式安全带使其发生率已下降。

五、韧带损伤

儿童的韧带比较松弛，韧带牵拉性损伤比在成年人中更为常见，特别是颈椎。韧带损伤常常缺乏相关的骨折，可能会导致脊柱曲度异常，还可能会导致脊髓损伤。因此，需要应用

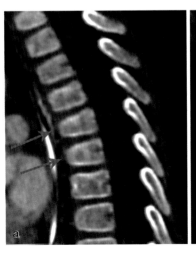
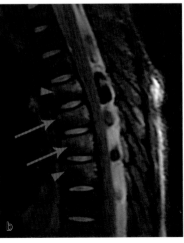

图28-1　压缩性骨折，a.4岁男孩，交通事故，胸部CT检查，矢状骨重建图像显示了两个相邻的椎体（红箭）的轻微楔形变。b.STIR序列矢状位图像显示两个椎体内的骨髓水肿（红箭），上终板轻度不规则，符合急性压缩性性骨折。在相邻椎体（红箭头）内也有骨髓水肿，没有显著的终板不规则，表示骨挫伤而非轻微压缩性骨折

MRI进一步评估儿童创伤后神经功能异常。

椎间韧带牵拉性损伤可能是脊柱韧带损伤的最常见类型，临床症状与脊柱挥鞭样损伤有关（图28-4）。仅发生牵拉性损伤只需非手术治疗即可，但需要密切注意排除可能需要延长固定时间的其他韧带损伤（图28-5）。韧带损伤通常不需要手术。

矢状位STIR像有助于识别韧带水肿和

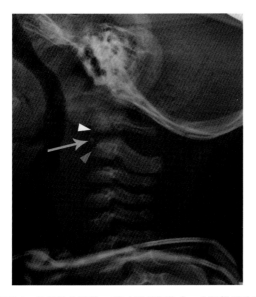

图28-2 软骨结合骨折。1岁女孩伴创伤史，上颈椎侧位X线显示相对于C2椎体（红箭头）齿突前移位和成角（白箭头）。在齿突软骨结合前方可见小碎骨片（蓝箭头）。MRI证实此患者为齿突软骨结合半脱位/骨折，而非假半脱位

（或）断裂。高分辨率图像，如稳态进动结构相干（CISS）/稳态采集快速成像（FIESTA），能给韧带损伤提供更多细节。

六、脊髓损伤

脊髓挫伤是因直接接触造成的脊髓损伤。MRI是识别和显示脊髓挫伤的最佳方法，特别是T2WI像，而X线平片和CT对其显示不佳。如果脊髓损伤后即刻进行MRI检查，脊髓轻微挫伤也可能是隐匿性的，而在这种情况下，DTI可能显示各向异性分数的轻度降低。然而，应用DTI识别脊髓损伤虽然是研究热点，但目前该技术尚未应用于临床。

脊髓挫伤通常表现为T2WI的高信号，如果挫伤严重，脊髓水肿膨胀。儿童可以在未出现骨折、急性椎间盘突出或压迫血肿的情况下出现挫伤，主要是由于儿童的韧带松弛，可能会导致脊髓过屈性损伤但不伴椎体骨折，并且创伤后恢复正常曲度。挫伤的临床表现可以为麻木、感觉减退或瘫痪，这取决于脊髓受损的部位以及损伤的严重程度。脊髓轻微挫伤引起的短暂神经症状最终可恢复功能，更严重的挫伤可造成永久性的功能障碍。

另一种脊髓损伤方式是脊髓出血。血肿表现为不均匀信号区，通常T2低信号，并且常提示功能完全恢复的可能性低。

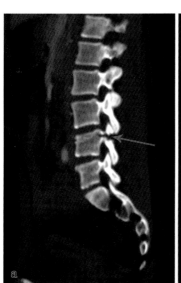
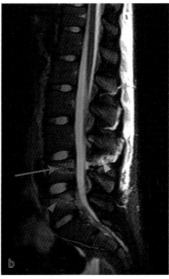

图28-3 Chance骨折。a.13岁女孩，腹/盆腔CT平扫，腰椎矢状骨重建图像显示骨折穿过L4上终板（红箭头），向后延伸至附件（红箭），伴有后部开口，脊柱轻微局限性后凸。b.STIR序列矢状位图像显示L4（红箭）和L5（红箭头）椎体骨髓水肿。断裂的L3～L4棘间韧带也有水肿（绿箭头）

韧带松弛可能导致在远离韧带损伤部位的位置发生脊髓牵拉性损伤（图28-5）。脊髓出血时，脊髓的牵拉性损伤可能伴有功能不完全恢复。

颈椎管的前后径（AP）在C2下终板水平通常约大于12mm。当短椎弓根造成颈椎椎管狭窄时可诊断为颈椎先天性狭窄（或临界狭窄）。尽管本身不是病理性的，但有轻微创伤即可导致脊髓挫伤的可能性，其中过度屈曲损伤、轻微韧带损伤或突出的小椎间盘都可能会影响脊髓。如果没有考虑或认识到这些情况，CT很容易忽视颈椎椎管狭窄，并且在CT检查正常的情况下，存在脊髓损伤的神经系统症状时需要进行MRI检查。颈椎椎管狭窄的常见情况是青少年男性在足球运动时头部受伤后的上肢感觉异常，俗称"针刺样"（图28-6）。充

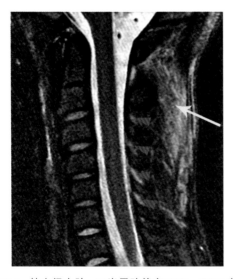

图28-4 棘突间水肿。11岁男孩伴有MVA，STIR序列矢状图像显示中上颈椎的棘间韧带的高信号（红箭头），符合棘间韧带水肿。项韧带深层也可见高信号（白箭）。此种程度的损伤时通常会采用非手术治疗自发消退，可能与"挥鞭样"临床表现相关

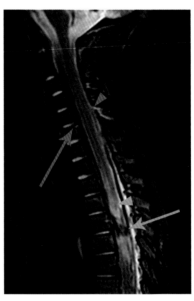

图28-5 牵拉性损伤。32个月大的女孩，交通事故，STIR序列矢状图像显示颈椎和上胸椎曲度为此年龄段的正常范围内。C4～5水平（红箭头）的黄韧带发生局限性断裂，C6上椎板水平（红箭）的后纵韧带也有损伤，邻近脊髓未见挫伤，但在上胸段脊髓有水肿（蓝箭头）以及表示脊髓出血的低信号区（蓝箭）。该患者胸髓损伤可能是与中段颈椎屈曲过度损伤相关的牵拉性损伤

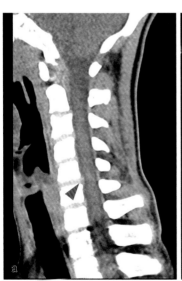
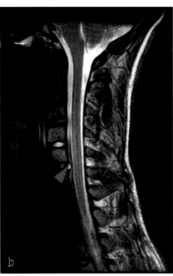

图28-6 "针刺样"。a.14岁男孩足球比赛撞击后急性发作上肢麻木、感觉异常，表现为"针刺样"，颈椎CT矢状位软组织重建未显示明显骨折，但在C5～C6水平有椎间盘突出症的表现（红箭头），突出显示了软组织算法重建作为脊柱CT检查方案的作用。b.矢状位T2WI图像显示突出的椎间盘内高信号（红箭头）此为急性突出的表现。但是，需要注意的是，在T2WI呈高信号并不总是提示急性椎间盘突出

分认识可能造成颈椎管狭窄的因素，推荐MRI来证实这种异常，可能会防止进一步损伤并可及时进行功能恢复。

无放射学异常的脊髓损伤

无放射学异常的脊髓损伤（SCIWORA），这一术语用来描述患者有脊髓损伤神经系统症状而在放射学评价中未见异常发现。但该定义并未清楚表达"放射学"所指内容，因为在平片和CT检查中可能表现为正常，但有韧带损伤和脊髓挫伤。SCIWORA的真实含义可能指的是无骨折或继发脊柱曲度异常的情况下发生的某种类型的脊髓挫伤。但在SCIWORA患者中MRI也经常会发现异常。因此，SCIWORA是一种排除性诊断，可能是某种软组织损伤，如果进行MRI检查，也是可以发现的，因此不是真正的某种疾病。其并不是放射学诊断，但是意识到SCIWORA很重要，该术语可能被其他医生使用。

七、旋转半脱位

寰枢关节的正常功能是提供头部旋转，其旋转的正常范围左右可分别达20°（图28-7）。

虽然CT和MRI扫描通常是在头部处于正中位置的情况下完成，但头部的轻微转动可表现为C1相对于C2旋转。此表现本身并不表示旋转半脱位。C1相对于C2的旋转半脱位与椎体的固定位置相关，通常在左右侧分别超过20°。当发现此表现时，薄层CT有助于首先排除骨折的可能。为了评估头部旋转的程度，可以在头部处于正中、向左和右旋转位置时分别进行扫描。正中扫描可以包括整个颈椎，头部转动时图像可采集从枕骨到C3的部分。同时评价可能的骨发育异常（例如C1侧块与枕髁的融合）也是很重要的。此外，C1的每个侧块的下表面皮质的平坦或凸出（"摇椅底部样"C1侧块）都增加了旋转半脱位的风险（图28-7d）。

八、斜坡区硬膜外血肿

颅颈交界区的高冲击创伤可致覆膜与斜坡背侧剥离分开，但保持完整，导致斜坡硬膜外血肿（图28-8），并且如果无矢状软组织重建时可能难以在头部的CT上检测到。当发现斜坡硬膜外血肿时，必须应用颈椎MRI评估患

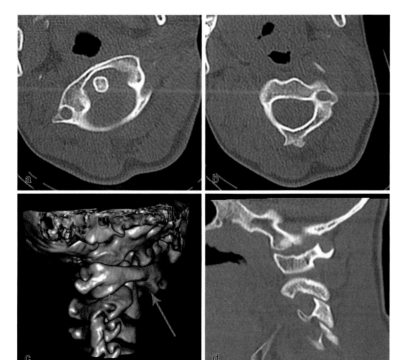

图28-7 旋转半脱位。a.10岁女孩伴斜颈的C1的CT轴位图像。b.同一患者C2的轴位CT图像，显示C1和C2之间存在约34°的旋转。c.3D重建显示裸露的C2右侧侧块（红箭头）和向前方半脱位的C1左侧侧块（红箭）。d.CT矢状位图像显示C1右侧侧块下缘凸出（摇椅底部样侧块），易发旋转性半脱位

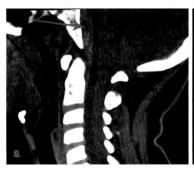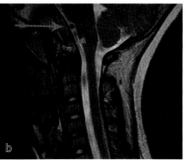

图28-8 斜坡区硬膜外血肿。a.8岁女孩，交通事故，上颈椎CT矢状软组织重建显示斜坡后部高密度灶（红箭）。b.矢状T2WI像显示斜坡后部不均匀信号（红箭）。覆膜和斜坡后部硬脑膜（红箭头）从斜坡背侧皮质分离，但保持完整

者是否在颅颈交界区有韧带损伤。

与斜坡硬膜外血肿损伤机制相似，导致覆膜破裂的损伤会引起寰枕分离，侧位平片或矢状位CT可表现为枕髁和C1侧块之间的距离增加。

九、脊柱虐待性创伤

虐待性创伤可涉及脊柱的骨和软组织，包括脊椎压缩性骨折、脊柱硬膜下血肿、造成局限性曲度异常的韧带损伤以及脊髓挫伤。骨放射学检查可以发现骨折和曲度异常。脊柱硬膜下血肿、没有曲度异常的韧带损伤和脊髓挫伤最好应用MRI进行评价。当有曲度异常、严重胸腹部损伤或不明原因四肢神经功能缺失时，应怀疑虐待创伤，除头部MRI外，还应考虑进行脊柱MRI检查。正如对已知或疑似虐待时进行全方位的影像评估一样，在进行影像之前，进行多学科临床评估将优化诊断。有些机构在怀疑虐待时使用核医学骨扫描来检测骨骼创伤，这可能是检测脊柱骨折的另一种方法。当骨扫描发现骨折时，需要对此区域进一步进行CT和（或）MRI评估。

十、排除脊柱损伤

对可能遭受损伤的脊柱特别是颈椎，排除是否损伤是具有既定指南的临床行为。重要的是要注意影像不会完全排除脊柱损伤，尽管在临床决策过程中影像显示未见异常可支持无脊柱损伤。因此，在回答"颈椎CT是否能除外损伤？"这个问题时，说"是"是绝对不合适的。在影像检查正常情况下，对这个问题的适当回答是"没有骨折"。如果符合临床检查的

结果，临床医师可能会认为颈椎无损伤。如果患者有不能解释的持续性神经功能缺失，则可以进一步进行MRI检查。因此，虽然CT可能显示无脊柱骨折，但这并不能排除脊柱损伤。这种区别可能不会导致大型医疗中心脊柱创伤专家的混乱，但不应该对报告信息如何被解释做出假设。

十一、臂丛神经损伤

臂丛是从C5到T1神经根发出的神经网并支配上肢。神经根本身发出往返纤维并向远端延伸，被称为干、股、束、支。臂丛的外伤性损伤可能是由直接的损伤造成的，如钝挫伤，可引起血肿而影响臂丛组织，或穿通伤，可部分或完全横断神经根纤维。然而，更常见的是快速牵引或拉伸损害作用于脊柱发出的神经。这种力量可能与创伤有关，如防止坠落（急速减速）时手臂外展，或体育运动事故（运动中可能会造成创伤）引起。急性臂丛牵拉性损伤最好采用抑制脂肪高信号的液体敏感序列观察，如T2脂肪饱和（FS）成像或STIR。薄层冠状成像容积采集可提高臂丛神经异常的检出能力。

十二、臂丛神经的围生期损伤

儿童特有的臂丛神经损伤亚型是围生期臂丛神经病（图28-9）。在围生期，臂丛可以遭受牵拉性损伤。导致这种情况的因素包括肩难产和巨大儿。臂丛损伤可以是短暂性或永久性，可涉及臂丛的一部分或全部。臂丛的围生期损伤通常是单侧的，了解患侧以及神经根受累情况将有助于采用恰当的成像方式，并可

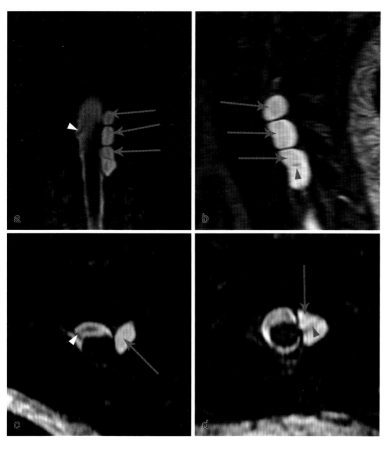

图28-9 臂丛神经撕脱。1个月大男孩，稳态进动快速成像序列（FIESTA）采集颈胸椎结合部的斜冠状位（a）和矢状位（b）图像，显示左侧有三根神经周围囊肿/假性脊膜膨出（红箭），最低位的囊肿中有细神经穿过，表示T1神经根（红箭头）。正常的右侧神经根可见（白箭头）。c.下颈椎FIESTA序列斜轴位图像显示右侧C8神经根硬膜内段（白箭头）；然而，左边伴有神经周围囊肿/假性脊膜膨出（红箭），与脊髓相连，但未见神经根，表明左侧神经断裂。d.颈胸交界区的FIESTA序列轴位图像显示左侧神经周围囊肿/假性脊膜膨出（红箭）；但神经（红箭头）从囊肿中穿行，表明神经可能是完整的，也可能表明在这个水平的轴索中断，而非神经断裂

对影像表现做出合理解释。过去，脊髓造影后CT的脊髓造影术被认为是评价臂丛神经损伤的金标准。最近，已采用高分辨率MRI评价损伤，因其比脊髓造影能更好地评估脊髓和椎间孔以外的部分，也可评估硬膜内和椎间孔，在一定程度上可等同于脊髓造影。虽然MRI具有非侵入性、无电离辐射的优点，但是因为伴随这种损伤的焦虑以及MRI不能像骨髓造影那样保存较长的记录，所以脊髓造影仍然是许多机构首选的臂丛神经损伤的成像方式。

最常见臂丛的围生期损伤是上颈神经根的独立损伤，如C5或C6，将导致肩外展受损，称为Erb麻痹。不常见的损伤是C8和T1的下颈神经根的独立损伤，可导致Klumpke麻痹，存在前臂和手部肌肉的损伤。偶尔整个臂丛发生损伤，称为神经丛病。

当对臂丛的损伤进行成像时，要清楚这种损伤可能有不同的严重程度。外周神经损伤有时可进行Seddon分类，其中最轻微的损伤形式称为神经失用症。神经失用症是指神经被拉伸而无中断的损伤，通常表现为短暂的功能受损和自发恢复。另一种最严重的臂丛损伤类型是轴索中断，轴索虽然断裂，但整个神经束（包括神经束膜）保持完整，并且由于轴索周围环境的完整性，断裂轴索的两端仍保持紧密接近，所以可能存在一定程度的自发恢复。轴索及其周围支撑结构的完全横断被称为神经断裂。神经断裂后神经自发恢复的机会远低于轴索中断，因为损伤的神经纤维可能彼此分开。本应发出神经根的位置未见神经根从脊髓发出是撕脱相关的神经断裂的一种特殊亚型。在脊柱的特定神经孔中存在神经周围囊肿和（或）假性脊膜膨出，可提示在通过该孔的特定神经根的神经断裂。

如果已确定神经断裂，显微外科技术可重

新连接分离的神经纤维以促进愈合。确定是否存在神经断裂以及断裂位置是进行围生期臂神经丛病变成像的目的。在神经断裂患者检查时，仔细辨认受累的神经根、神经孔很重要，这将有助于外科医生制订神经修复计划。颈神经根的编号方式不同于胸椎和腰椎，记住这一点非常重要。C4～5神经孔包含C5神经根（有C8神经，无C8椎体）。建议在应用MRI进行神经根损伤评估的图像采集过程中，在成像结束前尽量多的采集信息。对这一年龄段进行检查的方案以及是否使用脊髓造影或MRI检查，应提前与相关外科医生联系，外科医生可能是整形外科医生或神经外科医生。

（张恩龙　赵殿江）

第五部分
附　录

第29章 附录1 检查方案

一、总论

需要建立影像检查方案的流程，尤其是有辐射的检查如CT，或者经常需要患者镇静的MRI检查。疾病/症状优化方案可以提高诊断率，但是重要的是要知道，方案太多可能使技术人员及相关临床医生混乱。一个合理的折中方法是选取通用检查序列，这是大多数检查方案的基础。在可能的情况下，在研究患者现有的临床信息和之前的影像检查资料之后，针对既定患者的临床症状，前瞻性地制订一个方案是很理想的。同样，在一项检查完成前评价图像，能够知道是否需要额外序列来检查不确定的区域；特别是在镇静的儿童这样做是非常有益的。对于CT扫描，应采用适合患者大小、年龄的影像参数以尽量减少辐射剂量是非常重要的，尽管过低的剂量会不利于获得最佳的诊断信息。

二、脑部神经影像的MRI方案

（一）常规脑部MRI序列

- 矢状位和轴位T1WI
- 轴位T2WI
- 轴位FLAIR
- 轴位DWI（考虑做DTI）
- 冠状位STIR

（二）可选择的序列

根据情况，以下的序列可以增加到任何一个常规脑部MRI检查中：

- SWI 如果有创伤、卒中、严重早产的病史，以及已知的或怀疑结节硬化、Sturge-Weber综合征。复查视网膜是否有出血的征象。

- 对比增强：鉴别感染、脑神经病变或肿瘤的信号。增强后的轴位和冠状位T1WI可以增加到常规MRI序列中。如果怀疑中线结构病变（例如松果体或垂体肿物），应考虑加扫矢状位T1WI。

- 冠状位DWI：如果患者是一个早产的婴儿，想知道是否可能是新生儿缺血缺氧性脑病（HIE）时，应该加扫DWI。在我们机构，冠状位DWI是3mm层厚，能够确认在轴位DWI/DTI有问题的异常信号。对可疑"超级影像"（superscans）患者，冠状位DWI也可以对大脑半球与小脑半球进行直接对比。

- 脑干/内听道（IAC）的轴位脑神经影像［稳态进动结构相干（CISS），稳态采集快速成像（FIESTA）］：如果患者有听力缺失和（或）脑神经病变的征象时考虑此检查。这些序列也可以通过识别薄壁从而评价复杂囊肿。

- 轴位和冠状位T1WI薄层图像：如果患者有听力缺失和（或）脑神经病变的征象时可以考虑此检查。薄层T1WI也能作为常规扫描用来评价垂体和松果体。

- 脑脊液流动成像：Chiari Ⅰ型畸形或任何导致枕骨大孔周围脑脊液间隙消失的情况，此类患者考虑此检查。脑脊液流动成像通常是通过枕骨大孔的矢状位流动力学。也可以考虑扫描通过枕骨大孔的轴位脑脊液流动成像。脑脊液流动成像也能应用于评价中脑导水管狭窄，以及检测内镜第三脑室造瘘术的开放情况。

（三）特别注意

伴有下列疾病/症状的患者需要考虑专用的影像方案。

1.发作/癫痫 加扫颞叶的冠状位薄层STIR和冠状位T2 FLAIR。如果存在先天性畸形，加扫冠状位容积T1WI［快速扰相梯度回波（FSPGR）MRI、磁化准备180°射频脉冲和快速梯度回波（MP-RAGE）等］评估皮质。密切观察颞叶、海马和其他脑结构及特征。

2. 垂体 垂体的增强前后矢状位、冠状位薄层T1WI。应用钆对比增强后应首先扫描T1WI薄层图。

3. 内听道 增强前后都扫描左、右侧的轴位、冠状位高分辨CISS/FIESTA和T1WI。也可以通过垂直于内耳道内的面神经、耳蜗神经和前庭神经而获得特定的斜矢状位CISS/FIESTA。这种检查在评价需要人工耳蜗植入患者是非常必要的，因为只有耳蜗神经存在时植入物才会正常工作。

4. 神经皮肤综合征
·全部：增强后图像。
·神经纤维瘤病1型：眼眶的增强前后的MRI检查。
·神经纤维瘤病2型：脑干/内听道的增强后的薄层T1WI。
·结节性硬化症：采用高分辨增强后的T1WI、薄层FLAIR和SWI寻找致痫灶。
·Sturge-Weber综合征：采用高分辨T1WI增强图像及SWI寻找致痫灶。

5. 头痛 对有创伤病史的患者使用SWI序列。如果患者有血管性偏头痛，考虑应用MRA。若情况允许，对有血管性偏头痛或是急性神经症状的患者，可以应用ASL灌注。

6. 血管异常 如果患者有血管异常的征象，例如烟雾病和（或）镰状细胞病，考虑使用ASL灌注、用和不用对比剂的MRA。

7. 动静脉分流病变 如果患者有动静脉分流病变的征象，例如动静脉畸形（AVM）、动静脉瘘（AVF）、Galen静脉瘤样畸形（VGAM），可以采用动态增强MRA。VAGM采用矢状位扫描。根据AVM/AVF病灶的位置，采用合适的矢状位或冠状位扫描。

（四）其他注意
根据需要增加成像方式和技术。
1. 肿块/肿瘤 肿块或肿瘤增强后的图像，考虑加扫矢状位和（或）容积T1WI（如MP-RAGE或FSPGR）。利用ADC图可以对扩散特征做出定量分析。考虑灌注图像。MRS可能有作用也可能没作用，特别是如果不确定一个病变是不是肿瘤时。增强后的FLAIR对检测软脑膜的转移性病变很有帮助。如果是术后随访，应该了解术前的影像资料，以确认术前检查中显示肿瘤病变最显著的那个序列。

2. 脑积水的评价 如果患者有中脑导水管（三脑室）狭窄，加扫中脑导水管的矢状位CISS/FIESTA。如果患者有早产、创伤或肿瘤病史，则加扫SWI。加扫中脑导水管的轴位和（或）矢状位的脑脊液流动成像。如果患者有内镜第三脑室造瘘术病史，应该扫描第三脑室底的矢状位CISS/FIESTA图像，以及第三脑室底的轴位和（或）矢状位脑脊液流动成像。

3. 快速脑积水的评价 三平面-单次激发T2WI和轴位DWI。重复扫描图像直到至少获得的两个平面的单次激发T2WI没有明显运动伪影。这类图像通常用在随访检查，而不作为儿童第一次脑MRI检查的常规。

4. 颅骨/头皮病变 头部和颈部异常时，应扫描T2脂肪饱和（FS）成像，增强后T1+FS成像和冠状位DWI。如果怀疑颅骨缺损（例如一个可能的脑脊髓膜突出），应该扫描CISS/FIESTA。用CT观察细微骨质结构，CT经常作为MRI的补充检查。

5. 磁共振血管造影（MRA） 轴位3D时间飞跃（TOF）MRA通常与脑部MRI一起扫描。适应证包括血管性偏头痛、卒中、镰状细胞病和不明原因颅内出血等。范围通常是从椎动脉中段到侧脑室体部水平。如果出现颅后窝肿瘤症状，应该从枕骨大孔水平开始扫描。如果扫描颈部MRA，要确保包含了大脑部分。MRI通常不需要对比增强，但是使用对比剂有助于鉴别湍流、疑似狭窄和血管畸形的区域，以及对静脉系统的评估。动态增强MRA有助于检出血管畸形和狭窄（包括烟雾病）。

6. 磁共振静脉成像（MRV） 头、颈部的MRV检查包括2D TOF法（一般是独立的两平面，例如轴位和冠状位）和相位-对比法（通常是矢状位）。这两种方法都不需要对比剂。

在特定的扫描机上确定最佳的扫描序列。增强后的2D或3D TOF图像几乎没有平扫MRV的流动相关伪影，而且有助于鉴别湍流和（或）血栓与流动相关伪影。

三、头、颈部MRI的神经影像学方案

（一）颈部软组织（面部、口腔底部等）

· 冠状位T2 +FS图像

· 轴位液体敏感成像（T2，T2+FS，或STIR）

· 轴位或冠状位DWI

· 轴位T1WI

· 冠状位T1WI+FS图像

· 增强后的轴位和冠状位T1+FS（除了增强前的轴位T1、冠状位T1+FS图像，要求至少有一个方向的增强前后的T1+FS像）

· 如果是舌根部的病变（甲状舌管囊肿）或椎前/咽后的病变，应该考虑矢状位的T2+FS像及增强后的矢状位T1+FS像。

（二）眼眶

· 眼眶的轴位和冠状位T2+FS像（3mm层厚）。

· 增强前后的轴位和冠状位T1像（3mm）；增强后的图像应该包括脂肪预饱和像。冠状位图像应该向后包含视交叉。

· 另外加扫高分辨CISS/FIESTA像，评价动眼神经、展神经的脑池段。这类图像通常是头部常规MRI的加扫像，而不是独立的检查。

（三）臂丛神经

· 臂丛神经的影像检查方案与颈部软组织的类似，但是需要更薄的层厚和矢状位T2、增强后的T1+FS像，范围是从躯体中线到检查侧的肩关节。应该应用容积冠状位T2+FS序列。

· 对可能神经根撕裂的病例（如围生期损伤），应该扫描脊髓的冠状位CISS/FIESTA像。

· 在许多病例中，应该做两部位检查，例如颈椎和另外一侧的肩关节，或是颈部软组织和肩关节，或是颈部软组织和胸部，这取决于特定患者的确切的病变部位。因此，如果怀疑神经根撕裂的患者，应该扫描颈椎，以及颈部

软组织或是肩关节。如果肺尖的肿块，应该扫描颈部软组织和胸部。

（四）Horner综合征

如果怀疑Horner综合征，MRI应该扫描脑部、颈部/眼眶，以及上胸部，以评估整个交感神经通路。如果患者是创伤后出现的症状，或是一个已知的结缔组织病的背景下，应该扫描头部及颈部的MRA。

（五）颈部磁共振血管造影

颈部MRA成像应该使用轴位2D TOF法。如果考虑夹层，应该加扫轴位T1WI（加或不加FS像，取决于诊断医师对于观察血管壁间血肿的习惯）。

（六）颈部肿块

如果MRI发现颈部肿块，应该加扫DWI。如果发现血管性病变，例如毛细血管瘤，应该扫描动态增强MRA（如果病变位于中线区应该扫描矢状位；如果病变位于一侧，应该扫描冠状位）。

四、脊柱MRI检查的方案

（一）脊柱的常规MRI

· 脊柱的常规MRI检查方案应该包括轴位、矢状位的T1WI和T2WI。

· 如果有脊柱侧弯或先天性异常的征象，应该加扫冠状位T2WI。

· 如果患者有外伤病史，应该加扫矢状位STIR。

· 如果有硬膜内感染或炎症的征象，应该扫描增强后的轴位、矢状位T1WI。

· 如果可能有硬膜外的感染（骨髓炎、硬膜外脓肿），应该扫描增强后的T1+FS像。

· 如果发现脊髓空洞症，应该做Chiari Ⅰ型畸形的相关检查。如果发现Chiari Ⅰ型畸形，应该扫描枕骨大孔的矢状位（可能还需要轴位）脑脊液流动成像。如果是不伴有Chiari Ⅰ型畸形的脊髓空洞症，应该扫描增强后的整个神经轴（脑部和脊柱全长）以排除肿瘤。

· 如果发现硬膜下肿瘤，应该扫描增强后的轴位、矢状位T1WI。如果怀疑髓内肿瘤，

应该扫描2mm层厚的轴位、矢状位DTI。如果怀疑硬膜外肿瘤，应该扫描CISS/FIESTA像（如果肿瘤位于脊髓圆锥以下，扫描轴位和矢状位；如果位于脊髓圆锥以上，扫描轴位和冠状位）。

· 冠状位T2+FS和增强后的冠状位T1+FS像，有助于患有神经纤维瘤病1型和怀疑丛状神经纤维瘤时的诊断。

（二）脊柱的磁共振血管造影

脊柱MRA通常只针对可疑的血管畸形或其他需要进行鉴别诊断的病变。也可以做脊柱的动态增强MRA，通常是矢状位的。针对特定临床关心的特定区域，其图像采集、成像平面以及成像视野，必须针对特定的病例做最优化的方案。MRA可以用于腹膜后手术前识别Adamkiewicz动脉，尽管当它不扩张时很难识别。

五、CT

（一）脑部

如果在患者症状允许的情况下，头部外伤、头痛、脑积水以及一些其他疾病，都可以做头部CT平扫检查。除了平扫CT，头部的增强CT几乎没有作用，如果需要做增强检查时，有可能的话应该选择MRI。如果患者有MRI检查禁忌证或是没有MRI时，而平扫CT显示患者有感染的征象和不能解释的脑积水时，这时对比增强CT可能是比较适当的选择。

如果可能，CT检查应该分别得出骨窗和软组织窗图像。如果可能，应该重建矢状位、冠状位的骨窗图像。

如果患者有明显的外伤病史，应该重建颅骨的3D图像。2岁以下儿童即使只有轻微外伤，特别是如果头皮血肿或头颅外形异常时，均应该进行此类图像后处理。颅盖骨的3D图像更容易显示微骨折和颅缝早闭。

1.CT血管造影 应该使用CTA的三平面、1mm重建图像。最大密度投影（MIP）的厚层图像可能有帮助，但仅是标准薄层重建图像的补充，而不能取代。应该使用血管的3D重现技术。应该在增强动脉期采集图像。时机

的选择应基于一个容易识别的动脉，如颈动脉分叉。

2.CT静脉成像 CTV通常是在CTA扫描时间延后完成的（例如，与CTA相同的扫描参数，但是采集图像的时间比CTA的动脉期稍晚一些）。像CTA一样需要对比剂团注、对比剂跟踪，但是要比CTA采集图像延迟约12秒。

（二）面部与颈部

面部或眼眶（外伤）的CT检查应该是不使用对比剂的螺旋扫描。图像数据应该重建三平面的、1mm骨窗图像，以及三平面的、2～3mm的软组织窗图像。如果患者有面部外伤，图像应该包括整个下颌骨。如果病史仅是眼眶外伤，并且可能不存在其他面部损伤，影像检查应该仅包括眼眶。如果有骨折，需要做3D重建图像后处理。

1.鼻窦 鼻窦的CT检查是不用对比剂的螺旋扫描。并且需要重建三平面的、1mm厚的骨窗图像以及三平面的、2～3mm的软组织窗图像。

2.眼眶或面部感染 为了观察感染灶，眼眶或面部CT的检查应该是增强后的螺旋扫描（几乎毫无任何原因的进行平扫和增强的眼眶/面部的CT检查，这需要大量的辐射，而且不会提供任何重要的额外信息）。图像应该重建三平面的、1mm骨窗像，以及三平面的、2～3mm的软组织窗像。

3.颈部软组织 颈部软组织的CT检查应该采用增强后的螺旋扫描，范围是从上纵隔到眼眶水平，三平面的软组织窗。也应该重建骨窗图像。

4.颈部CT血管造影 颈部的CTA从动脉弓水平至颈动脉管（在颞骨岩部）水平的增强动脉期的螺旋扫描。扫描开始的时间应该是对比剂在主动脉弓达到最大浓度时。应该重建三平面、1mm的图像，并且进行3D重建。

5.颞骨 颞骨的扫描应该采用轴位。采用薄层轴扫或螺旋扫描。应该重建轴位、冠状位薄层（1mm或更薄）的骨窗像，以及轴位的软组织窗像。应用高分辨多排探测器，通常不

需要直接获得冠状位图像。

6.头部与面部的CT　为了诊断先天性面部畸形和颅缝早闭,应该从下颌骨水平螺旋扫描头、面部的CT图像。应该以近3mm层厚重建头、面部软组织的多平面软组织窗、骨窗图像。强烈建议三维重建图像。如果需要3D打印模型,应该保存轴位1mm的软组织窗图像。

(三)脊柱

螺旋扫描获得脊柱图像。应该做三平面、1～2mm层厚的骨窗重建图像,以及1～2mm的轴位、矢状位软组织窗重建图像。脊柱很少做增强CT检查,除非怀疑感染的患者但有MRI禁忌证。很少做脊柱的CTA检查,除非怀疑血管畸形的患者但有MRI禁忌证,或是除非要求更高的空间分辨率,CTA优于MRA。

六、超声检查

(一)脑部

脑部的超声检查是利用线阵探头,从前囟门进行矢状位、冠状位的灰阶图像。应该做中线区血管(大脑前动脉、胼周动脉)的彩色多普勒超声检查。应该做通过乳突囟的横断图像来评价颅后窝。

(二)头颈部

头颈部感兴趣区的超声检查是灰阶图像,通常是用多普勒图像来确定血管的位置和(或)寻找可疑感染部位的充血。可疑肿块的多普勒图像有助于识别已提示血管病变的特征,例如毛细血管瘤。观察任何肿块或病灶(包括淋巴结),需要至少两个正交平面。超声获得的信息通常是对CT及MRI的补充,在评价头颈部复杂表浅肿块时,超声作为一个潜在的进一步检查手段是不能被忽视的。

(三)脊柱

脊柱的超声检查通常是为了评价低位脊髓圆锥和(或)脊髓拴系的征象,而且通常仅在2～3个月的婴儿检查中才能成功。从尾骨尖向上到脊髓圆锥上缘水平做矢状位灰阶图像,如果超声机器允许的情况下,最理想的是与腰椎一起成像。也应该采集这个区域的轴位图像。

如果有骶窝的表现,应该仔细评价可能有从硬膜囊到尾骨的窦道(藏毛窦)。然而,MRI观察这些特征比超声更好。

(纪东旭　赵殿江)

第30章 附录2 范例模板书写的若干想法

一、概论

书写报告是沟通交流影像检查中影像表现的一项重要内容。人与人交流影像表现对于放射科医师的咨询角色至关重要。然而最终，报告才是检查的永久文档，并且很可能存档时间超过影像本身。因此，以谨慎态度尝试书写报告很重要，以咨询的方式恰当而非烦琐的描述报告是其目标。这些目标可能不总是能同时实现。

报告风格非常个体化，并且是在特定的实践环境中形成。机械的结构化报告方式在很多机构使用，同时具有优缺点。我的报告风格通过以下几个影像学正常（或接近正常）的报告例子来总结。这本书中很多图注说明的表现描述也是参照我的描述风格。影像工作中，没有普遍正确或错误的方法来描述表现。然而，我希望以一种有益的、咨询性的方式在报告中展示我的思维过程。

关于报告的措辞，我有若干建议。并非强制（除非你是我的实习生），但通过以下内容展示我的观点。

首先，我强烈建议你决不要使用"建议结合临床"、"请结合临床"等措辞。尽管通常有意去帮助，但这些词可能有用或无用，并且几乎必然带着受挫感来接受他们。如果存在一个特定的临床表现可能影响影像结果的含义，可以用上述措辞。我这里建议在电脑上使用符合语法结构的程序，"如果/然后"措辞（或者伴随语，"如果/然后/其他"等措辞）。例如，不要说"骨上有一线性透亮，可能是骨折或血管沟，请结合临床"。我认为可以用一种更清晰的方式表达影像表现的含义，"骨上有一线性透亮，如果有局部压痛，这可能代表轻微非移位骨折，否则更像是血管沟"。或者（我知道这些为非神经病学举例）"右下肺局灶性透亮度减低，如果患者发热，代表肺炎，否则很可能是肺不张"。或许这就是影像报告者在建议请结合临床时所思考的东西，但并未说清。

另外，正如我之前提到，放射学报告需要永久存档。为此，报告中出现开放式的问题是不合适的。例如，检查印象的结尾，出现"患者局部疼痛吗"或"是否有手术史"这样的开放式问题毫无益处，除非打算随访上述问题，并对最终决定以及如何影响各种结果解读提供补充说明。相对的，可能有用的描述诸如"局部有金属异物，或许代表手术植入，然而在判读图像时并不确定患者局部既往是否有手术史"。

许多放射科实习生学习做临床决定，并且通过值班实践增加自主决定权。因此，关于"无急性疾病"或"无急性进程"的描述在放射报告中普遍应用。尽管"无急性疾病"的描述很可能是为了强调急诊医师的关注点，例如医师试图鉴别由于脑疝导致头痛或由于扭伤导致骨折时，然而"无急性进程"的描述对于选择性或门诊检查并不是特别有用的总结。在选择性检查中未发现异常，对于报告中"正常"或"正常范围之内"的描述不应感到不适。

二、影像表现的沟通交流

放射科医师对检查表现的解读要反映出申请医师及患者的关切点，记住这一点很重要。任何紧急的或意外的表现都需要与申请医师交流。许多医院及科室列出了必须与申请医师或其代理沟通的影像学表现，并对这些内容记录存档。尽管各家机构需要沟通的强制性项目不尽相同，但也有一些共同的地方：

- 新发或颅内出血增加
- 新发或颅内积气增加
- 新发或占位效应增加或中线移位
- 新发或脑积水加重
- 骨折
- 新发或卒中进展（或者提示卒中的可疑征象）

（注意开颅术后颅内少量出血或积气不是意外表现）

当存档影像表现时，准确记录接受放射科医师反馈信息的临床医师姓名是重要的，而非仅仅说"结果已同患者的管床医师交流"。反馈日期及时间也需记录存档，而不是简单的记录为沟通影像表现时"口述时间"。同样的，详细说明反馈使用的工具是重要的。例如，"3/14/15凌晨02：56，通过电话同急诊科Smith医师沟通结果。3/14/15 05：42同神经科Jones医师沟通复查结果"。如果通过安全短信、邮件或传真沟通，影像报告不能说结果已反馈，除非收到接收者的确认及反馈。

有时有必要建议随访复查。如果这样，需要给出建议并进行沟通。在特定的环境下，对部分病例随访是有用的，要记住"建议"可能会使申请医师感到随访的必要或者可能会被无视。这种情况下，例如陈述"如果患者疼痛持续，腰椎MRI可能有助于进一步查找病因"可能有用。没有完美的答案。同患者的申请医师沟通，并了解他们是如何沟通思考，同时让申请医师了解你的沟通思维方式，这是很重要的，要确保达成共识。同样需牢记的是，过度或不必要的随访建议会降低报告的可信度且对患者无益。

然而有时影像学表现复杂，需要行进一步检查。当面告知或许有用，以此提醒申请医师（同时很可能包括患者）影像表现，以及需要进一步检查的想法依据。这或许要求放射科医师解释进一步随访的理由。例如，如果影像学提示患者颈部有富血供性占位，并且不能确定是否是正在消退的炎症或血管瘤，此时进一步的超声检查或许是合适的。如果占位还没有

消退，或许有必要进一步查MRI。为了避免申请医师（和患者）疑惑这种情况下推荐多种检查是否必要，关于占位的原始报告可以这样描述：占位表现不典型，建议4～6周后进一步查超声，如果占位未消退，或许有必要进一步行MRI检查。这就是临床医师写会诊记录的方式，影像学报告也应如此。

将明确的非紧急的表现反馈给护士或行政助理（需要得到当地规定允许）或许是合适的，例如偶然发现肾脏占位，并且不会立刻危及患者生命，但需要进一步随访。相反的，假如发现脑疝或急性脑积水征象，需要尽可能随时直接向临床医师反馈。影像学检查中沟通检查结果，并不是将随访责任转移给信息接收者。放射科医师的工作并未结束，除非有理由相信患者正在针对任何潜在的重要影像学表现接受相应的治疗。

三、影像学表现的描述

当描述影像表现时，影像数目以及在哪些层面出现都应该在报告中呈现出来。例如，小脑占位应该这样描述：左侧小脑半球有一个2.2cm×1.5cm×1.8cm卵圆形、边界清楚肿块（在序列3、影像14及序列15、影像9上，前后斜位×横斜位×头尾位大小）。当异常发现结构较小或发生在多个序列时，提供序列及影像数目特别有用。这对申请医师以及随访的放射科医师都很重要，便于阅读原始报告并同自己的发现比较。关键图像的保存应该包括尺寸，如果患者转诊到另一机构，这些信息不会随之转移，另外也为了便于与原始报告对比。

如果对比之前检查感觉没有变化，但所列数字与之前报告不同，就有必要清晰描述。如果肿块1月份为1.5cm×1.3cm大小，随访时为1.7cm×1.2cm大小，并描述为没有变化，这会让人疑惑。然而，可以这样描述"左额下占位1.7cm×1.2cm，应用类似的测量标尺，对比2015年1月影像无变化"。

四、结构化报告

结构化报告更有利于轻松阅读影像学报

告。简化报告的语法结构并清晰描述影像学表现是个好办法。理想化的是最好整个实习小组都遵从这种模式。例如，我发现了标准化报告格式的好处。报告中必须包括清晰的可识别征象。前期或其他时间的检查结果也应罗列以供对比。另外，所有横断面影像检查都应该包括该检查技术的独特截面。例如MRI，应该罗列所用影像序列，而不是简单说"使用了多平面多序列MRI"。如果你不能快速而清晰地描述需要解读的影像序列，你就不要进行图像解读。

如果进行了增强CT或MRI检查，描述对比剂的剂量并说明对比剂类别是重要的。如果对比剂没有不良反应，也需记录。这种情况可以这样记录"静脉注射10ml钆对比剂，无不良事件，随后进行脑轴位及冠状位T1WI成像"。

如果有额外似乎有用的信息要表达，也应陈述。例如"由于患者移动，几个序列被重复扫描"。

当报告较长时，应该拆分成不同段落，每段针对特定主题。例如，患者有三处占位，每处应单独段落描述。这就避免了由于报告庞大而无法发现特定信息。

五、报告模板

（一）MRI

1.脑部MRI常规　未见轴外积液、异常颅内占位效应或中线移位等征象。脑室系统大小及形态正常。基底池无闭塞。髓鞘模式与年龄相匹配。脑干及小脑在正常范围内。颅内无异常弥散受限。未见显著鼻窦黏膜疾病。眼眶无异常。未见可疑局灶性颅骨病变。

（1）修正：以下为需要在脑MRI标准化报告上修正或附加的例子。

对于增强扫描：颅内无异常强化。

对于内听道MRI：双侧面神经和听神经脑池段及管内段对称无异常。双侧内听道及桥脑小脑角未见异常强化。双侧内耳结构正常。

对于垂体：腺垂体、神经垂体形态正常，呈现生理性强化模式。垂体柄居中，形态正常。下丘脑形态正常。视交叉位置及形态正常。海绵窦结构正常。

（2）脑MRA：颈内动脉颈段远端、岩段、颅内段结构正常。双侧大脑前动脉、大脑中动脉、前交通动脉结构正常。双侧椎动脉V4段、基底动脉、双侧大脑后动脉结构正常。双侧后交通动脉结构正常。

（3）脑MRV：双侧大脑内静脉、Galen静脉、直窦无闭塞。上矢状窦无闭塞。双侧横窦、乙状窦、颈静脉球、头侧颈内静脉结构正常。

（4）癫痫报告：脑部报告除了常规MRI，为评估癫痫而做的检查还应包括对海马的评价。描述范例：海马体积及形态正常，未见相关性异常。

（5）脑脊液流动检查/Chiari畸形Ⅰ型

正常：通过枕骨大孔平面可见向脑干/颈延交界背侧及腹侧的双向搏动性脑脊液流动。

轻度异常：枕骨大孔平面腹侧脑脊液空间变小，但仍呈双向搏动。枕骨大孔平面背侧未见显著脑脊液流向小脑扁桃体。

中度异常：枕骨大孔平面腹侧脑脊液空间变小，伴流速增高。枕骨大孔平面背侧未见显著脑脊液流向小脑扁桃体。

重度异常：枕骨大孔平面背侧及腹侧均未见显著脑脊液搏动流向脑干。轴位脑脊液流动检查，枕骨大孔平面腹外侧可见高动力性脑脊液流向颅-颈交界。

2.头颈

（1）眼眶：双侧眼球形态正常。双侧眼外肌形态正常。双侧肌锥内、外脂肪组织、泪腺结构正常。眼眶未见异常强化。双侧视神经形态正常，未见异常强化。

（2）颈部软组织：报告颈部软组织检查表现的重点，随着检查目的的不同而变化，因为颈部软组织MRI是为了评估特定病灶，而不是为了初筛，在这样的检查中很少完全正常。

腮腺、下颌下腺结构正常。鼻咽、口咽、下咽部未闭塞。声门及声门下结构未见明显异常。深部及表浅软组织未见肿胀。椎前软组织未见肿胀。

未见异常强化，颈部大血管结构正常。

未见异常鼻窦疾病。甲状腺结构正常。眼眶结构正常。骨质结构未见明显异常。

（3）颈部MRA：主动脉弓上有三个大血管分支。无名动脉结构正常。双侧锁骨下动脉结构正常。双侧颈总动脉及分叉处结构正常。双侧颈内、外动脉颈段结构正常。双侧椎动脉V1 ～ V4段结构正常。

3. 脊柱

（1）颈椎常规检查：颈段脊柱序列正常。椎体高度及椎间盘正常。MRI检查未见异常脊椎节段。未见可疑局灶脊髓占位。颈髓体积及信号正常。影像所见颅后窝结构正常。

（2）胸椎常规检查：胸段脊柱序列正常。椎体高度及椎间盘正常。MRI检查未见异常脊椎节段。未见可疑局灶脊髓占位。胸髓体积及信号正常。影像所见胸后部组织及纵隔结构正常。

（3）腰椎常规检查：腰段脊柱序列正常。椎体高度及椎间盘正常。MRI检查未见异常脊椎节段。未见可疑局灶脊髓占位。影像所见脊髓结构正常。脊髓圆锥终止于（空白）。报告脊髓圆锥的终止水平时，要根据轴位T2WI，并要参考矢状位T2WI。报告终止水平位于某个椎间隙、椎体上终板、椎体中部或椎体下终板。例如，我推荐这样陈述"圆锥终止于L1下终板水平"，而不是"圆锥终止于合适水平或在L1"。

终丝未见增粗。马尾神经根沿硬膜囊分布正常，未见局部增粗或聚集。影像所见后腹部及腹膜后结构正常。

（4）变异

增强：未见异常强化。

外伤：脊髓未见异常水肿信号。前纵韧带、后纵韧带、黄韧带结构正常。

骶窝：皮肤标记所在位置符合临床报告的骶窝。骶窝到硬膜囊未见皮窦结构连接。未见可疑的皮样囊肿或表皮样囊肿。

（二）CT

1. 脑

（1）常规：未见急性颅内出血*、轴外积液、占位效应或中线移位。脑室系统大小及形态正常。基底池无闭塞。未见局部灰白质界线模糊。未见显著鼻窦黏膜疾病。眼眶未见异常。未见局灶颅骨病变**。

如果头形异常，我陈述（假设是合理的陈述）为存在适龄的骨缝成熟模式。

*我特别指出未见急性颅内出血征象。许多既往出血患者的磁敏感加权成像阳性，但在CT上未见异常。

**假如评估外伤，我建议陈述"没有骨折"。

（2）脑积水分流后的随访检查：我描述引流管路径及末端位置、双侧脑室较前检查是否相同、有无大小变化。例如："脑室引流管通过右额置入，末端位于右侧侧脑室前角，毗邻Monro孔，较前检查无变化。脑室系统减压形态无变化。

（3）CT血管成像

1）血管：颈内动脉颈段远端、岩段、颅内段结构正常。双侧大脑前动脉、大脑中动脉、前交通动脉结构正常。双侧椎动脉V4段、基底动脉、双侧大脑后动脉结构正常。双侧后交通动脉结构正常。

2）非血管：非血管性表现的描述类似于脑CT。

2. 头颈

（1）眼眶：双侧眼球形态正常。双侧眼外肌形态正常。双侧肌锥内、外脂肪组织、泪腺结构正常。

双侧视神经形态正常。影像所见鼻窦清晰。未见显著鼻窦黏膜疾病。

对于外伤平扫检查，我补充"未见眼眶骨折"。

对于感染性疾病增强检查，我补充"未见眼眶异常强化"。在报告正文及印象中，我补充"未见眼眶蜂窝织炎或脓肿"。

对于眶前蜂窝织炎，我的印象如下"右侧眼眶下肿胀/前颌部肿胀，符合眶隔前蜂窝织炎。未见脓肿及眶隔后蔓延"（注意："隔前"等同于"眶周"，"隔后"等同于"眼眶"）。

（2）鼻窦：双侧上颌窦清晰。双侧额窦清

晰*。双侧筛窦清晰。双侧蝶窦清晰。双侧窦口鼻道复合体清晰。双侧额隐窝清晰。双侧蝶筛隐窝清晰。未见液平。未见骨质侵蚀。鼻中隔居中。双侧筛板及筛结构对称完整。双侧眶板结构正常。未见面部软组织肿胀。眼眶结构正常。影像所见颅内结构正常。

*注意：很多儿童中，额窦、蝶窦可能未发育成熟。这些患者中，描述鼻窦发育不全或尚未形成。

（3）颈部软组织：影像所见颅内结构及眼眶正常。未见显著鼻窦黏膜疾病。腮腺、下颌下腺、舌下腺结构正常。鼻咽、口咽、下咽部结构清晰。喉、声门旁软组织正常。甲状腺形态正常。影像所见肺尖正常。骨质结构正常。

（4）颈部CT血管成像：主动脉弓上有三个大血管分支。无名动脉结构正常。双侧锁骨下动脉结构正常。双侧颈总动脉及分叉处结构正常。双侧颈内、外动脉颈段结构正常。双侧椎动脉V1～V4段结构正常。

（5）颞骨

1）右耳：外耳道结构未闭塞。中鼓室、上鼓室结构清晰。听骨链完整。耳蜗及蜗轴形态正常。前庭半规管未见扩大。前庭导水管未见扩大。内听道管径正常。面神经管正常。乳突气房清晰。

2）左耳：描述同右耳，注意，听力丧失患者观察颞骨时，每侧耳需单独描述，即使双耳表现正常。

3）其他：影像所见颅内结构、眼眶、鼻窦正常。

3.脊柱

脊柱CT：颈段、胸段、腰段脊柱序列正常。椎体高度及椎间盘正常。颈段、胸段、腰段未见骨折（脊柱CT经常用于外伤检查）。椎前及椎旁软组织正常（对于胸椎，需描述影像所见胸部是否正常；对于腰椎，需描述后腹部及腹膜后是否正常；时常牢记观察评估椎前及椎旁软组织，尤其是颈椎）。

（三）超声

1.脑 脑室系统对称，未见扩张。未见室管膜下或脑室内出血。脑实质未见异常回声。

2.头颈 头颈部并没有标准的报告格式，因为不同的检查部位，内容变化较大。评估触诊表现或肿胀是最常见的超声检查指征。

3.脊柱 脊髓圆锥形态正常，末端终止于L2上终板水平。终丝未见增粗。马尾神经根搏动正常。如果检查骶窝，补充"骶窝下未见皮下窦道，未见骶窝相关性囊肿或其他异常"。

（杨团峰 卢 葭）

第31章 附录3 快速查询

一、前言

本附录主要着重于比成人神经影像学更常见的儿科主题，旨在作为一种实用材料，读者可以确保评估患者影像检查的相关临床、解剖和病理特征。例如，对某一存在骶窝的患者，或者有听力损失的患者，应该做什么样的影像检查？哪些项目需要在影像学检查和患者病史中进行详细的调查？对于请求影像检查的医师而言，哪些具体的相关的阳性和（或）阴性表现是重要的？用于各种疾病诊断的疾病-特异性和症状-特异性路径的更多信息，可以在美国放射学会适宜性标准的神经影像学和儿科章节中找到，该标准是以证据为基础的疾病诊断指南，由多学科专家小组创建：<https://acsearch.acr.org/list>。

二、概要

1.脑
a）髓鞘形成
b）头痛
c）癫痫发作
· 新生儿癫痫
d）皮肤异常与神经皮肤疾病
e）运动障碍疾病
f）身材矮小
g）性早熟
h）肿瘤或颅内肿块
i）早熟
j）脑积水
k）巨头畸形
l）小头畸形
m）头颅形状异常

n）半球不对称
o）代谢紊乱
p）颅后窝囊肿
q）胼胝体异常

2.头部和颈部
a）眼球运动异常
b）视神经发育不良
c）听力损失

3.脊柱
a）骶窝
b）脊柱侧弯
c）脊柱裂

4.不确定区域
a）轻度Chiari畸形、小脑扁桃体异位
b）中央管扩张、脊髓积水、空洞
c）松果体囊肿：正常还是异常？

三、脑

（一）髓鞘形成

1.评估　无论是在常规检查中，还是在发育里程碑延迟的患者中。

2.需要进行的检查　通常应用磁共振成像（MRI）评估脑髓鞘形成，轴位T1加权（T1WI）和T2加权（T2WI）图像是评估髓鞘形成的主要依据。如果患者有早产病史，磁敏感加权成像（SWI）有助于发现生发基质出血的征象。

3.重要的临床信息　患者出生时估计的胎龄非常重要。32周胎龄出生的早产儿（即提早约8周）在年龄为2个月进行检查时应具有类似于足月婴儿的髓鞘形成形式，而不是2个月大婴儿的形式。

了解患者是否有重要发育阶段的延迟，其可能是由多种形式的脑损伤引起，或者缺乏实

现里程碑。发展迟缓的里程碑最终可能会赶上，尤其是经适当的治疗。里程碑的缺失或丢失令人担忧，并增加了脑白质营养不良或其他进行性疾病的可能性。

4.需仔细观察的位置 评估中枢神经系统（CNS）髓鞘形成的最重要结构是内囊后肢（PLIC）。其可以在T1WI图像中显示，如果髓鞘形成是正常的，PLIC在出生时应该是高信号。其他重要的标志是在4个月内观察到胼胝体压部的髓鞘形成以及大约6个月胼胝体膝部的髓鞘形成。T2低信号代表成熟髓鞘，T1高信号代表髓鞘蛋白脂质。胼胝体通常在出生后约第3至第10个月主要以从后向前的方式髓鞘形成（图2-11）。

应该仔细检查以发现早期生发基质出血或白质损伤的征象，如果存在对称性异常则难以检测到。

5.相关的阳性和阴性 确定髓鞘形成方式是否与生理年龄相符。如果不符，确定髓鞘形成方式是否与矫正年龄相符。

6.随访建议 如果患者经历发育里程碑的退化，则需要进行MRI随访检查，也可能考虑到脑白质营养不良的检查。

（二）头痛

1.需要进行的检查 首先，也是最重要的，对特定的患者确定是否需要进行影像学检查。如果有近期创伤史或神经功能缺陷史，CT可能是首次检查的最适合技术，MRI可能会最终提供更多信息。如果进行MRI检查并有损伤史，需进行SWI。如果有急性偏头痛的病史，可以考虑增加动脉自旋标记灌注检查。

2.重要的临床信息 明确患者是否有创伤史。明确头痛是新发的还是持续的，以及它们发生的位置（如前额痛）。明确是否有头痛或其他症状的诱发因素。明确患者是否有最近的临床或诊断程序，如腰椎穿刺。明确患者是否有任何神经系统症状，如果有，是永久性还是暂时性。

3.需仔细观察的位置 在T2/液体衰减反转恢复（FLAIR）图像中，观察皮质下白质的点状高信号灶，尤其是邻近额上回，此为慢性偏头痛的常见表现。仔细检查鼻窦以发现黏膜病变。还需检查小脑扁桃体，以确定是否有Chiari I畸形。

4.相关的阳性和阴性 与常规检查相似，如上所述。

5.随访建议 如果中枢神经系统病变中CT表现是阴性的，而患者有神经系统症状，需要进行MRI检查。否则，就不适合进行具体影像随访，而具有头痛诊断和治疗实践经验的医师的临床评估可能有帮助。

（三）癫痫发作

1.其他术语 癫痫、发作、婴儿痉挛症。

2.需要进行的检查 脑MRI。如果患者显示感染征象，或肿瘤易感情况（如结节性硬化），对比剂增强扫描可能是有帮助的。如果有外伤史，可以使用SWI。如果在MRI表现正常而脑电图（EEG）上存在局灶性异常时，考虑使用单光子发射计算机断层扫描（SPECT）的发作-发作间期减影灌注成像。如果近期创伤后有癫痫发作，或有营养不良性矿化作用的征象则应使用CT。功能磁共振成像（fMRI）应用于许多癫痫手术前。

3.重要的临床信息 ①新发或长期。②特定癫痫的临床特征（例如强直-阵挛、失神、发笑发作等）。③创伤史？④任何已知的综合征或其他疾病状况？可能与某一特定疾病有关的任何临床表现（例如皮肤表现）？⑤早产史？

4.需仔细观察的位置 仔细检查海马、穹窿和乳头体。如果在癫痫发作期间左侧肢体移动，需仔细观察右侧半球，反之亦然。如果有痴笑性癫痫（发笑发作），请仔细检查下丘脑。在弥散加权成像（DWI）中，一定要仔细检查神经元异位和其他的神经元迁移异常。

5.相关的阳性和阴性 评价海马形态和信号特征。

6.随访建议 遵循癫痫医生的建议。如果有EEG或其他临床表现提示特定癫痫的更局限的起源，在患者影像检查上，仔细观察可能和这些临床表现相对应的细微异常，这些细微异常可能在初次读片时漏掉了。特定患者怀疑发生癫痫，则需考虑高分辨率成像来进一步观察大脑该区域。

（四）新生儿癫痫

1.需要进行的检查 脑的平扫MRI和SWI。如果存在感染的征象，考虑对比增强成像。如果MRI/SWI显示不典型的特征或表现怀疑脑白质病，则考虑磁共振波谱（尽管这通常是一种排除技术）。如果存在可能的缺氧病史，考虑薄层冠状DWI。薄层冠状DWI也有助于确定海马水肿，后者在轴位扩散序列中可能与伪影难以鉴别。

2.重要的临床信息 出生史，包括胎龄。

3.需仔细观察的位置 仔细检查患者髓鞘形成情况。仔细检查SWI以发现可能的出血征象（如生发基质出血）。

4.相关的阳性和阴性 与常规检查相同。

5.随访建议 遵循癫痫医生的建议。

（五）皮肤异常与神经皮肤疾病

1.需要进行的检查 磁共振成像，通常需静脉对比剂。可能发生颅内矿化时应用SWI和（或）CT，如结节性硬化症和Sturge-Weber综合征。McCune Albright综合征中应用CT检查发现纤维发育不良及相关并发症。神经纤维瘤病2型（NF2）中应用内听道检查方案，包括脑神经成像和增强薄层T1WI。

2.重要的临床信息 皮肤表现的类型和位置（表31-1）。相关的临床特征（例如癫痫、发育迟缓）。家族史。

表31-1 皮肤表现和相关的神经皮肤疾病

皮肤表现	相关的神经皮肤疾病
灰叶斑	结节性硬化症
面部血管纤维瘤	结节性硬化症
皮脂腺瘤	结节性硬化症
牛奶咖啡斑	神经纤维瘤病1型，McCune Albright综合征
毛细血管瘤（多发）	颅后窝畸形-血管瘤-动脉异常-心脏缺损和主动脉缩窄-眼部异常-胸骨畸形（PHACES）
色素减退斑	Ito色素减少症
在三叉神经分布区的鲜红斑痣（葡萄酒色痣）	Sturge-Weber综合征
多发性痣	蓝色橡皮泡痣综合征
鲨鱼皮斑	结节性硬化症

3.需仔细观察的位置 结节性硬化症：评估室管膜下结节的大小。大结节（>10 mm）或迅速增大的结节可能是室管膜下巨细胞星形细胞瘤（SEGA）。皮质发育不良（"结节"）出现钙化，很可能是前者导致的癫痫。

神经纤维瘤病1型：发现异常强化征象、T2异常信号或视神经、视交叉或视束的异常增厚的征象。发现蝶骨翼的不对称，并评估颅外软组织是否有神经纤维瘤的征象。观察颈动脉末端和豆状核区域中的T2流空信号，以确定是否需要考虑烟雾病。

神经纤维瘤病2型：评估脑神经Ⅲ～Ⅻ以发现神经纤维瘤的征象。仔细寻找可能的脑膜瘤征象。评估可能的脊髓室管膜瘤。

Sturge-Weber综合征：寻找半球不对称、侧脑室腔脉络丛大小不对称、营养不良性矿化、视网膜强化不对称，以及眼球前房深度不对称。

4.相关的阳性和阴性

结节性硬化症：报告是否存在显著的或不断增大的室管膜下结节，此表现提示SEGA。

神经纤维瘤病1型：报告是否有任何强化病变。报告是否有任何视神经通路的异常。报告是否有证据表明蝶骨翼发育不良。

神经纤维瘤病2型：描述面神经和蜗神经相对于前庭神经鞘瘤的位置。

Sturge-Weber综合征：评价营养不良性矿化的程度和软脑膜强化的分布。

5.随访建议 无皮肤神经疾病征象的皮肤表现：根据临床特征进行随访。如果有神经皮肤综合征，每种特殊情况都有具体的随访建议，经常督促在儿童期进行每年随访，以及在儿童期的后期和青春期转变为隔年随访。

（六）运动障碍疾病

包括肌阵挛、偏瘫、痉挛、共济失调。

1.需要进行的检查 脑MRI，通常无须对比剂增强。磁敏感加权成像是有帮助的，特别是如果有早产的征象。如果异常无特征性表现，要考虑采用癫痫的扫描方案。如果患者有共济失调或无法解释的痉挛，需考虑脊髓的MRI。

2.重要的临床信息 明确异常是新发的还是先天的，是否存在诱发因素或综合征相关性，以及是否有早产史/脑瘫（CP）史（特别是偏瘫和痉挛）。明确症状是双侧对称性、双侧不对称、还是单侧的。明确症状是否累及上肢、下肢，或两者兼有。明确除了（或替代）身体和四肢外是否存在面部受累。明确患者是否是处于正常的发育里程碑。

3.需仔细观察的位置 与癫痫的检查相似，包括海马。密切关注脑干和小脑的形态。在深部的灰质核团寻找异常。

4.相关的阳性和阴性 与癫痫的常规检查相同。

5.随访建议 如果检查早于髓鞘完成之前（大约在前2岁）当髓鞘形成更加成熟时，应进行随访，以提高对细微异常的检出。当对有持续症状但没有明确诊断的患者进行随访检查时，应考虑磁共振波谱和脊髓MRI。

（七）身材矮小、异常生长

1.需要进行的检查 垂体的平扫和增强MRI检查。

2.重要的临床信息 确定是否有垂体或下丘脑的先天性畸形的征象。神经垂体异位与腺垂体功能障碍有关，最常见的是生长激素缺乏症。

3.需仔细观察的位置 除了评价垂体，还要像常规脑MRI一样评价所有结构。

4.相关的阳性和阴性 说明是否存在正常位置的神经垂体。

5.随访建议 遵循内分泌医生的建议。是否需要随访检查以及随访的频率，需根据患者生长激素治疗的持续时间来确定。

（八）性早熟

1.需要进行的检查 平扫/增强的垂体MRI。

2.重要的临床信息 患者的年龄。8岁女孩出现性早熟则为早，但在儿童肥胖时也越来越常见，并且在这种情况下的MRI通常是正常的（除了围月经初潮期腺体增生的情况）。发生在3岁一定是性早熟。3岁出现性早熟要想到并需要评估垂体和肾上腺。

3.需仔细观察的位置 与常规垂体检查相同。

4.相关的阳性和阴性 与常规垂体检查需说明内容相同。

5.随访建议 遵循内分泌医生的建议。

（九）肿瘤或颅内肿块

1.需要进行的检查 脑的平扫和增强MRI，颈椎、胸椎和腰椎的平扫和增强MRI。病灶可考虑进行薄层T1和T2成像。具有表观扩散系数（ADC）图的扩散加权成像对于肿块的评估非常重要。如果发现包埋血管的征象，考虑磁共振血管造影（MRA）。

2.重要的临床信息 患者的年龄。任何已知综合征的相关性。

3.需仔细观察的位置 全身检查以明确是否转移。注意一些转移灶可能无显著的强化，但DWI和增强FLAIR成像比常规MRI更能清楚显示病变。评价全部脊柱包括硬膜囊远端，以发现可能的转移病变。即使肿块不生长至脑表面，也要寻找是否有覆盖的静脉结构（如果出现静脉结构，要评价），因为在外科医生术中进入肿块时可能遇到这些结构。

4.相关的阳性和阴性 描述肿块的大小、位置、占位效应、信号特点、强化特点以及ADC值。描述边界是浸润性的还是不连续的。评价肿块与邻近脉管系统和主要结构的关系，包括视觉通路和PLIC。确定是否存在转移征象。

5.随访建议 大多数肿瘤需手术。术后随访由肿瘤切除范围及组织学确定。

（十）早产

1.需要进行的检查 在小于32周龄的婴儿中，可以进行头部超声（US）检查，以发现生发基质出血的征象，这项检查通常在出生后的前2周内完成。单纯早产通常不是要进行检查的指标，尽管这些检查在评价其他神经症状中提供了重要信息。当对有早产史的儿童进行MRI检查时，尤其是对早于36周胎龄的儿童，SWI有助于检查既往生发基质出血的征象。

2.重要的临床信息 早产的程度是非常重要的，因为在妊娠26周出生的孩子中，损伤的形式和严重程度将不同于36周出生的孩子。

3.需仔细观察的位置　沿侧脑室体部外侧缘寻找生发基质出血的征象。当有早产史的儿童在围生期之后进行MRI检查时，侧脑室枕角的边缘部分残留的含铁血黄素沉积可能是既往出血的唯一明确征象。

4.相关的阳性和阴性　对于MRI，评价患者的髓鞘形成方式，即使它与年龄相符。

如果进行了SWI，评价是否有既往的实质/生发基质出血的征象是有用的，即使什么也没有看到。

5.随访建议　对于早产儿，在出生后立刻进行US检查和至少一次36周矫正胎龄的随访检查可能是必要的；制定当地的实施标准以避免不一致的诊断检查。

（十一）脑积水

1.需要进行的检查　已知脑积水的急性加重：头部CT平扫，或者如果有必要的话，快速序列MRI（例如，三平面、单次激发T2WI图像）。

新发的脑积水：CT做快速评价，MRI做更详细的评价。应用MRI，考虑SWI寻找出血的征象。如果患者有三脑室积水，则增加矢状位CISS/FIESTA和轴位＋矢状位中脑导水管CSF流动检查。如果有任何梗阻性占位的征象，建议增强MRI（类似肿瘤的检查）。

新生儿脑积水，出血后：头部的连续的US检查。术前CT和（或）MRI。

既往没有出血史的新生儿脑积水：含SWI序列的MRI。

分流失败的包裹性脑积水：考虑采用神经外科医生注射碘对比剂（使用经批准用于鞘内使用的药剂和制剂）进行CT脑室造影术。应用CISS/FIESTA成像的MRI来显示脑积水中的液性分房/膜。

2.重要的临床信息　患者是否早产？是否有当前或之前感染的征象？分流位于哪里？最近做过处理？如果要进行MRI检查，患者是否有可调压的分流？如果是这样，除非已协调神经外科手术团队后续可进行调压分流器的再调节，否则不要开始MRI检查（或者不要让患

者留在MRI区域）。

急性加重患者的检查：认为患者可能有分流障碍（例如，呕吐、头痛）是由于什么原因？患者是否出现迟钝？有感染征象吗？

3.需仔细观察的位置　密切关注第三脑室形态，包括视隐窝、漏斗隐窝、终板和第三脑室底。观察中脑导水管的流空。

观察白质体积，发现患者的脑室是否出现由体积缩小导致的代偿性扩大。如果有导水管狭窄，特别是在没有既往出血或感染的情况下，仔细检查患者是否有菱脑融合。如果患者将进行内镜下三脑室造瘘术，进行矢状位CISS/FIESTA成像检查，以观察基底动脉顶端和后交通动脉是否接近第三脑室底（如果是，则直接与神经外科医生沟通）。

4.相关的阳性和阴性　急性加重患者的检查：①指明脑室的大小是否是不变；②描述分流导管的位置，位置是否改变，导管的可见部分是否完整；③为了便于比较，对既往已经完成的检查时间进行评价（例如，如果对比检查是几年而不是几周时，脑室大小的较小变化可能与临床无关）。

MRI检查：中脑导水管开放吗？

内镜下第三脑室造瘘术（ETV）后检查：ETV的造瘘口是否开放（或者这是不可能确定的）？

5.随访建议　当存在脑积水已经被确诊和治疗时，应考虑用低剂量的CT方式或快速序列MRI扫描进行随访检查。如果患者有可调压的分流器，则必须在MRI扫描后进行调节/重新编程。

（十二）巨头畸形

1.需要进行的检查　巨头畸形可能存在脑积水的表现特征，也可能与脑肿瘤或活动性硬膜下血肿有关。这些疾病通常不是脑积水的原因，但这些疾病可能需要紧急处理，常常进行CT检查以快速获取信息。在非紧急情况下，MRI也有帮助。

2.重要的临床信息　患者的年龄是巨头畸形的关键信息，因为蛛网膜下腔的良性扩大最常见于大约6个月时，有时在12～24个月

时也可长大。如果存在婴儿期的蛛网膜下腔良性扩大（BESSI）的影像学特征，只有同时存在巨头畸形（即正常脑、大头颅），才能做出BESSI的诊断。如果患者为正常头，颅骨大小正常，而蛛网膜下腔明显，则可能表明脑太小。值得注意的是，CT难以区分BESSI与硬膜下积液。

头围增长轨迹：与头围已达正常90%但已持续了6个月的儿童相比，头围在几个月内从第50%进展到90%的儿童可能更需要引起关注。

家族史：一些巨头畸形的患者来自家庭成员头相对较大的家庭。

3.需仔细观察的位置 确定是否有脑积水的征象。除脑室扩张外，观察是否有脑室周围间质水肿（特别是侧脑室前角附近），并评估是否有第三脑室的交叉隐窝和漏斗隐窝的扩张，这在脑室代偿性扩大的情况下是不存在的。

如果存在脑室扩张，确定它是稳定的还是新发的，以及它是否是与脑实质体积缩小有关的代偿性扩张。

仔细检查是否有正常容积的蛛网膜下腔。

4.相关的阳性和阴性 评价脑室径线以及颅骨形态（假如做检查来评估脑积水时）。

5.随访建议 应该根据患者的症状和神经外科的建议。

（十三）小头畸形

1.需要进行的检查 当脑部比预期的要小时，可能会出现小头畸形，通常原因不明。MRI平扫和SWI是小头畸形的最佳检查方式，以发现既往实质损伤的征象。

2.重要的临床信息 估计胎龄：小头畸形在早产儿中更常见，尤其是那些存在与早产相关损伤的患者，如生发基质出血和白质损伤。

头围生长的轨迹：头围在几个月内从第50个百分点进展到第20个百分点的儿童，比头围在6个月内都保持在第20个百分点内的儿童可能更要引起关注。

家族史：一些小头畸形的患者来自家庭成员头部相对较小的家庭。

3.需仔细观察的位置 寻找既往生发基质

出血的征象，特别是在SWI上。

寻找白质体积缩小的征象，特别是在顶枕区；注意双侧对称性异常可能难以检出。

如果存在脑实质体积缩小，仔细检查灰质是否正常。在早产儿中白质体积显著缩小比灰质体积显著缩小更常见。

仔细检查小脑和脑干是否正常。

4.相关的阳性和阴性 评价是否有局灶性实质损伤征象。

5.随访建议 根据临床需要进行随访。

（十四）头颅形状异常

1.需要进行的检查 任何的头颅形状异常都要考虑到颅缝早闭（图15-3）。斜头畸形或颅骨局部扁平也要有此考虑，尽管这些表现通常与位置塑形有关。因此，对头颅形状异常患者进行的首次影像学检查需进行仔细临床检查，医生需要熟悉姿势性斜头畸形与颅缝早闭相互鉴别的特征。如果存在不确定性，头颅三维（3D）重建CT可提供颅缝未闭的最佳信息。

传统上应用X线片评估颅缝早闭，但其敏感性和特异性低于CT，如果诊断医师对颅骨X线片没有丰富的临床经验，可能会有一些问题。

2.重要的临床信息 明确患者是否有其他的临床表现或与综合征相关。

家族史：头部形状可能是家族特征。东亚血统人群中，短头畸形比其他人群更常见，如果与骨性或脑部异常无关，它可能是正常的特征。

3.需仔细观察的位置 发现颅底的异常，包括枕骨大孔的狭窄（软骨发育不全中常见）。也要发现颈静脉孔狭窄，可见于颅底的各种发育异常中，如软骨发育不全，可能导致颅内静脉高压和脑积水。

4.相关的阳性和阴性 颅缝成熟模式的年龄相符性和对称性是评价和报告的关键。

5.随访建议 孤立的矢状缝早闭通常是散发的，除此之外的颅缝早闭应进一步做遗传评价。以上所述的大多数表现的患者，除了正常的变异（短头畸形，孤立性的梯头畸形）和姿势性斜头畸形外，都可以从放射骨骼检查中获益。

（十五）半球不对称

Sturge-Weber综合征、Rasmussen综合征、半侧巨脑畸形、既往损伤。

1.需要进行的检查　如果大脑半球不对称，CT和MRI都会有所帮助。这种情况通常首先在CT上确定，然后在MRI上进一步明确。SWI有帮助，在某些情况下，增强扫描也会有所帮助。

2.重要的临床信息　确定患者是否有癫痫，是否有提示Sturge-Weber综合征的皮肤表现。

3.需仔细观察的位置　确定哪侧的侧脑室较大，因其通常位于异常半球。如果较大的半球异常，则在半侧巨脑畸形的情况中可能存在错构瘤性过度生长。如果异常半球较小，则应该确定这一表现是否累及全部半球，在复杂癫痫情况下使Rasmussen脑炎的可能性增加，或体积缩小是否更为局限。局灶性体积缩小可以是既往卒中或外伤的结果。Sturge-Weber综合征的局部体积缩小与皮质静脉回流异常有关，其中几乎总是存在同侧的面部葡萄酒色斑。仔细检查体积缩小区域的颅骨增厚情况，可能表明Dyke-Davidoff-Masson（脑性偏身萎缩综合征）现象，证实体积缩小是慢性的。

4.相关的阳性和阴性　确定较大半球是正常的还是异常的半球。

5.随访建议　如果存在Sturge-Weber综合征的征象，增强MRI和CT是有用的。否则，如果临床无需要，则无须特殊的随访建议。

（十六）已知或可疑的代谢性疾病

1.需要进行的检查　脑MRI，通常为平扫。SWI可能会有所帮助。短回波-长回波单体素MR波谱，以检查深部灰质核团和深部白质（额叶或顶枕）。

2.重要的临床信息　患者是否有其他系统或生化疾病？患者是大头畸形、小头畸形还是正常？患者发育里程碑是否延迟？里程碑是否正在缺失？

3.需仔细观察的位置　分布和程度对评估

非常重要，因为它们将非常有助于鉴别诊断。确定异常是以白质为主还是以灰质为主，还是两者兼有。以脑前部为主，后部为主还是全脑都包括？包括小脑吗？更多地累及中央部，还是周围/皮质旁，还是两者都有？如果是对照检查，仔细对比以前和现在/最近的检查的信号异常分布和脑实质体积的细微变化。

4.相关的阳性和阴性　深部灰质核团存在或不存在异常很重要，因为它们通常存在于线粒体疾病中。如果进行波谱分析，确认乳酸峰的缺失是重要的，因为乳酸的存在表明无氧代谢（可以在线粒体疾病中看到）。

5.随访建议　如果患者症状进展，再次进行影像学检查可能有用。在不典型病例中应考虑脊髓成像。

（十七）颅后窝囊肿

巨型枕大池、Blake囊肿、蛛网膜囊肿、Dandy-Walker谱系疾病。

1.需要进行的检查　如果考虑有颅后窝畸形，则要通过MRI检查来做出诊断。

2.重要的临床信息　早产史、神经发育异常、综合征表现和系统性异常。

3.需仔细观察的位置　也许最重要的表现是小脑蚓部的形态。如果蚓部形态正常，则排除Dandy-Walker谱系疾病。仔细检查幕上异常，如胼胝体发育不良。

4.相关的阳性和阴性　小脑蚓部和脑干的体积和形态是否正常。窦汇位置是否正常，胼胝体是否正常，脑室形态是否正常。

5.随访建议　无特殊。

（十八）胼胝体异常

1.需要进行的检查　脑MRI平扫。如果存在胼胝体周围脂肪瘤的征象，进行有和无脂肪饱和（FS）的矢状位T1WI成像。如果存在既往的后天性损伤，如华勒变性相关的局限性胼胝体变薄，可进行SWI检查。

2.重要的临床信息　年龄和临床表现。注意是否有其他中线异常，如唇裂和（或）腭裂、单个中切牙或内分泌异常。

3.需仔细观察的位置　仔细观察所有的中线结构，包括垂体。评估其他的连合（特别是前连合）是否正常。如果胼胝体不正常，评估颅后窝的结构和任何的颅骨不对称。

如果存在胼胝体发育不良，寻找并评价半球间囊肿。如果女性患者存在胼胝体发育不良，则要寻找眼睛的异常，可见于Aicardi综合征。

4.相关的阳性和阴性　胼胝体是否完整存在？如果不完整，列出存在和缺失的部分。确定存在的部位是否有正常或异常的形态。胼胝体的前后径（AP）是否正常？

5.随访建议　无特殊。

四、头颈部

（一）眼球运动异常

眼球震颤、斜视、内斜视、外斜视、近视、瞳孔缩小等。

1.需要进行的检查　常规脑MRI，也可以眼眶MRI。对于多数患者首选平扫加增强检查。考虑轴位CISS/FIESTA成像用于脑神经评估，尤其是对内斜视（CN VI麻痹）的评估。

如果一名儿童患者出现了斜视性眼阵挛的眼球运动异常表现，必须应用US、CT或MRI评估肾上腺；或许比脑和眼眶检查更重要，因为斜视性眼阵挛可能是神经母细胞瘤的副肿瘤表现。

2.重要的临床信息　明确异常是新发还是慢性。是单侧还是或双侧异常？视力有问题吗？

3.需仔细观察的位置　仔细观察脑干、斜坡和岩尖，以及海绵窦。如果没有专门进行眼眶成像，则仔细检查脑影像可能存在的眼眶异常是很重要的；记住斜视可能由眼肿瘤（如视网膜母细胞瘤）和眼眶肿瘤（如横纹肌肉瘤）引起。

4.相关的阳性和阴性　如果只进行了脑成像，确保评价者关于眼眶的描述仅仅来自非专门成像。

5.随访建议　无特殊。

（二）视神经发育不良

1.需要进行的检查　脑MRI平扫。眼眶MRI也可考虑。同时考虑进行垂体薄层矢状位T1成像以及脑薄层T1成像。

2.重要的临床信息　确定患者是否有发育迟缓和（或）癫痫。

3.需仔细观察的位置　确定透明隔是否存在。确定是否存在原位（异位）神经垂体。仔细观察是否有轻微闭唇型脑裂畸形。寻找视神经发育不全，如果除了脑成像外不做专门的眼眶成像，则难以发现该病。

4.相关的阳性和阴性　详细说明透明隔是否存在，是否存在原位神经垂体。

5.随访建议　除临床要求外无特殊。

（三）听力损失

传导性和感音神经性，先天性和后天性，突发性和渐进性。

1.需要进行的检查　感音神经性听力损失：先天性。颞骨CT可能是最好的成像方式，尽管内听道脑神经MRI可以提供帮助。如果存在耳蜗孔径狭窄和（或）要进行人工耳蜗植入，脑神经成像特别有帮助。

感音神经性听力损失：后天性。同时考虑CT和MRI。考虑增强MRI。

传导性听力损失：颞骨CT。

2.重要的临床信息　详细说明所累及的耳结构。应积极寻找并报告这些信息。

确定听力损失是传导性、感音神经性还是混合性。听力损失是先天性还是后天性？听力损失是否进展？患者是否有已知的综合征或其他临床异常？听力损失是由听力检查（这是最常见的情况，特别是耳鼻咽喉科医生所确定的患者）还是临床评价所确定的？

3.需仔细观察的位置　患者的临床信息是最重要的事情，需要详细了解。在感音神经性听力损失（SNHL）的CT中，仔细检查前庭导水管的口径以及耳蜗孔径。如果患者将进行人工耳蜗植入，仔细检查是否存在蜗轴。

如果感音神经性听力损失患者已进行颞骨CT检查，仔细检查耳蜗孔径的大小，因为缩小的孔径（约<1 mm）与耳蜗神经发育不全/不发育相关。

如果传导性听力损失患者已进行颞骨CT检查，仔细检查所有图像。

4.相关的阳性和阴性　评价耳蜗、前庭和半规管的形态，以及前庭导水管的口径。在脑神经MRI检查中评价蜗神经是否存在。

5.随访建议　如果计划植入人工耳蜗，并且耳蜗孔径缩小或阻塞，内听道（IACs）轴位和斜矢状位CISS/FIESTA序列的MRI有助于确定蜗神经是否存在以及直径。

五、脊柱

（一）骶窝

描述脊髓圆锥、终丝、皮肤窦道、囊肿、脂肪瘤、藏毛窦的位置等。

1.需要进行的检查　在出生后的最初几个月应用超声，否则应用MRI。如果考虑可能存在骨性异常，随后进行CT可能有助于排除病变。如果有炎症或感染的征象，脂肪抑制成像，包括增强T1和T2，将有所帮助。

2.重要的临床信息　在MRI之前应该用诸如维生素E胶囊之类的东西来标记窝的位置。臀裂上方的窝更可能与先天性缺陷有关，而不是臀裂内的。

确定窝的深度和大小。更大更深的窝更可能是异常的。

确定皮肤色素减退或毛斑是否与窝有相关，因为这些特征会增加潜在的先天性缺陷的可能性。

确定是否存在引流或感染/炎症征象。

确定患者是否有神经系统缺陷，如跛行、共济失调、肠/膀胱功能障碍。

3.需仔细观察的位置　确认脊髓圆锥的位置和形态。发现膀胱增厚提示神经源性膀胱。评估骶骨和尾骨的完整性和形态（注意，藏毛窦中可经常见到向后弯曲的尾骨）。

4.相关的阳性和阴性　确认脊髓圆锥的位置和形态。评论是否存在骶窝连至硬膜囊的皮肤窦道。如果存在皮肤窦道，评论是否存在与之相关的囊肿或肿块（如皮样囊肿或脂肪瘤）。评论终丝直径和信号。注意脊髓拴系是由临床判定的，尽管MRI上的某些特定表现（例如，圆锥位置低、终丝增粗）增加了发展成脊髓拴系综合征表现的风险，但是在不知道临床症状

的情况下不能进行特异性诊断。在MRI上也不可能完全排除存在脊髓拴系。

5.随访建议　如果超声评价骶窝显示非典型性表现，则可提示进行MRI随访。否则，应根据特定病例的临床需求来确定随访。

（二）脊柱侧弯

断面影像评价。

1.需要进行的检查　通常仅用X线片来发现青少年特发性脊柱侧弯（AIS）。如果存在非典型表现，包括8岁之前发病、男性、快速进展、存在椎体分节异常、神经功能缺损，以及非典型S形弯曲的AIS，此时断面成像会有所帮助。

如果进行MRI，冠状T2WI图像非常有助于评估AIS。如果存在非常严重的脊柱侧弯，则可以采集相对于脊柱平面而不是患者长轴的轴位和矢状位图像，这是有意义的，尽管这将增加图像采集时间。如果存在意料之外的脊髓积水/空洞，或与神经皮肤综合征相关的脊柱侧弯，就行对比剂增强MRI是有益的。如果进行CT检查，则考虑图像数据的三维重建。

2.重要的临床信息　确定脊柱侧弯是否有进展，患者是否有神经系统症状。确定脊柱侧弯发生的年龄、患者的性别以及任何已知的综合征（包括神经皮肤综合征）。

3.需仔细观察的位置　如果已做MRI检查，则确定脊髓圆锥的位置。如果存在分节异常，确保没有额外或缺失的椎体。寻找脊髓空洞。如果包括了颈椎，确认颅后窝图像部分是否存在Chiari畸形或其他异常。观察所有可用的对照检查；既往的胸部和（或）腹部X线片可以提供关于患者的骨骼解剖结构的其他信息，并可额外提供时间点来评估脊柱侧弯的任何进展。

4.相关的阳性和阴性　评论影像是否显示任何分节异常。评价脊髓圆锥的位置以及是否存在终丝的增粗或纤维脂肪瘤。对于CT和MRI，评论患者脊柱侧弯的严重程度是否与站立位X线片大致相似。

5.随访建议　除临床随访外，没有其他特

别的。

（三）脊柱裂

1.需要进行的检查　脊柱MRI是检出是否患有脊柱闭合不全的最佳方法，包括脊膜膨出、脊髓脊膜膨出、脂肪脊髓脊膜膨出等。如果存在疑似脂肪瘤的成分，T1WI平扫和FS成像将有帮助。已治疗或矫正的脊柱侧弯，矢状位FIESTA/CISS成像有助于寻找可能的假性脊膜膨出。如果X线片不能提供详细的骨骼信息，CT是有帮助的。在新生儿时期，可以考虑应用脊柱超声。如果存在较大的脊柱侧弯曲度，则考虑在受影响的脊柱区域，以平行和垂直于脊柱轴向的扫描平面采集磁共振图像，这可能需要在脊柱的多个节段采集图像。

2.重要的临床信息　最重要的是阐明为什么要怀疑某个特定患者存在脊柱裂，以及申请医生使用该术语所指的意思。"脊柱裂"一词传统上是指脊髓脊膜膨出，但实际上，人们可能会因许多原因而用这个术语来要求检查。如果在腹部或盆腔X线片上偶然发现S1隐性脊柱裂，要采用某一检查进一步评估时，则要考虑与申请医师及其他相关人员进行讨论以明确是否有其他的检查原因，因为"隐性脊柱裂"不需要进一步评估。

3.需仔细观察的位置　采用FS成像来确定硬膜内脂肪瘤的位置和范围。寻找盆腔和腹膜后异常，尤其是增厚的膀胱壁，提示椎管闭合不全。寻找脊髓空洞。

4.相关的阳性和阴性　评论影像是否显示任何分节异常。评论是否存在脊髓圆锥，如果存在，则在什么水平。如果没有脊髓圆锥，则说明脊髓是否突然终止，是否延伸到硬膜囊尾端，是否存在神经基板。如果存在脂肪瘤，描述它与脊髓和马尾神经根的关系。描述是否有皮肤窦道或其他类似连接的征象。评论冠状位脊柱序列（如是否存在脊柱侧弯）。

5.随访建议　无特殊。

六、不确定区域的判读

（一）轻度Chiari畸形、小脑扁桃体异位

延长的小脑扁桃体延伸到枕骨大孔以下并阻碍正常的搏动性CSF流动是Chiari畸形I型的特征。成人的扁桃体异位超过5 mm被称为Chiari畸形I型，但在儿童中如果存在正常的扁桃体形态和位于枕骨大孔水平的颈延髓交界处明显CSF空间，则6mm或7mm的异位有时也可能是生理性的。

（二）中央管扩张、脊髓积水、空洞

脊髓中央管是内衬室管膜的CSF通道，通常在标准成像序列中不可见。中央管的轻度扩张，最大轴径达到约为1.5mm，如果边缘光滑且邻近脊髓未见信号异常时，则可认为是生理性的。内衬室管膜的中央管扩张，轴径超过1.5mm，称为脊髓积水。积液位于脊髓内而不在室管膜内衬的中央管内（因此不完全位于中央位置）被称为脊髓空洞症。当异常足够大以致难以精确地确定其位置，或表现为脊髓积水伴周围水肿表明室管膜内衬不完整时，则应用"脊髓空洞积水症"一词。

（三）松果体囊肿：正常还是异常？

松果体囊肿是所有年龄段约50%的个体的生理性表现，它们可能含有蛋白质物质，偶尔会有分层。关于松果体囊肿如何处理尚无正式共识。在没有局灶壁结节或其他可疑表现的情况下，以下大概的指导原则是合理的：松果体囊肿小于5mm通常不需要在影像报告中描述；直径在5～10mm的囊肿在描述部分提及是合理的，但通常不需要在报告的印象部分描述；直径超过10mm的囊肿在报告的印象部分中提及是合理的，但尚不清楚是否所有这些囊肿都需要随访。对于大于10mm的囊肿，12个月的对比剂增强检查随访不是不合理的，但这样做获得的诊断收益可能很低。

（张恩龙　赵殿江）